妇产经静脉超声造影图解

主　编　罗红　杨帆

名誉顾问　杨太珠

编　者（以姓氏笔画为序）

王　晶　王静欣　田　雨　田　甜
祁晓英　严霞瑜　李朝军　杨　帆
杨太珠　何　敏　宋清芸　张美琴
陈诗雨　罗　红　金　亚　庞厚清
胡　莎　徐　红　徐　嘉　高倩倩
唐　英　谯　朗

人民卫生出版社
·北京·

图书在版编目（CIP）数据

妇产经静脉超声造影图解 / 罗红,杨帆主编 . —北京：人民卫生出版社,2023.5

ISBN 978-7-117-33899-8

Ⅰ. ①妇…　Ⅱ. ①罗…　②杨…　Ⅲ. ①妇产科病–超声波诊断–图解　Ⅳ. ①R710.4-64

中国版本图书馆 CIP 数据核字（2022）第 199910 号

人卫智网　www.ipmph.com	医学教育、学术、考试、健康，购书智慧智能综合服务平台	
人卫官网　www.pmph.com	人卫官方资讯发布平台	

妇产经静脉超声造影图解

Fuchan Jingjingmai Chaosheng Zaoying Tujie

主　　编：罗　红　杨　帆	
出版发行：人民卫生出版社（中继线 010-59780011）	
地　　址：北京市朝阳区潘家园南里 19 号	
邮　　编：100021	
E - mail：pmph @ pmph.com	
购书热线：010-59787592　010-59787584　010-65264830	
印　　刷：北京华联印刷有限公司	
经　　销：新华书店	
开　　本：889×1194　1/16　印张：23	
字　　数：648 千字	
版　　次：2023 年 5 月第 1 版	
印　　次：2023 年 5 月第 1 次印刷	
标准书号：ISBN 978-7-117-33899-8	
定　　价：229.00 元	

打击盗版举报电话：**010-59787491**　**E-mail：WQ @ pmph.com**
质量问题联系电话：**010-59787234**　**E-mail：zhiliang @ pmph.com**
数字融合服务电话：**4001118166**　**E-mail：zengzhi @ pmph.com**

前　言

　　经静脉超声造影是目前新兴的一种超声检查技术，能很好地显示病变的血流灌注情况，有助于疾病的诊断和病情监测，应用前景良好。虽然超声检查已广泛应用于妇产科临床，但经静脉超声造影这一超声检查新技术在妇产临床中的应用仍处于探索阶段，且缺乏相关书籍。为满足妇产临床精细化诊治的需求，提高超声检查对妇产疾病的诊断准确性，超声医师们需要更多地了解这种超声检查新技术，并初步熟悉掌握一些妇产疾病的经静脉超声造影表现，特出版《妇产经静脉超声造影图解》一书。

　　四川大学华西第二医院是全国首批三级甲等妇女儿童专科医院，每年妇产门诊 50 余万次，年住院人数 2.6 万余例；且四川大学华西第二医院承担四川省乃至西南地区的危重疾病妇女儿童的救治、转诊、会诊等大量临床工作，每年救治大量的妇产疑难病例。

　　四川大学华西第二医院超声科自 2007 年在杨太珠教授带领下率先在四川开展妇产疾病的经静脉超声造影，罗红教授及其团队持续不断拓展经静脉超声造影在妇产不同脏器、不同疾病中的适用范围。十余年来超声科已积累了上千例妇产经静脉超声造影病例，病例资料完整且造影图像质量精良，同时检查医师也积累了较丰富的经静脉超声造影图像解读经验。丰富的病例资源和严谨的学术氛围为本书资料的收集与编写提供了良好的基础条件。

　　本书将以直观、实用为特色，紧扣临床应用。通过对 61 个妇产完整病例的超声常规图像和造影图像的图解方式使读者了解和初步熟悉妇产经静脉超声造影实践的应用。特别适用于妇产超声医师、超声专业医学生及妇产临床医师。书中数字资源以生动直观的形式展示经静脉超声造影病例的动态影像，使全书内容更为充实和详尽。

　　本书将经静脉超声造影在妇产疾病中的应用分为 3 个板块：子宫相关疾病、附件相关疾病和妊娠相关疾病。每个病例均以图为主，突出实用性。全书收集并精选了编者们多年积累的 600 余幅超声静态图像，以及 118 个超声动态视频图像，并对图像进行了简洁的文字注解；对妇产疾病经静脉超声造影图像表现进行了简要的归纳、提炼，避免了大段的文字理论阐述。

　　我们本着对读者负责的态度，对本书通篇进行字斟句酌的考量，力求杜绝一切瑕疵和错误。但由于时间紧促及水平所限，书中难免还会出现疏漏，敬请读者批评指正。

　　感谢袁佳为本书图片编辑付出的辛勤劳动。同时，感谢来自上海交通大学医学院附属第一人民医院的李朝军医生和来自四川省中西医结合医院的谯朗、徐嘉医生参与本书的编写。同时借此机会，向给予我们关心、鼓励和帮助的亲人、同事、同行和专家学者致以由衷的感谢。

全体编者

2023 年 3 月

目 录

第一章

超声造影概述

磁共振、CT 和超声检查是临床常用的医学影像诊断手段。超声检查具有实时、方便、无辐射、价格便宜等优点，在影像诊断中占据重要地位。超声造影剂（ultrasound contrast agent, UCA）常为含微气泡的液体，其在声场中与超声波相互作用，气泡与组织形成强烈的对比反射，使血管中血流的超声信号增强，提高了超声图像的对比度和分辨率。超声造影（contrast-enhanced ultrasound, CEUS）对血管具有良好的空间分辨率，实时显示脏器中的微循环灌注，弥补了超声检查的不足，对病变诊断及鉴别诊断具有重要意义，已成为日益广泛应用的临床技术。

第一节　超声造影剂

一、超声造影剂的发展

心脏学家 Claude Joyner 医生进行心血管造影研究时偶然发现声波信号在造影后可增强，进一步研究发现：这一效应并非只限于 X 射线造影剂，在注射任何液体的过程中均可发生。1969 年，Gramiak 发现使用吲哚菁绿染料（indocyanine green dye）心内注射后，在超声心动图上出现"云雾"状回声，提出超声对比显影的概念。1972 年，Ziskin 发现这一现象是由于液体包裹了气体形成的微泡所致。随后，人们不断改变微泡外壳及内部气体成分，改善其稳定性，以寻找理想的临床超声造影剂。超声造影剂（UCA）的发展经历了三代。

第一代：以生理盐水、染料、胶体、乳液和含有自由气泡的液体为代表的无壳型造影剂。体积大、性质不稳定、持续时间较短，不能随血液分布全身，其使用范围受到较大的限制，通常只用于右心系统显像。

第二代：以含有空气微泡，半乳糖和棕榈酸为成膜材料的利声显（Levovist）和人血白蛋白为成膜材料的 Albunex 为代表。包裹空气的有壳膜超声造影剂，稳定性较好、体积较小，经静脉注射后可通过肺循环使左心显影，主要用于冠心病室壁运动异常、先天性心脏病及肝脏肿瘤等疾病的诊断。

第三代：为包裹惰性气体的新型超声造影剂，以白蛋白、脂质体等为壳膜，直径远小于红细胞，增强持续时间达几分钟，更稳定、安全。如带磷脂外壳的包裹六氟化硫（SF_6）的声诺维（SonoVue）、带血清白蛋白外壳的包裹八氟丙烷（C_3F_8）的 Optison、带磷脂外壳的包裹 C_3F_8 的 Definity 等。

超声造影剂历经三代的发展，现今靶向造影剂也发展迅猛，逐渐从实验室应用于临床的诊断与治疗。靶向微泡造影剂表面结合或连接有特异性配体的微泡，这种微泡可以通过血液循环聚集到特定的靶组织上,在分子水平识别并结合于病灶,使靶组织在超声影像中得到特异性增强,提高超声诊断的敏感性和特异性。

二、超声造影剂的分类

1. 根据在体内代谢方式不同分类

（1）血管内造影剂：造影剂经外周静脉注入后,不渗出血管。微泡破裂后,其内气体经肺排出体外。如声诺维（SonoVue）和利声显（Levovist）。

（2）组织特异性造影剂：使用方法与血管内造影剂相同,但可被特定的组织和器官所摄取,从而改变相应器官和组织的声学特征。如利声显（Levovist）。

（3）血管外造影剂：利用液体作为良好的透声窗,使脏器及病灶清晰显示。如胃肠造影剂。

2. 根据能否通过肺循环分类

（1）不能通过肺循环的造影剂：早期使用的,经振荡产生的含气体微泡液体,微泡粒径大,稳定性差、持续时间短、容易破裂,不能通过肺循环,仅可获得右心造影。如过氧化氢溶液,二氧化碳发泡剂。

（2）可通过肺循环的造影剂：经技术改进,微泡经外周静脉注射后,可通过肺循环实现左心及外周器官显影成像。如声诺维（SonoVue）、利声显（Levovist）。

3. 根据物理形态分类 可为自由气体、包裹气体、混悬液、胶体等。

4. 根据超声造影剂的进展分类 可分为第一代、第二代、第三代等,详见前述。

三、超声造影剂的药代动力学

超声造影剂通过以下两种方式进行显像：血池（静脉、动脉、心腔等）和腔内（胃肠道、阴道、子宫腔等）。熟悉超声造影剂在血池内的药代动力学,有助于临床明确应用范围以及疾病鉴别。

超声造影剂经外周静脉注射后,在血管阶段有的可通过肺部毛细血管床,有的不通过。一些超声造影剂除了造影剂的血管阶段之外,还可表现出在组织或器官累积的特异性阶段。例如：静脉注射利声显（Levovist）（SHU 508A）后,血池中出现造影剂；经过一段时间,造影剂从血池中消失,但仍可以在肝脏和脾脏内观察到造影剂的积累。这种现象被认为是由巨噬细胞吞噬了微泡后黏附在肝窦所致。

按照超声造影剂的药代动力学特点可分为如下分类：

1. 不经肺血管网的超声造影剂

（1）自由微泡；

（2）Echovist（SHU 454）。

2. 经肺血管网的超声造影剂

（1）短半衰期（静脉团注后,持续时间 <5min）

1）Albunex；

2）利声显（Levovist）（SHU 508A）。

（2）长半衰期（静脉团注后,持续时间 >5min）

1）EchoGen（QW3600）,SonoGen；

2）Optison（FSO 69）；

3）声诺维（SonoVue）（BR 1）；

4）Definity（DMP 115）；

5）Sonazoid（NC 100100）；

6）Imagent/Imavist（AFO 150）；

7）Sonavist（SHU 563A）。

（3）经肺血管且具有组织特异性阶段（肝、脾）

1）利声显（Levovist）（SHU 508A）；

2）Sonazoid（NC 100100）；

3）Sonavist（SHU 563A）。

四、超声造影剂的安全性

超声造影剂安全性高，副作用发生率非常低。由于没有心、肝和肾毒性，因此在给药前不必进行实验室检查以评估肝、肾或甲状腺功能。

严重的超敏反应事件的发生率低于 X 射线造影剂，与磁共振造影剂发生率相当。多中心研究表明，在 23 000 例腹部检查中使用声诺维（SonoVue），其致命性过敏反应的发生率为 0.001%，无死亡病例报道。尽管如此，使用人员应接受心肺复苏培训和拥有适当急救的设施。

2016 年 3 月，声诺维基于 900 多名儿科患者使用数据表明，声诺维可用于评估患儿肝脏局灶性病变，其安全性通过了美国食品药品监督管理局（Food and Drug Administration，FDA）评估，使得声诺维成为 FDA 批准用于儿科人群的第一个超声造影剂。声诺维还可用于评估儿科患者疑似或已知的膀胱输尿管反流。因为在妊娠期、哺乳期及婴幼儿中使用超声造影剂的数据有限，所以在使用前应根据临床判断潜在的禁忌证并获得专门的知情同意。但是因缺乏安全性数据证实，孕妇和 5 岁以下儿童不建议使用。

大多数造影剂的相关反应为立即发生或在使用 UCA 后的前 30min 内发生。多为 I 型超敏反应，其特征为皮肤红斑、荨麻疹、皮疹、呼吸困难、咽喉紧绷、潮红以及吞咽困难和 / 或过敏性休克，发病率非常低，其发生率不到万分之一。另有表现为暂时性背痛，发生率低，并且短时间内可自发消退，其原因尚未完全了解，可能与脂质微泡在肾小球毛细血管内滞留有关。

总之，安全使用超声造影剂的一般建议包括：

1. 与所有超声检查一样，操作者应注意选择低机械指数，避免过长时间的超声辐照。

2. 严重冠状动脉疾病患者，慎用超声造影剂。

3. 必须配备心肺复苏设备。

第二节　超声造影成像技术

一、超声造影成像基础

超声造影成像是利用造影剂的强回声散射，提高超声图像的对比、改善探测的敏感性和特异性的增强成像技术。血液中虽然含有红细胞、白细胞、血小板等有形物质，但声阻抗差很小、散射很微弱，在普通的灰阶图像上，心血管的血液有形成分通常无法显示。注射造影剂后，造影剂微泡不仅是强散射体，与周围组织之间存在很大声阻抗差，与组织不同，也是声波的发射体。微泡在超声场中的表现行为受多个参数影响和控制，包括：入射频率、共振频率、脉冲重复频率、声能、微泡内气体特性、衰减系数和壳膜的材料、厚度等。局部的声能是影响微泡行为的重要参数。在不同的机械指数（mechanical index，MI）下，造影微泡呈现出不同的反应和变化。其中，造影微泡的非线性谐波特征和效应尤为重要。

1. 低 MI（MI≤0.1）　超声波束对微泡的作用和破坏微小，微泡直径变化不明显。微泡与周围组织形成明显的声阻抗差，成了高效的散射体。低 MI 成像适用于多普勒成像以及实时对比成像。

2. 中等 MI（0.1<MI<0.5）　随着声压增加，微泡振荡幅度增加并且与超声波非同步。微泡的膨胀幅

度大于收缩幅度,趋于膨胀,形成非线性振动,回波产生畸变。波形的畸变导致超声波的频率发生改变,这就是谐波效应。

3. 高 MI（MI≥0.5）   当能量进一步增加时,微泡在强烈声压交替振荡下爆破,微泡内气体迅速扩散到周围的液体中,产生短暂而强烈的非线性信号。

二、超声造影成像方法及模式

造影剂在不同 MI 下可表现出不同的特性。超声造影成像技术可根据 MI 高低分为高 MI 和低 MI 两种模式。高 MI 下成像技术,微泡被破坏,破裂瞬间可产生大量非线性信号,因而只能进行触发成像。该技术造影剂用量大,持续时间短。低 MI 下成像技术,微泡破坏少,可进行实时连续成像,能观察造影剂充盈、弥散过程。

目前有多种超声造影成像方法。

1. 二次谐波显像（second harmonic imaging,SHI）   二次谐波显像是在探头基础频率下发射声波（即基波频率）,在接收回波时抑制基波,着重接收二倍于基波频率（即二次谐波频率）的背向散射信号的技术。

2. 反向脉冲谐波显像（pulse inversion harmonic imaging,PIH）   二次谐波显像使用窄频带技术,以减少基波与谐波的频率重叠部分,提高系统对造影剂探测的敏感性,但这同时也会降低图像的分辨力。而脉冲反相谐波显像则大大克服这一缺点,它连续发射两组时相相反的基波,第二组在第一组适当延迟发出。这一技术可在全频带宽上接收谐波信号,从而得到较好的图像分辨率。同时,在低 MI 下发射声波,可延长造影剂微泡寿命并避免了间歇显像,提高图像质量。

3. 间歇谐波显像（intermittent harmonic imaging,IHI）   该技术将触发显像与谐波显像相结合,常用的有心电触发和时间触发两种方法,间歇期为数秒钟,可使大量微泡进入扫查区的血管内,从而提高谐波信号强度,探测到毛细血管床内低速血流,提供血流灌注的重要信息。

4. 彩色或能量多普勒谐波显像（color and power Doppler harmonic imaging）   造影剂的应用使血流信号得到增强,因此多普勒显像中能探测到更细小的低速血流。

5. 相干对比造影显像（coherent contrast imaging,CCI）与对比脉冲序列（contrast pulse sequences,CPS）   CCI 建立在相干图像形成技术之上,经过精确的调整相位和振幅,基波与谐波信号被分离,然后删除不需要的基波或线性信号,仅保留微泡产生的非线性信号,这种技术被称为脉冲成形术或单脉冲技术。CPS 则是低 MI 条件下,处理基波频带范围内产生的非线性信号,将组织与造影剂的信号分离,较二次谐波及三次谐波提高了探查的敏感性和特异性。这样保持高帧频的同时使微泡破坏程度降到最低,可用于实时造影成像。

6. 实时造影匹配成像技术（contrast tuned imaging,CnTI）   采用频域处理来提取有用的造影剂回波中的二次谐波分量。接收时,主要对二次谐波信号进行二维灰阶成像,信噪比增高,实时谐波成像好。

7. 定量分析技术（quantitative analysis）   可采用视频密度和声学密度分析法。视频密度分析法可对图像的灰阶分级水平及其分布进行分析,并用灰阶直方图、时间 - 信号强度曲线（time-signal intensity curve,TIC）、再充盈曲线表示,得到显影时间、峰值强度、达峰时间、峰值强度减半时间、曲线下面积等。声学密度分析法可获得组织背向散射积分形成的数字图像。

三、超声造影检查方法和设备条件设定

1. 造影剂注射方法   根据检查目的的不同,分为静脉团注法（又称弹丸式注射法）和静脉滴注法两种。团注法通常由助手使用普通注射器完成,注射速度为 1~2ml/s。造影剂信号强度与微泡血循环的时

间相关,表现为信号强度迅速达到峰值,随后信号强度逐渐下降。团注法的优点在于操作简便,除特殊组织或肿瘤灌注定量研究外,各类造影检查均可使用。其主要缺点是血中造影剂浓度的迅速增高可引起声像图过度增强和衰减的伪像,特别是在微泡浓度峰值显像的时候。

静脉滴注法需要特定的注射泵,通常将造影剂按特定比例与生理盐水配置,滴注速度按每千克体重来计算或根据增强效果来调控。造影剂信号强度曲线表现为缓慢上升支,数分钟后当造影剂滴入与廓清达动态平衡时,曲线表现为平台式,平台期的长短取决于滴注持续的时间,停止滴注后,曲线逐渐下降。静脉滴注法主要应用于定量评价组织微循环或肿瘤灌注;其主要缺点是不易操作,且需要特殊的滴注泵装置。

2. 设备条件设定　　需使用具备 CEUS 功能的超声诊断检查仪及与其相匹配的探头。机器还需具备较强的图像资料动态存储功能。

（1）MI:目前国内主要使用声诺维(SonoVue),其只能耐受较低声压,故 MI<0.2。也可使用更高的MI(MI>1.0)把探测范围内的微泡击破,然后再恢复到原来的低 MI 实时造影模式;可观察病灶血流再灌注,也可借助肿瘤微血管成像模式显示病灶血管结构。

（2）增益:可采用自动优化或手动模式调节图像增益及均匀性。以子宫检查为例:调节后图像,子宫组织无回声,仅盆腔腹膜、肠管壁等显示为线状回声为准。

（3）深度和聚焦:将病灶置于扫查区域的中间,深度调节至可包括完整的目标病灶和适量的邻近组织。聚焦点常规置于目标病灶的底部水平,为了得到均匀性更好的图像,可增加聚焦点的数量,但一般不宜超过 2 个。

（4）帧频:一般设定为 8~20 帧/s,时间分辨率过低不利于实时显示;过高单位时间内发射的超声脉冲数增加,微泡破坏增加,造影成像时间缩短。

（5）探头频率:根据探查的部位,患者的体型和病变部位选用适当频率的探头。

（6）动态范围:适当的动态范围有助于真实显示组织增强的差异,范围过低虽可增加对比度,但由于明到暗之间细节丢失过多,导致图像粗糙;范围过高可获得细腻的图像,但明暗对比度欠佳,不利于显示增强的差异。

（7）图像显示方式:建议采用双幅显示方式,这样有助于实时对比和确认扫查的目标无误。

（8）计时器:注射造影剂的同时启动计时器。

（9）图像存储:造影检查开始立即启动动态储存。对图像分析处理后,应及时拷贝移出机器。

四、超声造影显像伪像

1. 开花伪像　　开花伪像是指注射造影剂后,彩色多普勒取样区内血管周围出现杂乱无章的彩色信号。这些彩色信号与正常的血管结构分布无关(又称溢出伪像)。此种现象是由于造影剂在高能量声波作用下,微泡的破裂和过度的回波信号,产生大量随机的多普勒频移信号所致。造影剂浓度过高和剂量过大以及弹丸式注射均为产生的原因。通常需适当地降低发射输出与接收增益,或稍等片刻以避开造影剂高峰流过靶区时段。

2. 频谱峰值升高伪像　　静脉注射造影剂后,可使血流的频谱多普勒幅度显著增强和升高,这是因为造影微泡导致散射强度明显增加所致。体外实验表明,在血流速度不变的情况下,造影剂可使频谱峰值升高 17%。这一现象是由于探头接收的信号强度过强而多普勒频谱显示范围相对变窄所致;也可能与造影剂导致的血液声学性质改变有关。

3. 栏栅伪像　　超声成像过程中,在扫描线间通过数学计算插入模式构成图像,当造影微泡增加信号强度,使得信号趋于饱和时,在信号插入区出现误判,表现为沿声束方向上的条形暗带。栏栅伪像最常见于能量多普勒造影成像。这种伪像常发生在陈旧的仪器上,新型成像系统具有很强的信号处理能力,这类伪像已很少出现。

4. 声衰减伪像 由于局部高浓度微泡对声波产生强烈反射,引起其后方回声衰减甚至声影伪像,表现为近场结构呈强回声发射,后方伴有声衰减甚至声影伪像。通常见于心腔或血运丰富结构的造影显像。此外,快速弹丸式注射也是造成这种伪像的原因之一。

5. 多切面扫查伪像 多切面扫查伪像源于造影检查时,系列扫查切面相互交错所致。例如,肝脏超声造影对左肝及部分右肝进行纵断扇形动态扫查后,随即进行右肝横断面扫查,由于部分区域的造影微泡在前面的扫查中破裂,因此在右肝横断面造影图像上出现不规则的造影剂缺失现象。

6. 微泡破裂速度不均伪像 在实时动态的造影扫查中,肋骨的限制、呼吸运动和跳跃式的扫查均可造成微泡信号分布不均,产生局部缺失或病灶伪像。当采用高 MI 技术成像时,探头应迅速匀速连续扫查,使声场内造影剂同步破裂,从而产生均一的信号,可避免这一伪像的出现。

第三节 超声造影技术的临床应用及发展前景

一、超声造影技术的临床应用

随着第二代造影剂出现,造影剂作为血池示踪剂,可对组织内的微血管内的回波信号增强,可获得特定的二维结构和微循环灌注和消退情况,有助于临床诊断及鉴别诊断。目前,超声造影技术临床应用范围扩展到了几乎所有实质性脏器,甚至肠管。超声造影临床应用主要有四大方面,即多普勒指示、灌注成像、功能成像和治疗应用。

1. 多普勒指示 造影剂增加了多普勒信号强度,弥补了常规多普勒超声检查对低流量、低流速、深部血管、角度影响等检测和评估的缺陷。缓慢给药(1ml/min)有助于获得稳定、持续地增强,减少伪像产生。主要应用于肾脏、肝脏、血管狭窄或闭塞、微血管病变检测。

2. 灌注成像 超声造影成像技术根据组织血流量和体积不同,使检测组织增强程度不同。可用于评估心肌灌注、肝脏和肾脏等脏器的病变。

3. 功能成像 超声造影剂可用作血池示踪剂。造影剂推注之后,从感兴趣区域提取时间 - 强度曲线可以计算出功能指标,如峰值时间、峰值强度、对比度增强持续时间和时间 - 强度曲线等。灌注曲线的斜率与血流量、局部血容量增强相关。

4. 治疗应用 靶向超声造影剂可特异性携带纤维蛋白溶解药物、核苷酸链和化疗药物等。超声能量可通过"声孔效应"增加药物的功效。例如,超声波会增加尿激酶在血栓内的渗透。

二、超声造影技术的发展前景

超声靶向造影是超声造影的一个重要发展方向。靶向性超声造影剂是以普通造影剂为基础,制备过程中在造影剂表面连接特异性抗体或配体,与靶组织或靶器官表面相应受体结合,使超声微泡选择性聚集于靶组织或靶器官,实现靶向性显影和治疗,提高疾病诊断的准确性和敏感性。现在靶点主要用于炎症、肿瘤血管生成、血栓、缺血再灌注损伤等方面。靶向微泡不但可用于显像,其基于微泡在声场中产生的空化效应和声孔效应介导药物或基因可用于诊断和治疗。

附：专用名词

1. 线性和非线性(linearity and nonlinearity) 数学上设 2 个变量分别为 x 和 y,y=kx+b(k 和 b 为常

数），则 x 和 y 之间为线性关系。x 和 y 间不存在这种表达方式，则为非线性关系。

2. 散射（scattering）　超声波遇到长度远小于波长的小界面时，会产生向四面八方分散的能量，这种现象称为散射。

3. 背散射（backscattering）　方向朝向探头的散射，也属于散射范畴。可用于超声诊断。

4. 基频（fundamental frequency）　振动系统（声源）的最低固有频率。

5. 基波（fundamental wave）　振动频率为基频的机械波。

6. 二次谐波（second harmonic）　振动频率为基频 2 倍的正弦波。

7. 谐波成像（harmonic imaging）　人体组织的回波为基波，其振幅远大于谐波，超声成像中滤去谐波，保留其基波信息。在某些谐波丰富的情况下，滤去基波，保留谐波信息，称为谐波成像。其特点可消除近场伪像、混响干扰。

8. 机械指数（mechanical index）　超声在弛张期的负压峰值与探头中心频率的平方根的比值。

9. 血池造影剂（blood pool contrast agent）　造影微泡始终在血液循环中流动，可通过毛细血管网，但不能通过毛细血管的壁弥散到细胞外间隙的造影剂。

10. 空化效应（cavitation effect）　液体中存在的微泡在声波作用下发生振荡，当声压增强，产生"扩大 - 收缩 - 爆破"的动力学过程。在此过程中，微泡将吸收的大量声能释放，产生巨大的瞬间压力、冲击波、微射流，在周围微小空间形成高温、高压环境，引起周围环境、组织结构和功能改变。

11. 声孔效应（sonoporation）　微泡爆破瞬间所释放的能量对内皮细胞膜上产生冲击波，形成剪应力，可能膜上暂时出现开放小孔，从而增加膜通透性。为靶向微泡实现靶向药物释放、基因转染，达到诊断和治疗的主要机制。

（李朝军）

第二章

经静脉超声造影在妇产疾病中的临床应用

第一节 女性盆腔脏器的解剖与生理及超声表现

一、女性盆腔脏器的解剖结构

（一）盆腔结构

骨盆为由骶骨、尾骨、两块髋骨以及髋关节和韧带构成的环状骨性结构。前盆腔主要为尿道和膀胱，中盆腔主要为阴道、宫颈、子宫，两侧为输卵管和卵巢；后盆腔为直肠和直肠子宫陷凹（Douglas 腔）。膀胱与子宫间腹膜延续形成的陷凹为膀胱子宫陷凹，子宫与直肠间腹膜延续形成的陷凹为直肠子宫陷凹，后者为女性腹膜腔最低处，故腹膜腔内渗出液、出血、积脓等常积聚在此。

（二）女性内生殖器官

女性内生殖器包括阴道、子宫、卵巢及输卵管。输卵管和卵巢常被称为女性附件。

1. 阴道

（1）阴道解剖结构：为肌性管道，长 10~12cm。前壁与膀胱和尿道毗邻，后壁与直肠相邻。阴道壁与子宫颈之间形成阴道穹，可分为前部、后部和侧部。后穹较深，其后上方为子宫直肠陷凹。正常阴道前后壁相贴，阴道与宫颈以锐角连接。

（2）正常阴道声像图表现：纵切面显示阴道前后壁紧贴，中央为阴道腔，其内含有少量气体，超声显示为细线状强回声，称为阴道气体线。阴道壁为薄层低回声。通过充盈的膀胱和充气的直肠来显示阴道前后壁厚度。横切面显示阴道为一较短的横行低回声，中央有一横线状强回声为阴道腔。

2. 子宫

（1）子宫解剖结构：呈倒置的梨形，其大小随年龄发生变化。绝经期妇女子宫体积变小。子宫体壁由浆膜层、肌层、黏膜层即子宫内膜组成。子宫体上部较宽，隆突部分称子宫底；子宫底两侧为子宫角；子宫下部较窄，呈圆柱状，称子宫颈；子宫峡部，为宫体与宫颈交界的狭窄部分，是宫颈组织学内口与解剖内口之间的部分。子宫腔呈上宽下窄的三角形，子宫腔容量约5ml。在不同的生长发育期，宫体与宫颈长度的比例不同。成人期为 2∶1。

（2）正常子宫声像图表现：浆膜层呈强回声包绕子宫肌层，肌层为均匀中等强回声，宫内膜呈线状或条状稍强回声。子宫内膜作为识别子宫及病变位置的重要标志。子宫内膜随月经周期不同，其厚度及形态将发生变化。子宫底呈三角形，子宫角部如鸟嘴状突出，体部则呈椭圆形。其中心部位可见宫内膜呈"一"字形。

（3）子宫内膜的周期性生理变化及超声图像：子宫内膜分基底层和功能层。基底层呈中强回声，功能层为低回声。

月经周期第 5~14 天为子宫内膜增生期。子宫内膜在雌激素作用下开始增生。增生早、中期，超声图像显示子宫内膜呈线状强回声；增生晚期，内膜回声呈略增厚的条状强回声，厚度可达 2~4mm。

月经周期第 15~28 天为内膜分泌期。分泌早期，超声图像显示内膜厚度可达 5~6mm，呈梭状强回声，周边呈低回声晕；分泌中、晚期，内膜厚度可达 7~10mm，呈椭圆形强回声，周围低回声晕增宽。

月经期为月经周期第 1~4 天。卵巢激素下降，内膜脱落，月经来潮。超声显示宫腔线不清，内膜回声杂乱，有时可见小暗区。

3. 输卵管

（1）输卵管解剖结构：为一对细长弯曲的管状肌性器官，内侧与子宫角相通，外端游离与卵巢接近，全长 8~14cm。输卵管分为间质部、峡部、壶腹部和漏斗部。

（2）正常输卵管声像图表现：输卵管在正常情况下不易显示。当盆腔内有腹腔积液或输卵管有病变时，超声可显示漂浮于腹腔积液中的输卵管或输卵管病变。

4. 卵巢

（1）卵巢解剖结构：位于盆腔内，子宫两侧，输卵管后下方，左右各一。外观呈扁椭圆形，借卵巢系膜与子宫阔韧带后层相连。卵巢的形状、大小随年龄而有不同的变化，成年女性的卵巢约 4cm×3cm×1cm。青春期以前，卵巢表面光滑，卵巢含有多个卵泡，青春期开始排卵以后，表面逐渐凹凸不平。进入青春期后，在卵泡刺激素（follicle-stimulating hormone，FSH）作用下，卵巢内的 10 余个直径约 5mm 的卵泡开始生长、发育。每个月经周期中，一般只有一个生长卵泡发育成熟，直径达 18~20mm。

（2）正常卵巢声像图表现：声像图上显示位于子宫两侧的卵巢为椭圆形实质性结构，内部呈衰减的低回声，其中卵泡显示为大小不等的圆形无回声。两个卵巢大小略有不同，随年龄和月经周期变化。生育期妇女卵泡的大小随月经周期变化。超声可以观察正常月经周期中卵泡期、排卵期和黄体期卵巢的不同变化。

二、女性盆腔脏器的血供与超声表现

（一）女性盆腔脏器的血供

1. 女性盆腔脏器的血供主要来自髂内动脉的分支。

2. 子宫动脉发自髂内动脉前干，于子宫颈外侧约 2cm 处，跨过输尿管末段前上方，至子宫侧缘，在到达宫颈阴道上部之前分为两支。较小支向下行供应宫颈及阴道上部。子宫动脉的主支在阔韧带两层间沿子宫侧缘迂曲上行，供应宫体、卵巢及输卵管。

3. 子宫动脉进入子宫肌层后分为弓状动脉及螺旋动脉，供应子宫肌层及内膜。

4. 子宫静脉丛与子宫的弓状动脉伴行，在子宫肌层中呈环状流通。

（二）髂内动、静脉的彩色多普勒血流显像

1. 髂内动脉表现为阻力稍低的收缩期血流频谱，舒张末期有时可见小的驼峰样改变。

2. 髂内静脉与髂内动脉伴行，无搏动性的特征，其波形随呼吸而可发生波动性变化，血流方向与邻近的动脉相反。

（三）子宫动脉的彩色多普勒血流成像

1. 超声探头置于子宫颈旁 2cm 处行斜向扫查或纵向扫查，可以显示子宫动脉。

2. 子宫肌层内的血流呈环状或星点状，越靠近浆膜层，血流信号越明显。子宫螺旋动脉的血流信号在非妊娠期难以显示，妊娠早期可在孕囊周边可显示点状彩色血流，呈低阻型频谱特征。

3. 在非妊娠状态下和孕早期,子宫动脉的彩色多普勒频谱显示为收缩期呈尖锐峰,舒张期速度减低,并出现舒张早期"切迹"。随着月经周期的变化,子宫动脉及分支的血流阻力指数(resistance index,RI)和搏动指数(pulse index,PI)等相关血流参数亦发生变化。在分泌晚期和月经期,RI、PI 值增高;增生期为中间值;而分泌早、中期 RI、PI 值减低。

4. 进入妊娠中期后,子宫动脉逐渐增粗,由高阻力型血流频谱逐渐变为低阻频谱,阻力指数逐渐下降。

5. 绝经后的妇女,彩色多普勒超声难于显示子宫动脉及其分支。

(四)卵巢动脉的彩色多普勒超声检查

1. 卵巢动脉发自腹主动脉(左侧可以来自左肾动脉),在腹膜后沿腰大肌前方下行至盆腔,并跨过输尿管与髂总动脉下段,经卵巢系膜进入卵巢门。卵巢动脉在输卵管系膜内分出若干分支供应输卵管,其末梢在子宫角附近与子宫动脉卵巢支相吻合。卵巢具有双重血供。

2. 卵巢血管检测受超声仪器的灵敏度、超声扫查方法及操作者的技术等因素影响。

3. 彩色多普勒超声检查可以显示从卵巢门进入的血管以及在卵巢内呈星状或放射状分布的血流信号。

4. 彩色多普勒超声检查和频谱多普勒超声检查可以反映卵巢的功能状态。卵巢动脉主支的血流频谱呈高阻力,表明卵巢无功能或处于不活动状态。绝经后,卵巢功能减退,卵巢内的血管减少,彩色多普勒超声检查难以检测到血流信号。

第二节　经静脉超声造影技术的检查方法

一、常用超声仪器及造影剂制备

经静脉超声造影需使用具有超声造影功能的高档彩色多普勒超声诊断仪。腔内探头频率为 5~9MHz;腹部探头频率为 2.5~4MHz。检查方式可采用经阴道超声检查和经腹部超声检查。造影机械指数(MI)采用低机械指数,一般范围为 0.04~0.08;聚焦点置于病灶底部水平;增益调节以二维灰阶背景回声刚刚消失、仅膀胱后壁或盆底腹膜界面隐约可见。如遇个别病例因特殊情况(例如病灶过大、病灶位置较高等)而致图像显示不清,可适当调节参数设置。

使用的静脉造影剂为声诺维(即注射用六氟化硫微泡)。每支造影剂内含有 59mg 的磷脂包裹六氟化硫气体微泡,加入 5ml 生理盐水后,经混合并持续振荡,最终可抽吸得到 4.8ml 微泡悬液,微泡的平均直径约为 2.5μm。

二、检查途径与流程

(一)检查途径

经静脉超声造影可分以下两种途径:经腹部超声检查和经阴道超声检查。

经腹部超声检查(transabdominal scanning,TAS):是妇产科最常用的超声检查途径,可用于所有需要做盆腔超声检查的妇女。优点为:扫查范围广泛,扫查切面与角度灵活,利于盆腔内脏器及其邻近脏器的全貌显示。经腹部扫查盆腔前均要求受检者的膀胱适度充盈。

经阴道超声检查(transvaginal scanning,TVS):是妇产科超声检查的重要途径,已成为有性生活史妇女盆腔超声检查的常规方法。优点为:由于阴道探头频率高,扫查途径更接近盆腔器官,能够更清晰地显示子宫、卵巢及盆腔内肿块的细微结构,以利于获得更为丰富和准确的超声图像信息,从而提高超声诊断盆腔疾病的正确率。检查前患者需排空膀胱。

两种检查方法的区别：经腹部超声检查观察视野更广，但造影图像质量相对较差；经阴道超声检查对于肿物细节观察更清晰，细节分辨率更高，但对肿物整体观察有限。在检查中要根据病灶的大小和位置，选择适合的扫查方法。

（二）检查流程

1. 对受检者进行常规超声检查前签署知情同意书。嘱受检者先排空膀胱（经阴道超声检查）或充盈膀胱（经腹部超声检查）。首先对盆腔内脏器，包括子宫、双侧附件等，进行全面二维灰阶图像检查，发现病变；再对病变进一步仔细观察，内容包括病灶大小、形状、边界、性质、位置、与周围器官组织的毗邻关系等；然后采用彩色多普勒超声观察病灶周围及其内部血流情况；最后确定造影观察切面。将前述观察的图像存储于彩色超声诊断仪硬盘内。其中，确定经静脉超声造影时观察的病灶切面需满足以下条件：尽量根据观察目的显示目标病灶，同时能显示部分正常子宫肌层。

2. 确定好造影观察病灶切面后，转换至双幅造影模式（设置的造影条件详见仪器设备部分），按照造影剂说明书推荐使用剂量，经患者肘正中静脉（通常选取患者左侧上肢）团注 2.4ml 六氟化硫微泡悬液，再一次性推入 5ml 生理盐水；在静脉团注造影剂的同时启动计时器和存储键，动态、连续观察造影图像，直至造影剂注入后 2~3min，并存储动态图像于硬盘。造影中观察内容：病灶灌注的造影剂出现时间、造影剂消退时间、造影剂灌注模式、造影剂分布形态和造影剂增强强度等。在整个经静脉 CEUS 检查过程中，叮嘱患者体位保持稳定不变，并尽量减少呼吸时产生的图像波动。经腹部超声检查和经阴道超声检查均可每次团注 2.4ml 六氟化硫微泡悬液；在需要时可以再次团注 2.4ml 六氟化硫微泡悬液，进行第二次观察。

第三节　经静脉超声造影技术的临床应用

妇产超声造影主要应用如下两种检查：经静脉超声造影（即经周围静脉超声造影）和经子宫输卵管超声造影。本书讲解的均为经静脉超声造影病例。

一、经静脉超声造影的适应证

经静脉超声造影主要适用于以下妇产相关疾病诊断及术前评估：

1. 子宫疾病　子宫肌瘤、子宫内膜息肉、子宫内膜癌、子宫腺肌病等。
2. 附件区疾病　卵巢囊腺瘤、卵巢畸胎瘤、卵巢子宫内膜异位症（又称巧克力囊肿）、卵巢癌等。
3. 妊娠相关疾病　子宫瘢痕妊娠、宫腔残留、产后胎盘植入、滋养细胞疾病等。
4. 超声介入术中　组织活检前确定穿刺部位，动脉栓塞或消融治疗后评估局部治疗效果等。

二、经静脉超声造影的禁忌证

经静脉超声造影的禁忌证主要受限于造影剂，主要包括：严重的心肺疾病及心肺功能异常、对造影剂成分过敏、有妊娠需要的孕妇及产妇等。具体可看注射用六氟化硫微泡的使用说明书。

第四节　经静脉超声造影技术的图像解读与报告书写原则

一、图像解读

关于妇产超声造影评价方法及指标，目前尚无确切的统一的标准。目前，对超声造影图像的解读有定性和定量两种方法。因运用时间-强度曲线定量分析受患者的个体因素影响，目前妇产疾病尚无确切的造影定量诊断标准。本书主要讲解的是通过观察病灶的血流灌注情况而进行的定性诊断。定量诊断对经静脉超声造影的定性诊断有协助补充的作用。

（一）造影时相

根据女性内生殖器的血供特点,将造影时相划分为增强早期和增强晚期。增强早期是指子宫动脉开始灌注至子宫肌层完全灌注,并逐渐增强达增强强度峰值的时期;增强晚期是指子宫肌层的峰值强度开始降低,造影剂消退并逐渐降至造影前水平的时期。

（二）定性诊断的观察内容

1. 增强时间　主要观察的是注入造影剂后观察目标内首先出现造影剂增强的时间,常以子宫肌层为参照,可分为早增强（早于子宫肌层出现增强）、同增强（与子宫肌层同步出现增强）和晚增强（晚于子宫肌层出现增强）。子宫切除患者,参照物可为周围组织。

2. 增强水平　即是增强强度,以子宫肌层作为参照物,分为高增强（高于子宫肌层强度）、等增强（等于子宫肌层强度）、低增强（低于子宫肌层强度）和无增强（病灶无造影剂增强）。当病灶增强水平不一致时,以病灶内最高增强部位为准。子宫切除患者,参照物可为周围组织。

3. 增强模式　可分为向心性和离心性。造影剂从外周向中心增强称为向心性;造影剂从中心向外周增强称为离心性。

4. 增强形态　可分为形态规则和形态不规则。还可以在某些疾病出现特殊形态,例如在宫颈妊娠出现的"圆环状"、子宫肌瘤周边的"环状"等。

5. 造影剂分布　主要分为造影剂分布均匀和分布不均匀。造影增强的特点多与组织器官内微血管密度和微血管分布等有关,直接反映了组织器官的血流灌注特点。

（三）定量诊断的观察指标

经静脉超声造影的定量诊断基于时间-强度曲线,可据该曲线得到增强时间、达峰时间、峰值强度、半廓清时间、曲线下面积等参数,分析病灶的血流灌注特点。

二、报告书写原则

（一）报告单的内容

主要包括一般项目、检查所见（描述）、超声诊断意见（提示）3个部分。

1. 一般项目　按照报告单上的一般项目中内容填写完整。必要时,加填仪器型号、探头频率、扫查方法等。

2. 检查所见　对存储的造影图像进行仔细观察和分析后,应用文字细致、客观地进行描述。描述内容包括常规超声和经静脉超声造影两个部分。常规超声主要包括:子宫和附件的基本情况,病灶的部位、大小、形态、边界、毗邻和血流情况等。经静脉超声造影主要包括:病灶的增强时间、增强水平、增强模式、增强形态及造影剂分布等。

3. 超声诊断意见　用简短的文字提示病变部位及性质,即是从定位和定性两方面来考虑。

（二）报告书写应遵循原则

1. 包括定位和物理定性两方面的诊断。

2. 能够确定的疾病,可以直接提示病名诊断;不能确定的疾病,不宜直接提示病名诊断。

3. 多种疾病改变者,肯定诊断或重要诊断放首位。

4. 可对病灶的血流灌注状态进行提示。

5. 超声报告单应注意字迹工整、清楚、易于识别,不能涂改,避免错别字。

（杨太珠　罗　红　杨　帆）

第 三 章

子宫相关疾病的超声造影病例

病例 3-1 子宫内膜息肉（一）

【临床资料】

患者,26 岁,已婚。因"产后 6 个月余,阴道不规则出血"入院。患者 6 个月余前顺产后出现阴道异常出血,表现为阴道出血淋漓不尽伴血块、下腹痛,以右侧为甚。

既往史:6 年前行左侧乳腺纤维腺瘤切除术。

家族史:无特殊。

月经史:初潮 13 岁,6~7d/30~50d,经量正常,周期不规律,无痛经史。末次月经:入院前 23d。

生育史:G_1P_1。

查体:T 36.7℃,P 89 次 /min,R 20 次 /min,BP 112/69mmHg（1mmHg=0.133kPa）。内科查体无阳性发现。

专科查体:阴道通畅,黏膜色泽正常,分泌物多、白色稀糊样、无异味;宫颈不肥大、光滑、无接触性出血（触血）,宫颈管内无出血;宫体前位,形态大小正常,质软,表面光滑,无压痛。双附件未扪及异常。

【实验室及其他影像学检查】

血常规、肝肾功、凝血功能、尿常规、尿糖等均未有阳性发现。

【超声检查】

第一次超声检查（入院前 2d）:

经阴道超声检查见图 3-1-1。子宫前位,宫体大小为 4.4cm×5.7cm×5.0cm,宫腔内查见大小为 4.6cm×2.1cm×3.6cm 的稍强回声,内部回声欠均匀,内探及点线状血流信号,阻力指数（RI）=0.43,肌壁回声均匀,未探及明显异常血流信号。双附件区未见明显占位。盆腔未见明显积液。超声检查结果:宫腔内稍强回声。

第二次超声检查（入院前 2d）:

经静脉超声造影见图 3-1-2 及 ER 3-1-1。注入造影剂后 17s,宫腔内稍强回声稍晚于子宫肌层增强（图 3-1-2A 箭头所示）,早于子宫内膜增强;注入造影剂后 19s,宫腔内稍强回声内可见"向心性"条状增强（图 3-1-2B 箭头所示），增强早于周边的子宫内膜；注入造影剂后 23s，宫腔稍强回声呈团状较均匀增强，增强强度低于肌层，呈低增强（图 3-1-2C 箭头所示），但高于内膜；注入造影剂后 37s，造影剂消退期，宫腔内稍强回声造影剂（图 3-1-2D 箭头所示）消退慢于子宫内膜，与子宫肌层同步消退。

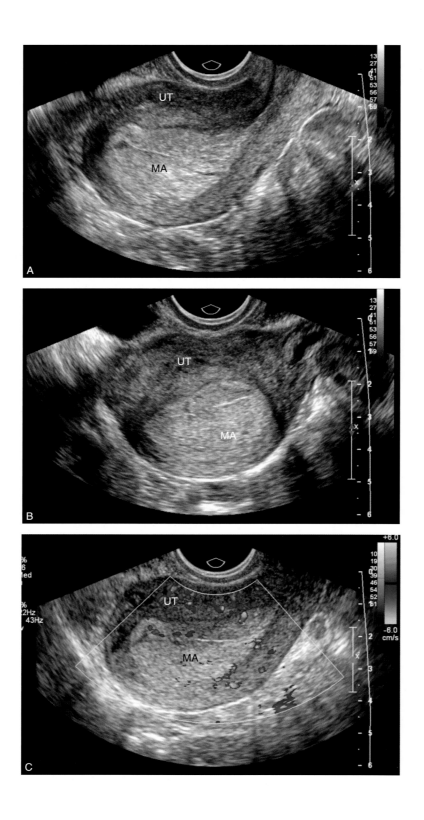

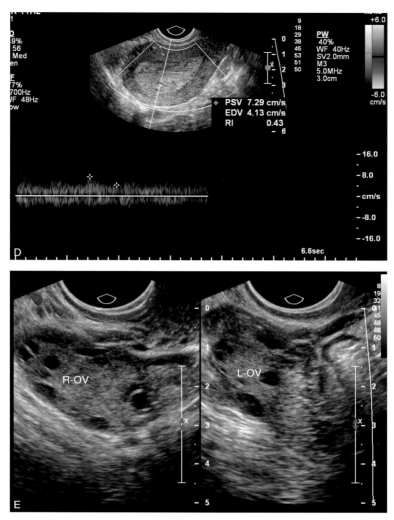

图 3-1-1　常规超声声像图

A. 前位子宫的矢状切面(经阴道)；B. 子宫横切面,显示宫腔内的不均匀稍强回声；C. 宫腔稍强回声的彩色多普勒血流情况,内探及点线状血流信号；D. 宫腔稍强回声内探及动脉血流频谱,为低阻低速血流；E. 双卵巢图像。UT:子宫；MA:肿物；R-OV:右卵巢；L-OV:左卵巢；PSV:峰值血流速度；EDV:舒张末期血流速度；RI:阻力指数。

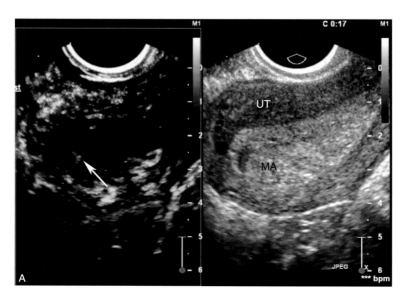

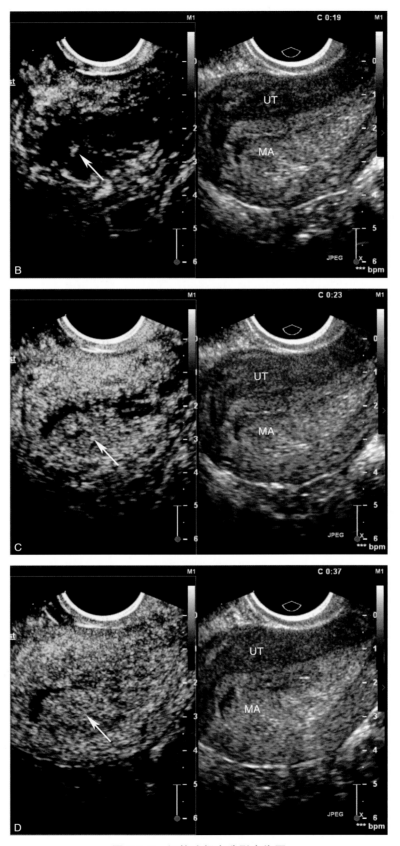

图 3-1-2   经静脉超声造影声像图

A. 注入造影剂后 17s；B. 注入造影剂后 19s；C. 注入造影剂后 23s；D. 注入造影剂后 37s。UT：子宫；MA：肿物。

ER 3-1-1 经静脉超声造影动态图

经静脉超声造影提示：

宫腔内稍强回声（疑内膜病变）。

【临床诊断或术后诊断】

术中宫腔镜见宫腔内多个息肉样物，大小为 0.5~1.0cm。

术后诊断：子宫内膜多发息肉。

【经静脉超声造影图像解读】

此病例为子宫内膜息肉，经静脉超声造影有如下特点：①息肉的供血动脉常来自于肌层的弓形动脉分支，因此其造影剂灌注时间与子宫肌层类似，表现为增强稍晚于子宫肌层，消退与子宫肌层同步；而子宫内膜是螺旋动脉供血，因此子宫内膜增强时间晚于内膜息肉，消退早于内膜息肉。②增强早期宫腔内可见自宫壁向内延伸的细条状增强，为息肉蒂部的血管。③宫内息肉增强强度略低于肌层，呈低增强，但高于内膜。超声造影能清晰显示内膜息肉造影剂进入病灶和消退的过程，清晰显示病变的血流灌注情况，有助于提高诊断准确率。

【疾病相关知识】

子宫内膜息肉（endometrial polyp，EP）是由于子宫内膜基底层过度增生，局部腺体及间质增生形成的突出于子宫内膜的赘生物，是最常见的子宫内膜良性病变。20%~25% 的妇女会发生子宫内膜息肉，从育龄期到绝经后均可见。

子宫内膜息肉可单发或多发，通常有蒂，血管通过粗细不等的蒂部相连于子宫肌层子宫动脉分支，不伴内膜肌层交界处的破坏。子宫内膜息肉的临床症状包括：阴道异常出血、经期延长、不孕等，也可无任何症状，仅于常规体检时发现。

子宫内膜息肉超声表现：内膜回声不均匀，多增厚，其内可见单个或多个稍强回声团，边界清晰，可伴内膜线偏移，团块内部无血流信号或可在蒂部探及少许点状血流信号。子宫内膜息肉由子宫肌层子宫动脉分支发出的滋养血管供应，常规超声受血流速度、病灶大小等多种因素影响，对蒂部血流常常显示欠佳。

【特别提示】

子宫内膜息肉与其他宫腔占位性病变的临床症状和常规彩色多普勒超声表现多有共同之处，很多情况下鉴别诊断存在困难，容易造成误诊。需与子宫内膜增生、宫内残留、子宫黏膜下肌瘤及子宫内膜癌相鉴别。

子宫内膜增生致使宫腔线变形不对称时容易误诊为子宫内膜息肉，而经静脉超声造影时子宫内膜增生表现同正常内膜，以此可以与子宫内膜息肉相鉴别。

黏膜下肌瘤形状多为圆形，而息肉多为水滴状；肌瘤常伴回声衰减；黏膜下肌瘤可致内膜基底线变形或中断。黏膜下肌瘤造影增强与肌层同步，有时可显示血管蒂，可见环状增强。

子宫内膜息肉与内膜分界明显，而子宫内膜癌分界多不清晰，并常伴有肌层浸润；彩色多普勒血流成像显示息肉血流稀少，而子宫内膜癌常可见丰富的血流信号，可探及低阻力型动脉频谱。子宫内膜癌多为内膜区域的快速整体增强，此为重要的鉴别点。

（田　甜）

病例 3-2　子宫内膜息肉（二）

【临床资料】

患者，29 岁，已婚。因"月经不调，未避孕未孕 2 年"入院就诊。

既往史：无特殊。

月经史：初潮 12 岁，5~8d/20~31d，经量正常，周期不规则，偶有血块、无痛经。末次月经：入院前 12d。

生育史：G_0P_0。

查体：T 36.1℃，P 82 次 /min，R 18 次 /min，BP 105/80mmHg。内科查体无阳性发现。

专科查体：子宫体后位，形态规则，活动，无压痛；双侧附件未扪及异常，无压痛。

【实验室及其他影像学检查】

血常规、肝肾功、血脂、凝血功能、肿瘤标志物、宫颈脱落细胞、胸部 X 线检查及心电图等均未有阳性发现。

【超声检查】

第一次超声检查（入院当天）：

经阴道超声检查见图 3-2-1。子宫呈后位，宫体大小约为 6.0cm×3.6cm×5.2cm，宫内膜厚约 0.5cm（单层），内膜回声不均匀，内见稍强回声，大小约 0.8cm×0.6cm，边界清晰。宫腔未见分离。肌壁回声均

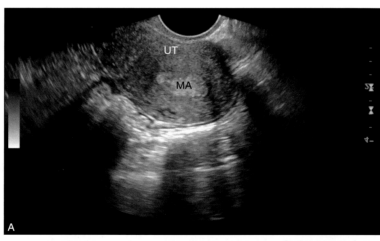

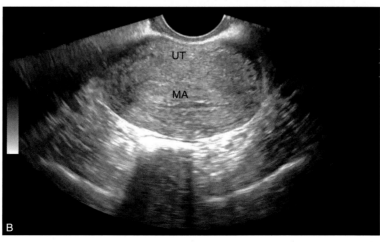

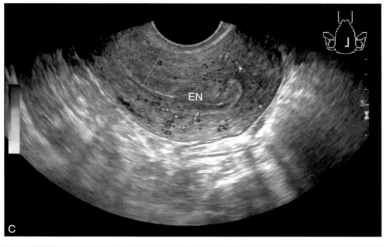

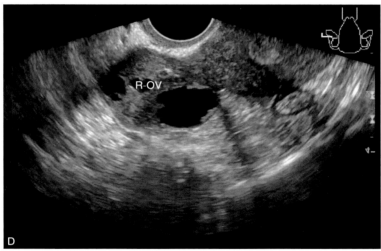

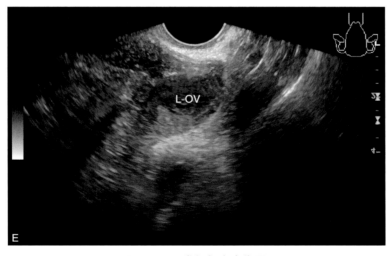

图 3-2-1　常规超声声像图

A. 后位子宫的矢状切面（经阴道），子宫内膜回声不均匀，单层厚度约 0.5cm，内见稍强回声，大小约 0.8cm×0.6cm，边界清晰；B. 后位子宫的横断面（经阴道），显示宫内稍强回声；C. 子宫内膜血流信号不丰富；D. 右卵巢；E. 左卵巢。UT: 子宫；EN: 子宫内膜；MA: 肿物；R-OV: 右卵巢；L-OV: 左卵巢。

匀。彩色多普勒血流成像（color Doppler flow imaging，CDFI）未见异常血流信号。双侧附件区未见异常回声。盆腹腔未见明显积液。超声检查结果：宫内稍强回声。

第二次超声检查（入院后 3d）：

经静脉超声造影见图 3-2-2 及 ER 3-2-1。注入造影剂后 13s，子宫肌层开始增强（图 3-2-2A 箭头所示）；注入造影剂后 16s，稍强回声开始增强，稍晚于肌层，呈结节状（图 3-2-2B 箭头所示），基底部可见细条状血管，显示结节附着的位置；注入造影剂后 18s，内膜向心性充填，稍强回声内造影剂呈结节样增强（图 3-2-2C 箭头所示）；注入造影剂后 23s，内膜造影剂分布不均匀，稍强回声内造影剂分布较均匀，强度呈等增强（图 3-2-2D 箭头所示）；注入造影剂后 70s，造影剂消退期，内膜造影剂早于肌层和稍强回声清退，稍强回声与子宫肌层同时消退（图 3-2-2E 箭头所示）。

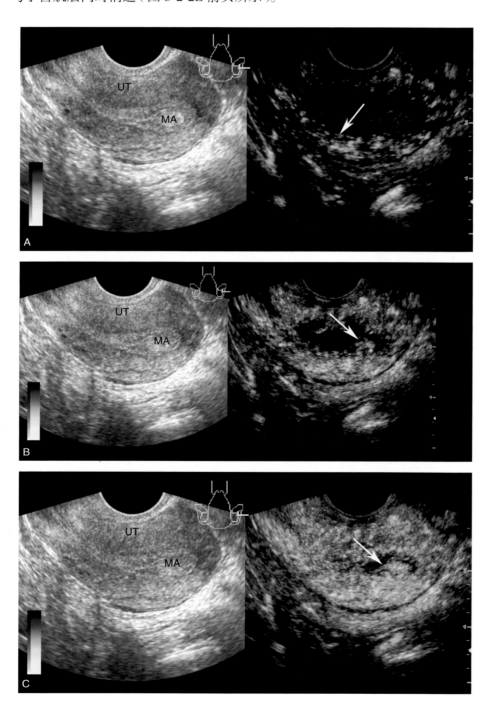

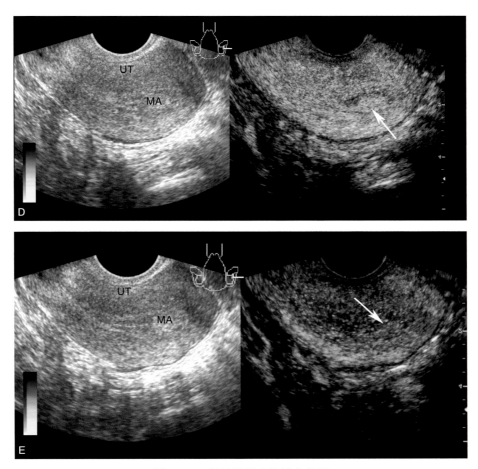

图 3-2-2　经静脉超声造影声像图

A. 注入造影剂后 13s；B. 注入造影剂后 16s；C. 注入造影剂后 18s；D. 注入造影剂后 23s；E. 注入造影剂后 70s。UT：子宫；MA：肿物。

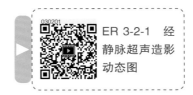

ER 3-2-1　经静脉超声造影动态图

经静脉超声造影提示：

子宫内膜实性结节，超声造影模式符合子宫内膜息肉。

【临床诊断或术后诊断】

术中所见：静脉麻醉下行宫腔镜检查，宫腔形态规则，内膜粉色，分布不均，可见息肉样突起，刮出标本送病检。

术后诊断：子宫内膜息肉。

【经静脉超声造影图像解读】

此病例为典型的子宫内膜息肉，其经静脉超声造影特点为：①息肉稍晚于肌层增强，但早于子宫内膜增强，呈结节状；②增强强度为等增强；③增强晚期息肉晚于内膜、与子宫肌层同步清退。由于息肉一部分血供来自肌层,与内膜的增强模式有所不同,一般情况下内膜息肉造影表现为"慢进同出"等增强,内膜造影剂增强为不均匀。

子宫内膜息肉超声造影大多为上述典型表现,但由于其种类、结构及生理状态多样,因此超声造影表现呈多种模式。

【疾病相关知识】

参看病例 3-1。

【特别提示】

参看病例 3-1。

（谯　朗　徐　嘉）

病例 3-3　子宫内膜息肉样腺肌瘤

【临床资料】

患者,50 岁,已婚。因"痛经 10 余年,月经紊乱半年"入院。

既往史:无特殊。

月经史:初潮 15 岁,5~7d/25~28d,经量正常,周期规律,偶有血块、痛经。末次月经:入院前 7d。

生育史:$G_5P_1^{+4}$。

查体:T 36.6℃,P 87 次/min,R 18 次/min,BP 139/84mmHg。内科查体无阳性发现。

专科查体:宫颈肥大,子宫颈腺囊肿,无触血及举摆痛;子宫前位,如孕 3 月大小,质硬,形态规则,活动,无压痛;双侧附件未扪及异常,无压痛。

【实验室及其他影像学检查】

糖类抗原(carbohydrate antigen,CA)125(入院当天):38.6U/ml(参考值:<35U/ml)。

CT 检查结果(入院后 2d):中下腹平扫+增强(图 3-3-1)提示,①宫体明显弥漫性增大,约 9.1cm×9.0cm×9.3cm,后壁增厚为甚,增强后迅速强化,肌层见多个低密度结节影,子宫外缘光滑,可疑子宫腺肌病;②宫腔内片状较高密度影及少许积气积液,性质待定,疑为血块。

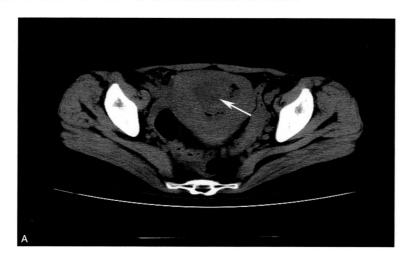

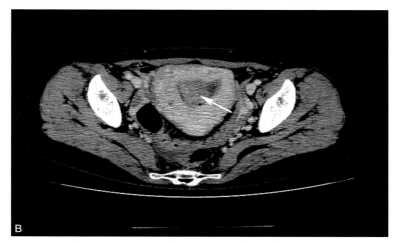

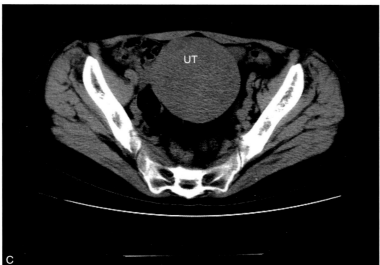

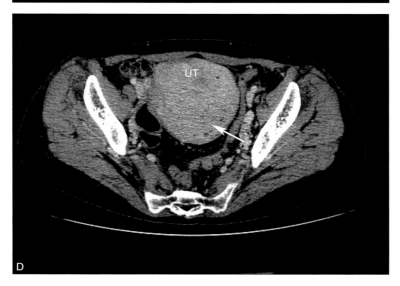

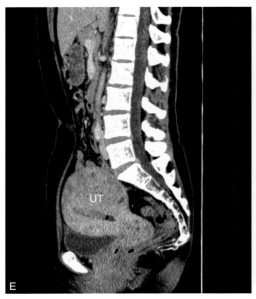
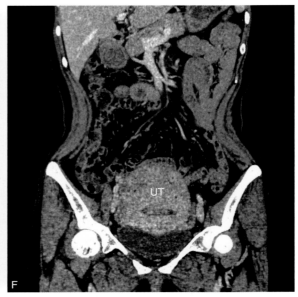

图 3-3-1   CT 中下腹部平扫 + 增强

A. CT 平扫示宫腔内片团状稍低密度影、周围少许积气（箭头所示）；B. CT 增强扫描示病灶不均匀强化（箭头所示）、边界较清，宫腔积液；C. CT 平扫示子宫体积增大，后壁轮廓欠光整，肌层密度不均；D. CT 增强（轴位）示强化的子宫肌层内多个大小不等、形态不一的低密度灶（箭头所示）；E. CT 增强（矢状位）；F. CT 增强（冠状位）。UT：子宫。

【超声检查】

第一次超声检查（入院后 1d）：

经阴道超声检查见图 3-3-2。子宫呈前位，大小约为 8.9cm×9.0cm×9.7cm，子宫内膜厚薄不均，最厚处单层厚约 0.8cm，内膜回声不均匀，其内有细小的泡状暗区，宫腔未见分离。子宫后壁显著增厚，厚约 5.9cm，回声不均匀，呈强弱不等回声，见散在的小暗区。CDFI：未见异常血流信号。双侧附件区未见异常回声。盆腹腔未见明显积液，宫旁查见管样回声迂曲，内径约 0.8cm，内探及静脉频谱。超声检查结果：子宫腺肌病，宫内膜增厚伴回声不均匀，宫旁扩张静脉（可疑盆腔淤血综合征）。

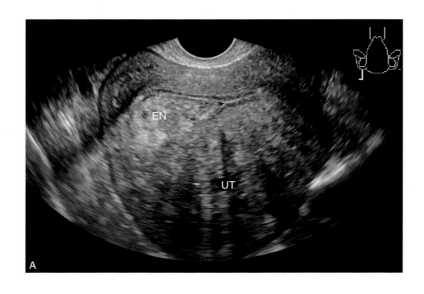

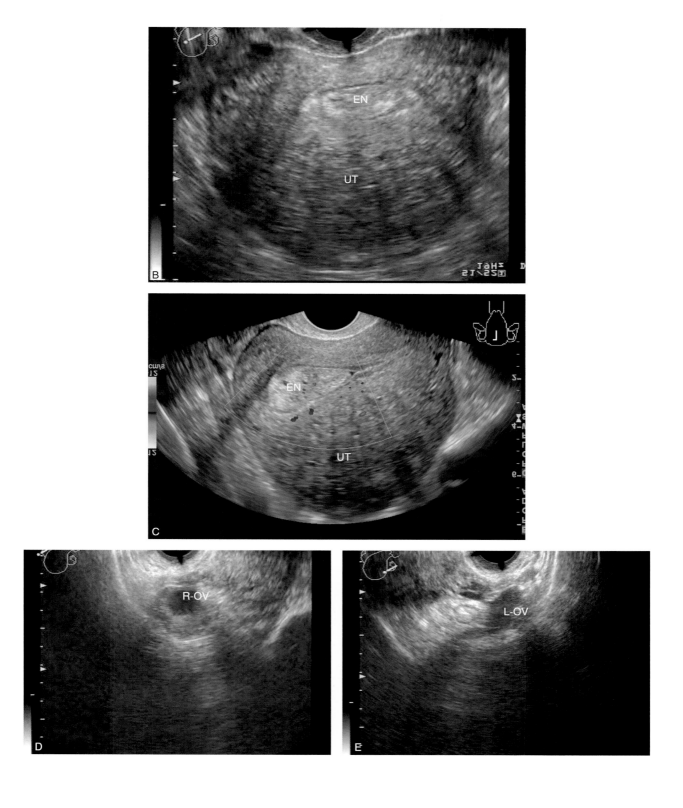

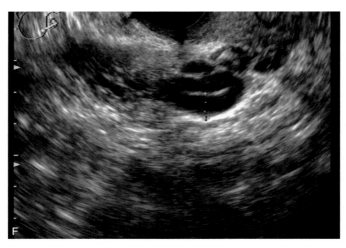

图 3-3-2　常规超声声像图

A. 前位子宫的矢状切面（经阴道），子宫增大，宫后壁增厚，回声不均匀。宫内膜单层厚度约 0.8cm，回声不均匀，呈结节状。B. 前位子宫的横切面（经阴道），后壁增厚明显，内膜呈结节状。C. 宫内膜内可见点状血流信号。D. 右卵巢。E. 左卵巢。F. 宫旁静脉曲张。UT：子宫；EN：子宫内膜；R-OV：右卵巢；L-OV：左卵巢。

第二次超声检查（入院后 1d）：

经静脉超声造影见图 3-3-3 及 ER 3-3-1。注入造影剂后 7s，内膜开始增强，与肌层基本同步，呈结节状不均匀增强（图 3-3-3A 箭头所示）；注入造影剂后 10s，内膜整体开始增强，不均匀，可见数个结节状增强（图 3-3-3B 箭头所示）；达峰时间约注入造影剂后 16s，内膜呈不均匀高增强，强度高于子宫肌层（图 3-3-3C 箭头所示）；宫内膜增强晚期（注入造影剂后 57s），大部分清退，仍可见结节状增强区域（图 3-3-3D 箭头所示）；时间强度曲线（TIC）显示宫内膜为同步增强、高增强、晚清退（黄色曲线代表内膜，绿色曲线代表子宫肌层）（图 3-3-3E）。

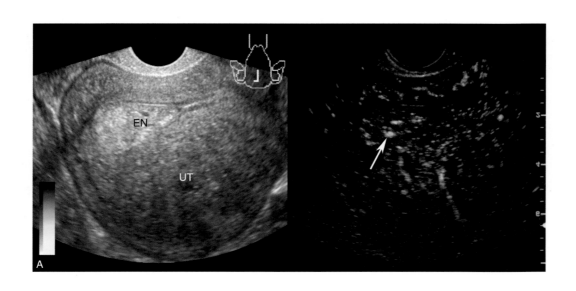

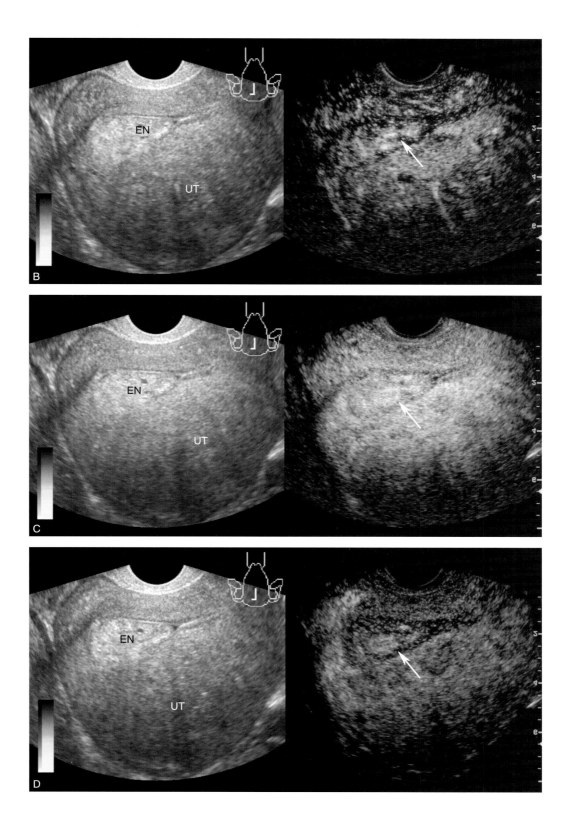

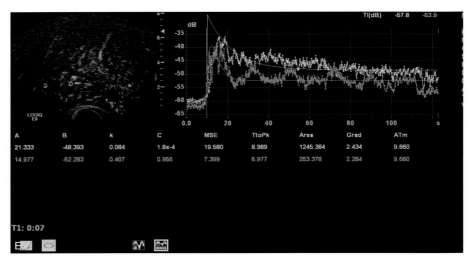

图 3-3-3　经静脉超声造影声像图

A. 注入造影剂后 7s；B. 注入造影剂后 10s；C. 注入造影剂后 16s；D. 注入造影剂后 57s；E. TIC 曲线（黄色曲线代表内膜，绿色曲线代表子宫肌层）。UT：子宫；EN：子宫内膜；A、B、k、C：拟合曲线方程式的系数；MSE：均方误差；TtoPk：达峰时间；Area：曲线下面积；Grad：梯度；ATm：到达时间；TI：时间强度。

ER 3-3-1　经静脉超声造影动态图

经静脉超声造影提示：
子宫内膜增厚伴实性结节。

【临床诊断或术后诊断】

术中所见：子宫壁肌层明显增厚，见紫色出血点，子宫体后壁见 5.0cm×5.0cm 的质硬包块，边界不清；宫腔内见少许内膜，宫底部见 5.0cm×1.5cm 的赘生物，色暗，部分见坏死，根蒂宽约 1.5cm。

术后诊断：子宫内膜息肉样腺肌瘤，子宫腺肌病。

【经静脉超声造影图像解读】

此病例为子宫内膜息肉样腺肌瘤，其增强特点如下：①增强早期与子宫肌层同步增强；②增强强度高于肌层，呈高增强；③增强晚期与肌层同步消退，相对于内膜清退较晚。由于息肉样腺肌瘤含有肌上皮成分，其血供不同于一般息肉，可出现不同于典型息肉的增强模式，表现为"同进同出"不均匀的结节状高增强，同时该病例子宫肌层病变使得参照物的增强模式改变，也可能影响到病灶增强强度及时间的对比。

【疾病相关知识】

子宫内膜息肉样腺肌瘤为子宫内膜息肉的一种少见类型，多见于育龄期妇女，异常子宫出血是其常见症状。该类型的息肉间质内含有平滑肌纤维，一般体积较大，常位于子宫下段及宫颈，也可见于宫体其他部位。根据上皮细胞的性状可分为典型及非典型息肉样腺肌瘤。治疗手段主要为宫腔镜下息肉切除术。

常规超声表现同病理类型为子宫内膜息肉的病例（参看病例 3-1）。

【特别提示】

子宫内膜息肉样腺肌瘤亦主要与子宫黏膜下肌瘤及子宫内膜癌相鉴别,其鉴别要点如前所述(参看病例 3-1)。子宫内膜息肉样腺肌瘤由于其组织成分的不同,超声造影时可出现不同于典型内膜息肉的增强表现,需全面仔细分析并结合临床资料综合诊断。

（谯 朗　徐 嘉）

病例 3-4　子宫内膜单纯性增生

【临床资料】

患者,46 岁,已婚。因"停经 3 个月余,腰腹胀痛 1 个月,加重半月"入院。

既往史:有 15 余年的"慢性盆腔炎";1 年前体检发现"轻度胃炎"。

月经史:初潮 14 岁,6~7d/27~28d,经量正常,周期规律,有痛经史,伴怕冷、下腹及肛门坠胀不适。末次月经:3 个月余前。

生育史:$G_3P_1^{+2}$。

查体:T 36.0℃,P 85 次/min,R 20 次/min,BP 132/83mmHg。内科查体无阳性发现。

专科查体:外阴已婚式;阴道畅通,无充血,见少许白色分泌物;宫颈光滑,肥大,色红,见多个大小不等子宫颈腺囊肿,有举摆痛;宫体前位,2 月余孕大小,质中软,活动,有压痛,双附件区无明显压痛,未扪及包块。

【实验室及其他影像学检查】

人绒毛膜促性腺激素(human chorionic gonadotropin,hCG)阴性,血常规、肝肾功、血脂、凝血功能、肿瘤标志物、宫颈脱落细胞、白带常规、胸部 X 线检查及心电图等均未有阳性发现。

【超声检查】

第一次超声检查(入院前 3d):

经阴道超声检查见图 3-4-1。子宫呈前位,宫体大小约为 6.5cm×4.5cm×5.4cm,内膜厚约 0.7cm(单层),宫腔未见分离。宫壁回声均匀。宫颈查见多个囊性结节,较大者约 0.9cm×0.8cm,内透声可。CDFI:未见异常血流信号。右侧卵巢大小正常,右侧附件区未见异常回声。左卵巢内查见大小约为 2.5cm×2.3cm 的囊性结节,内透声可。盆腹腔未见明显积液。超声检查结果:宫内膜增厚,左卵巢囊肿(疑生理性)。

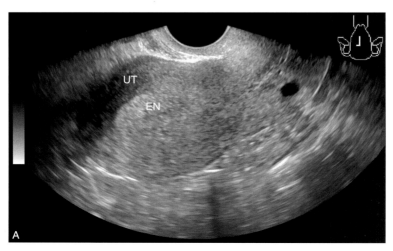

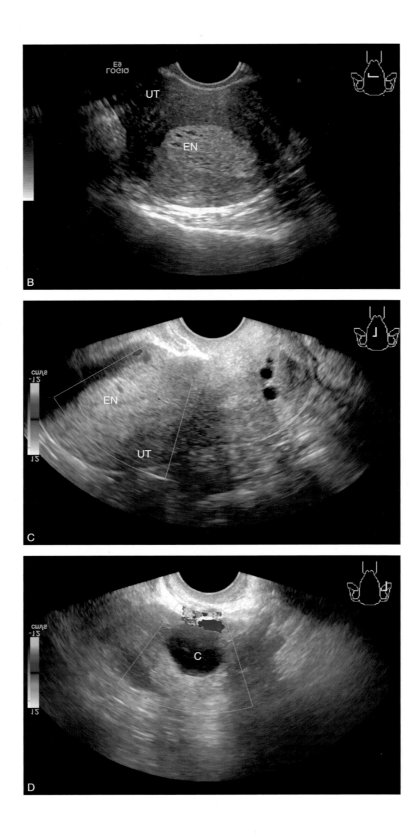

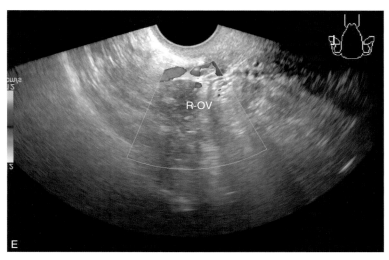

图 3-4-1　常规超声声像图

A. 前位子宫的矢状切面（经阴道），子宫内膜单层厚约 0.7cm；B. 前位子宫的横断面（经阴道），子宫内膜回声不均匀，可见多个小暗区；C. 宫内膜血流信号不丰富；D. 左卵巢囊性结节，透声可；E. 右卵巢。UT：子宫；EN：子宫内膜；R-OV：右卵巢；C：囊肿。

第二次超声检查（入院后 3d）：

经静脉超声造影见图 3-4-2 及 ER 3-4-1。注入造影剂后 15s，子宫肌层开始增强（图 3-4-2A 箭头所示），由周边向中心充填；子宫内膜始增时间约注入造影剂后 21s，呈不均匀增强，向心性充填（图 3-4-2B 箭头所示）；达峰时间约注入造影剂后 36s，峰值强度低于子宫肌层，呈均匀性地低增强（图 3-4-2C 箭头所示）；注入造影剂后 56s，子宫内膜早于子宫肌层消退（图 3-4-2D 箭头所示）；TIC 曲线显示宫内膜为晚增强、低增强、早清退（黄色曲线代表内膜，绿色曲线代表子宫肌层）（图 3-4-2E）。

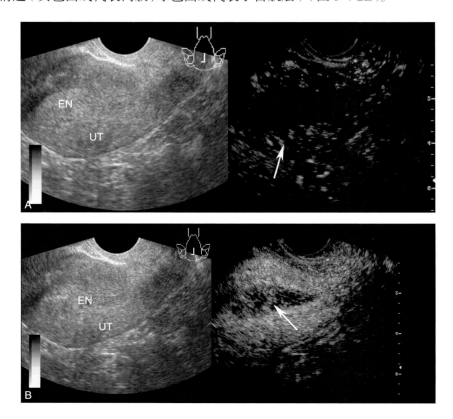

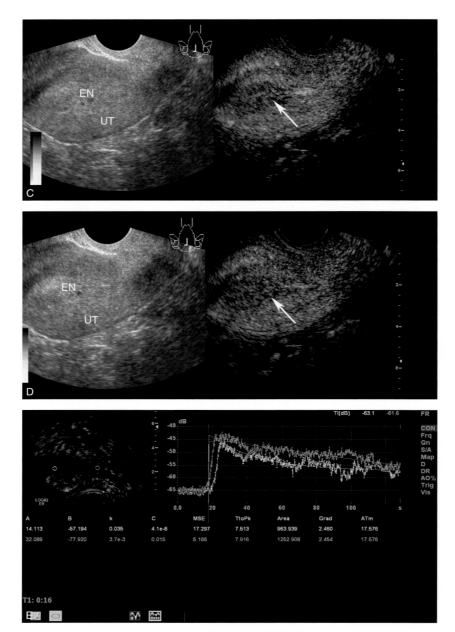

图 3-4-2　经静脉超声造影声像图

A. 注入造影剂后 15s；B. 注入造影剂后 21s；C. 注入造影剂后 36s；D. 注入造影
剂后 56s；E. TIC 曲线（黄色曲线代表内膜，绿色曲线代表子宫肌层）。UT：子宫；
EN：子宫内膜；A、B、k、C：拟合曲线方程式的系数；MSE：均方误差；TtoPk：达峰
时间；Area：曲线下面积；Grad：梯度；ATm：到达时间；TI：时间强度。

ER 3-4-1　经
静脉超声造影
动态图

经静脉超声造影提示：

子宫内膜增厚。

【临床诊断或术后诊断】

术中所见：静脉麻醉下行宫腔镜检查，见宫腔形态规则，内膜粉色，分布不均，部分可见充血点，宫腔内未见明显息肉样突起，刮出标本送病检。

术后诊断：子宫内膜增生（单纯性）。

【经静脉超声造影图像解读】

此病例为典型的子宫内膜单纯性增生，其造影特点为：①该病一般不伴有血管结构的肿瘤样改变，其增强特点与正常子宫内膜相似；②宫内膜增强早期晚于肌层增强，先于肌层清退；③增强强度低于肌层，呈较均匀分布的低增强。内膜单纯性增生的造影增强模式与正常内膜相似，呈"慢进快出"的均匀低增强。

【疾病相关知识】

子宫内膜增生又称为子宫内膜增殖症、子宫内膜增生过长。1994年Scully等修正WHO的分类，提出了子宫内膜增生的分类，根据腺体与间质的比例分为单纯性增生及复杂性增生，根据上皮细胞的形态分为典型增生与非典型增生。子宫内膜单纯性增生是指腺体与间质的比例大于1而小于3，其癌变率很低，为0~7%；但子宫内膜非典型增生的癌变率可达8%~45%。在临床上以月经周期紊乱为特点，称为功能性子宫出血。

子宫内膜增生的超声表现：子宫内膜增厚，一般≤3cm（双层内膜），回声增强，分布的团块状回声间有斑状低回声或无回声，此征象为囊性增生的特异性表现。增厚的内膜与子宫壁肌层界限清晰，肌层多显示变薄。当子宫内膜增生恶变时，增厚的内膜与正常子宫壁界限不清，回声可减低。

【特别提示】

子宫内膜增生超声通常表现为内膜增厚，主要需要与早期子宫内膜癌及子宫内膜息肉相鉴别。子宫内膜单纯性增生为良性病变，增厚的内膜与肌壁分界清晰，通常不伴有异常血流改变，彩色多普勒超声检查显示血流稀少，超声造影可作为鉴别手段。

育龄期妇女宫内膜息肉可在卵泡期显示结节，超声造影时息肉呈结节状增强，息肉形状可清晰勾勒，为鉴别要点。此外，宫腔声学造影具有较高鉴别诊断价值。

子宫内膜良性增生鲜有早期快速整体增强，这是与子宫内膜癌相鉴别的重要特点。子宫内膜增生的增强强度一般情况下低于子宫内膜癌，与肌层相比多为等增强及低增强。

（谯　朗　徐　嘉）

病例 3-5　子宫内膜复杂性增生

【临床资料】

患者，49岁，已婚。"月经紊乱1年多，月经淋漓不尽11天余"入院。

既往史：无特殊。

月经史：初潮 15 岁，6~7d/28~30d，经量正常，周期规律，无痛经史。末次月经：10d 前。

生育史：$G_3P_1^{+2}$。

查体：T 36.2℃，P 88 次 /min，R 20 次 /min，BP 115/80mmHg。内科查体无阳性发现。

专科查体：阴道畅通，无充血，见少许白色分泌物；宫颈肥大，色红，见多个大小不等子宫颈腺囊肿，无触血；宫体后位，质中软，活动，有压痛，双附件区无明显压痛，未扪及包块。

【实验室及其他影像学检查】

血常规、肝肾功、血脂、凝血功能、肿瘤标志物、宫颈脱落细胞、白带常规、胸部 X 线检查及心电图等均未有阳性发现。

【超声检查】

第一次超声检查（入院后 1d）：

经阴道超声检查见图 3-5-1。子宫后位，宫体大小约 5.8cm×5.0cm×5.1cm，宫内膜厚约 0.75cm（单层），内膜回声不均匀。宫腔未见分离。宫壁回声均匀。内膜内见多个囊性结节，较大者大小约 0.5cm，内透声可。CDFI：未见异常血流信号。双侧附件区未见异常回声。盆腹腔未见明显积液。超声检查结果：宫内膜增厚伴回声不均匀。

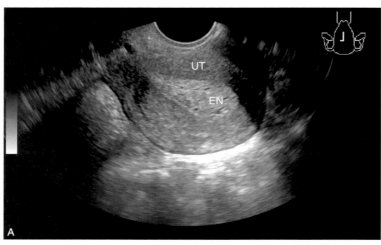

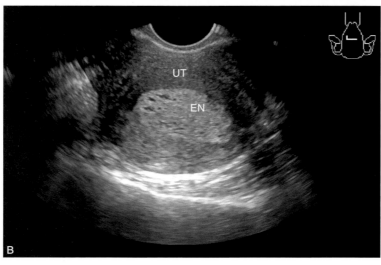

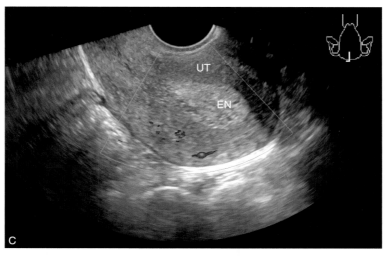

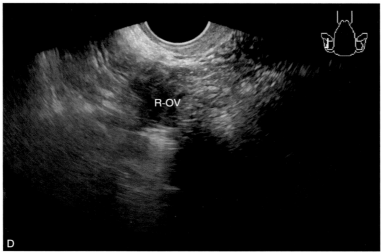

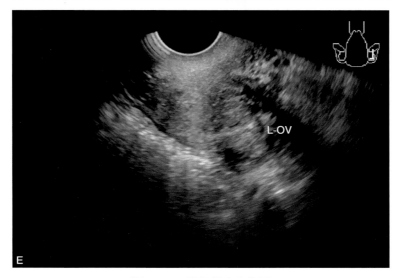

图 3-5-1　常规超声声像图

A. 后位子宫的矢状切面（经阴道），子宫内膜增厚，单层厚约 0.75cm，内见多个小暗区；B. 后位子宫的横断面（经阴道）；C. 后位子宫的矢状切面（经阴道），彩色多普勒能量图超声检查显示子宫未探及明显血流信号；D. 右卵巢；E. 左卵巢。UT：子宫；EN：子宫内膜；R-OV：右卵巢；L-OV：左卵巢。

第二次超声检查（入院后 1d）:

经静脉超声造影见图 3-5-2 及 ER 3-5-1。注入造影剂后 14s，子宫肌层开始增强（图 3-5-2A 箭头所示）；子宫内膜始增时间约注入造影剂后 21s，从周边开始增强（图 3-5-2B 箭头所示），晚于子宫肌层，向心性充填；注入造影剂后 40s，内膜造影剂达峰，造影剂分布较均匀，呈等增强（图 3-5-2C 箭头所示）；注入造影剂后 73s，宫内膜晚于肌壁清退（图 3-5-2D 箭头所示）；TIC 曲线显示内膜呈晚增强、等增强、晚清退（黄色曲线代表内膜，绿色曲线代表子宫肌层）（图 3-5-2E）。

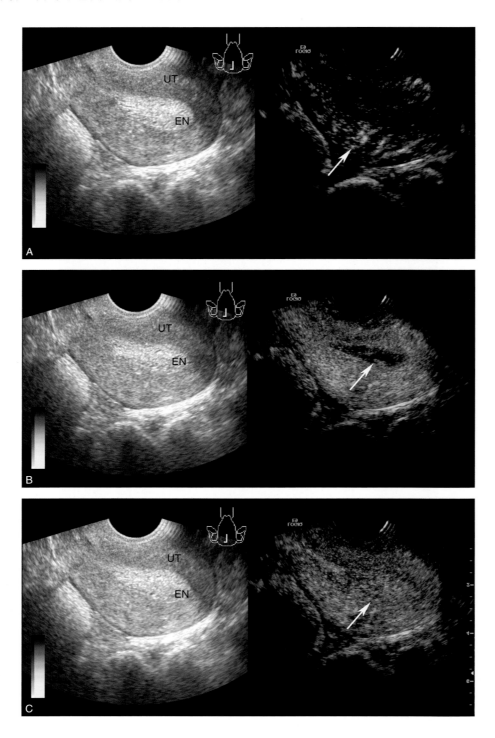

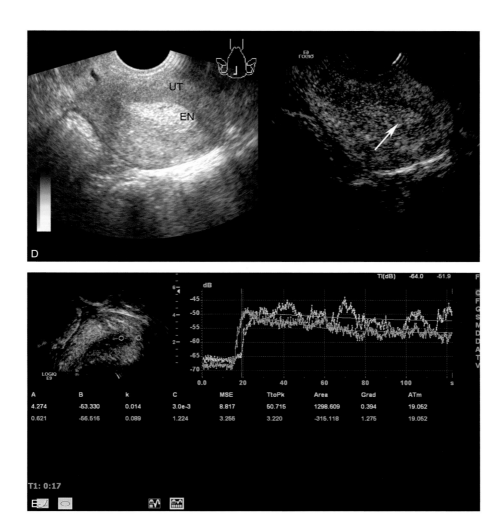

图 3-5-2　经静脉超声造影声像图

A. 注入造影剂后 14s；B. 注入造影剂后 21s；C. 注入造影剂后 40s；D. 注入造影剂后 73s；E. TIC 曲线。UT：子宫；EN：子宫内膜；A、B、k、C：拟合曲线方程式的系数；MSE：均方误差；TtoPk：达峰时间；Area：曲线下面积；Grad：梯度；ATm：到达时间；TI：时间强度。

ER 3-5-1　经静脉超声造影动态图

经静脉超声造影提示：

子宫内膜增厚，超声造影考虑子宫内膜增生。

【临床诊断或术后诊断】

诊刮术后病检示：子宫内膜复杂性增生。

术后诊断：子宫内膜复杂性增生。

【经静脉超声造影图像解读】

此病例为子宫内膜复杂性增生,其经静脉超声造影有如下特点:①增强早期,增生的子宫内膜与正常内膜增强模式类似,即晚于肌层增强。因复杂性增生无肿瘤血管,故时相无变化。②增强晚期,与正常内膜增强模式不同,晚于肌层清退。③复杂性增生可伴有小血管的增生,呈等增强,并使造影剂增强晚期清退时间延长。综上,内膜增生造影表现为"慢进慢出"均匀等增强。

【疾病相关知识】

子宫内膜复杂性增生是指腺体与间质的比例大于 3,其临床表现与单纯性增生无明显区别,以月经周期紊乱为特点,称为功能性子宫出血。复杂性增生不伴有上皮细胞形态改变,恶变率较低(0~7%);当伴有非典型增生时,恶变率显著增高(可达 8%~45%)。

超声表现:常规超声表现与单纯性增生类似,主要表现为子宫内膜增厚,与宫壁肌层界限清晰,肌层多显示变薄。彩色多普勒超声检查多显示血流信号稀少。

【特别提示】

子宫内膜复杂性增生通常需要与子宫内膜癌及子宫内膜息肉相鉴别,鉴别要点如前所述(与子宫内膜息肉鉴别参看病例 3-1)。复杂性增生可表现为正常内膜增强模式,也可有部分不同于正常内膜的增强表现,当复杂性增生伴有小血管增生及排列紊乱而出现不同的增强模式时,如等增强、晚消退等;需注意与子宫内膜癌相鉴别,增强早期的快速整体高增强是子宫内膜癌的特征表现,也是鉴别要点。鉴别困难时需结合临床综合考虑。

（谯　朗　徐　嘉）

病例 3-6　子宫内膜炎

【临床资料】

患者,85 岁,已婚。因"绝经 40 年,阴道流液伴下腹胀 1 个月,流血 1d"入院。

既往史:甲状腺结节、心房纤颤。

月经史:初潮 13 岁,5~6d/26~28d,经量正常,周期规律,无痛经史。末次月经:40 年前。

生育史:G_5P_5。

查体:T 36.0℃,P 104 次/min,R 20 次/min,BP 120/80mmHg。内科查体无阳性发现。

专科查体:妇检外阴老年型,阴道口充血;阴道畅通,壁充血,见较多脓血性分泌物;宫颈穹隆消失,萎缩变小、光滑,未见明显宫颈口;宫体后位,萎缩变小,活动,质中,压痛;双附件区未扪及明显异常。

【实验室及其他影像学检查】

白带常规:清洁度Ⅳ度。促甲状腺激素(TSH):6.64mIU/L(参考值:0.49~4.91mIU/ml)。癌抗原 12-5(CA12-5):83.4U/ml(参考值:<35U/ml)。乙肝标志物:HBsAg(+),HBeAb(+),HBcAb(+)。血常规、肝肾功、血脂、凝血功能、肿瘤标志物、宫颈脱落细胞、胸部 X 线检查及心电图等均未有阳性发现。

【超声检查】

第一次超声检查（入院前 2d）：

经阴道超声检查见图 3-6-1 及 ER 3-6-1、ER 3-6-2。子宫后位，宫体大小约 4.0cm×3.2cm×4.2cm，内膜厚约 0.1cm（单层），宫腔分离的范围约 1.4cm×0.6cm，内可见多个低回声结节，呈团状及絮状。宫壁回声均匀，未探及明显异常血流。双侧附件区未见异常回声。盆腹腔未见明显积液。超声检查结果：宫腔积液伴低回声结节。

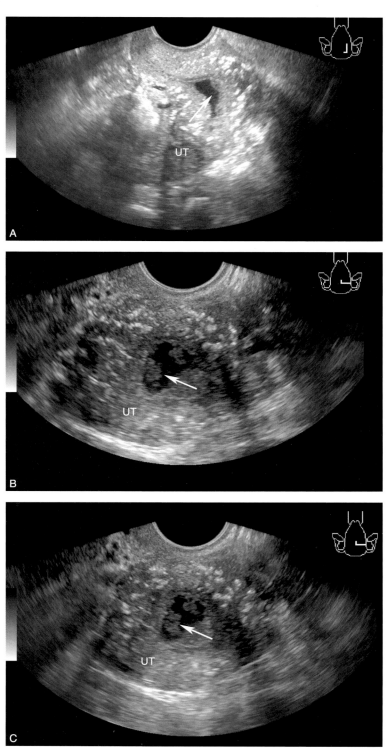

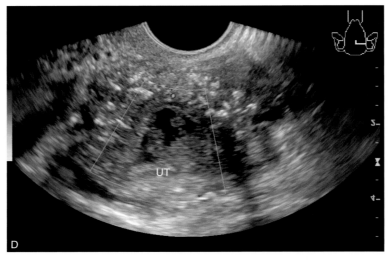

图 3-6-1   常规超声声像图

A. 后位子宫的矢状切面（经阴道），宫腔积液（箭头所示），透声欠佳，子宫壁多发钙化灶；B. 后位子宫的横断面（经阴道），宫腔内可见多个低回声结节（箭头所示），呈团状及絮状，散在分布；C. 子宫横切面（经阴道）宫腔内低回声结节（箭头所示），宫壁多发钙化灶；D. 彩色多普勒能量图，宫腔内低回声结节内未见明显血流信号。UT: 子宫。

ER 3-6-1   二维常规超声动态图

ER 3-6-2   彩色多普勒血流动态图

第二次超声检查（入院前 2d）：

经静脉超声造影见图 3-6-2 及 ER 3-6-3。注入造影剂后 26s，子宫肌层开始增强（图 3-6-2A 箭头所示），由外周向中心充填；B. 注入造影剂后 30s，实性结节内呈无增强（图 3-6-2B 箭头所示）；注入造影剂后 50s，肌层达峰，宫腔内缘可见少许结节状稍低增强，大部分呈无增强（图 3-6-2C 箭头所示）；注入造影剂后 83s，宫腔内大部分仍呈无增强（图 3-6-2D 箭头所示）。

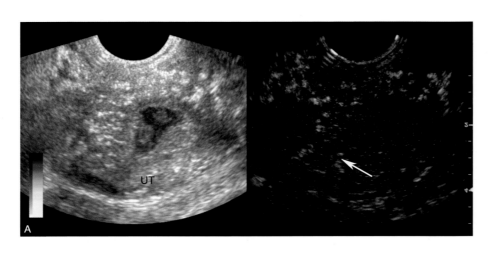

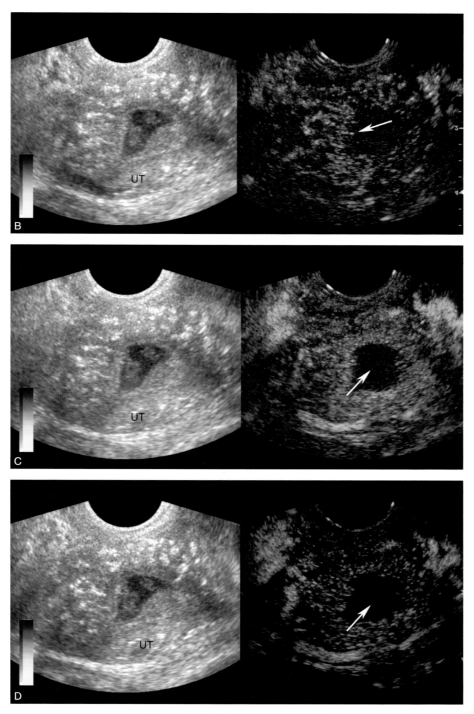

图 3-6-2 经静脉超声造影声像图

A. 注入造影剂后 26s；B. 注入造影剂后 30s；C. 注入造影剂后 50s；D. 注入造影剂后 83s。UT：子宫。

ER 3-6-3 经静脉超声造影动态图

经静脉超声造影提示：

子宫腔积脓；子宫内膜钙化。

【临床诊断或术后诊断】

诊刮术中所见：4 号扩宫棒较轻松探入宫腔，见少量黏稠黄色脓性分泌物流出，6 号刮匙搔刮宫腔，部分有粗糙感，刮出脓苔及少许内膜样组织送病检。

术后诊断：慢性子宫内膜炎，部分呈息肉样变伴出血坏死。

【经静脉超声造影图像解读】

此病例为宫内感染病例，其造影特点为：①常规超声所示宫腔内实性回声大部分始终为无增强，说明其不具有血管活性，为炎性坏死组织；②达峰时部分宫腔内缘可见少许结节状低增强，且早于肌层清退，考虑为少血供的组织，该造影表现多为内膜少许息肉样增生所致。综上，宫腔内病变的造影表现没有异常高代谢的区域，仅为结节状低增强伴无增强，符合宫腔良性病变表现。

【疾病相关知识】

子宫内膜炎是各种原因引起的子宫内膜结构发生炎性改变，细菌可沿阴道、宫颈上行或沿输卵管下行以及经淋巴系统到达子宫内膜。育龄期妇女宫腔有良好的引流条件及周期性内膜剥脱，使炎症极少有机会长期停留于子宫内膜，但如急性期炎症治疗不彻底，或经常存在感染源，则炎症可反复发作，严重者可影响子宫肌层，成为子宫肌炎。绝经期妇女因为引流不畅易形成宫腔积脓。子宫内膜炎可分为急性子宫内膜炎和慢性子宫内膜炎。慢性子宫内膜炎常与慢性宫颈炎、慢性输卵管炎同时存在，是导致流产的最常见原因。

子宫内膜炎性病变超声无特殊表现，需结合临床作出诊断，子宫内膜增厚或不增厚，回声可均匀，炎症明显时可伴不同程度的宫腔积液或积脓，如伴宫颈粘连，可见斑点状强回声或宫颈管积液等。

【特别提示】

宫腔积脓多见于老年人，常在宫内可见外形不规则的实性回声，应与子宫内膜癌及息肉等子宫内膜病变相鉴别，超声造影呈无增强表示其不具有血管活性，可作为重要鉴别依据。炎症充血期可出现不规则高增强，需要动态观察及结合临床。

由于子宫内膜炎在不同时期具有不同的声像图特征，缺乏动态观察及全面分析有可能导致误诊。当多种病变同时存在，比如肿瘤伴感染，造影时要注意多切面全面扫查，仔细观察其增强特点及与子宫肌层的关系，以防止漏诊、误诊。

（谯 朗 徐 嘉）

病例 3-7 子宫黏膜下肌瘤

【临床资料】

患者，39 岁，已婚。因"经期延长 3 年，发现子宫肌瘤 1 年"入院。

既往史：无特殊。

月经史：初潮 12 岁，5d/30~37d，量减少，无痛经。末次月经：入院前 18d。

生育史：G_2P_2。

查体：T 36.2℃，P 85 次 /min，R 20 次 /min，BP 115/80mmHg。内科查体无阳性发现。

专科查体：阴道通畅，无畸形，黏膜色泽正常，分泌物多，白色稀糊样，无异味。宫颈：肥大，光滑，无触血，宫颈管内无出血。宫体：前位，饱满，质软，表面光滑，无压痛。左附件未扪及异常。右附件未扪及异常。

【实验室及其他影像学检查】

hCG 阴性。其余检查无阳性发现。

【超声检查】

第一次超声检查（入院前 2 个月）：

子宫前位，宫体大小 4.1cm×5.2cm×4.8cm，内膜厚 0.1cm（单层），宫内节育器（intrauterine contraceptive device，IUD）位于宫腔中下段，宫内查见 3.7cm×1.6cm×3.8cm 不均质稍强回声团，内见最大径 1.5cm 无回声区，团块突向左侧肌壁间，与肌壁分界欠清，团块周边及其内探及稍丰富血流信号。双附件区未见确切占位。超声检查结果：宫腔内占位，宫内节育器位置下移。

第二次超声检查（入院前 5d）：

经阴道超声检查见图 3-7-1 及 ER 3-7-1、ER 3-7-2、ER 3-7-3。子宫前位，宫体大小 4.9cm×5.2cm×5.3cm，内膜厚 0.4cm（单层），宫内节育器位于宫腔中下段，宫腔内查见 4.6cm×2.7cm×3.1cm 不均质稍强

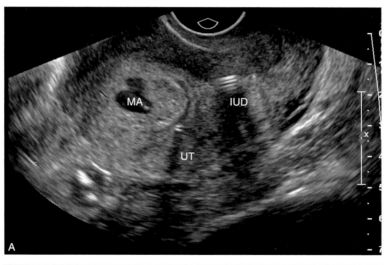

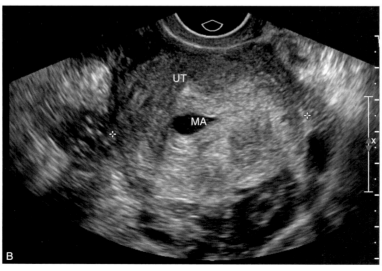

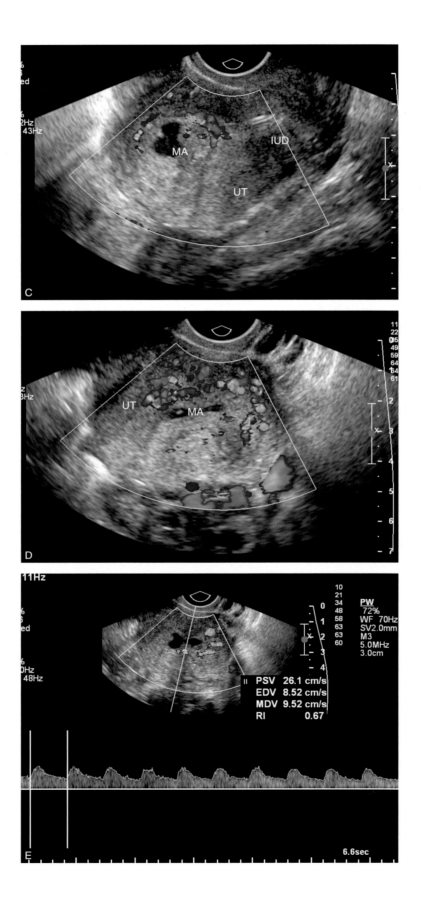

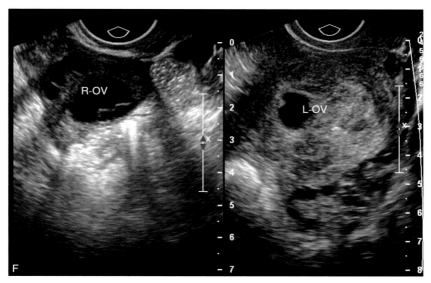

图 3-7-1 常规超声声像图

A. 前位子宫的矢状切面显示宫腔内团块及宫内节育器位置（经阴道）；B. 子宫横切面（经阴道）；C. 子宫矢状切面显示宫腔内团块的彩色多普勒血流情况（经阴道）；D. 子宫横切面显示宫腔内团块的彩色多普勒血流情况；E. 宫腔内团块的血流频谱，RI=0.67；F. 双卵巢显示。UT：子宫；IUD：宫内节育器；MA：肿物；R-OV：右卵巢；L-OV：左卵巢；PSV：峰值血流速度；EDV：舒张末期血流速度；MDV：最小舒张期血流速度；RI：阻力指数。

 ER 3-7-1 二维常规超声动态图（长轴）

 ER 3-7-2 二维常规超声动态图（短轴）

 ER 3-7-3 彩色多普勒血流动态图

回声团，内见大小 2.0cm×1.0cm×1.1cm 不规则无回声区，团块与左侧肌壁分界欠清，团块周边及其内探及稍丰富血流信号。双附件区未见确切占位。超声检查结果：宫腔内占位，宫内节育器位置下移。

第三次超声检查（入院当天）：

经静脉超声造影见图 3-7-2 及 ER 3-7-4。注入造影剂后 12s，团块内出现造影剂（图 3-7-2A 箭头所示），稍晚于子宫肌层；注入造影剂后 15s，可见造影剂自子宫左侧壁及前壁进入团块（图 3-7-2B 箭头所示）；注入造影剂后 24s，造影剂分布不均匀，团块呈等增强（图 3-7-2C 箭头所示）；注入造影剂后 42s，造影剂消退中，团块内造影剂分布不均匀（图 3-7-2D 箭头所示），内可见最大径 1.1cm 的造影剂缺失区域，宫腔内团块与宫壁界限较清，左侧肌壁及前肌壁最薄处厚约 0.4cm。

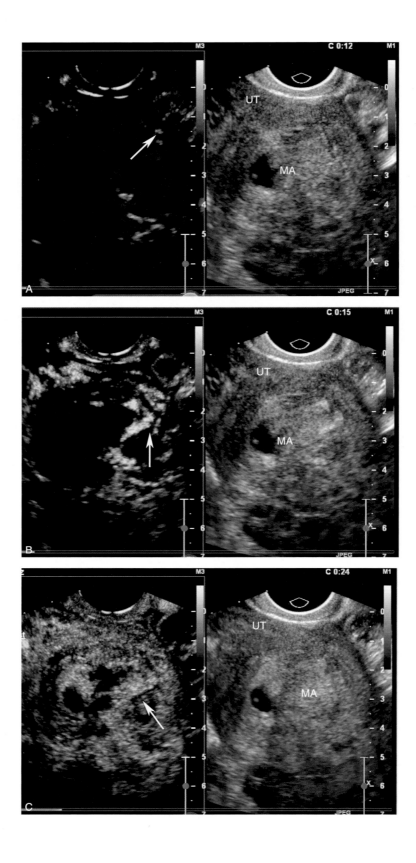

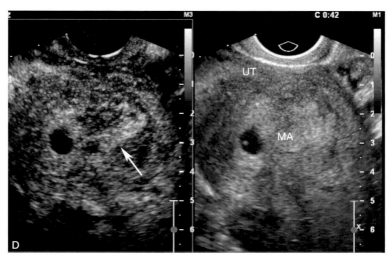

图 3-7-2　经静脉超声造影声像图

A. 注入造影剂后 12s；B. 注入造影剂后 15s；C. 注入造影剂后 24s；D. 注入造影剂后 42s。UT：子宫；MA：肿物。

ER 3-7-4　经静脉超声造影动态图

经静脉超声造影提示：

宫腔内占位（疑黏膜下肌瘤伴变性），宫内节育器位置基本正常。

【临床诊断或术后诊断】

术中所见：患者于入院后 2d 在全身麻醉下行"宫腔镜下子宫肌瘤切除术，宫腔镜下取环术"。术中见子宫左前侧壁一大小约 3cm×3cm×3cm 带蒂肌瘤突向宫腔内；宫腔内可见完整宫内节育器一枚。

术中冰冻切片分析：（子宫）黏膜下平滑肌瘤。手术顺利，麻醉满意，术中患者生命体征平稳。

术后病理：（子宫）黏膜下平滑肌瘤。

术后诊断：子宫黏膜下肌瘤，宫内节育器（已取出）。

【经静脉超声造影图像解读】

此为子宫黏膜下肌瘤的病例，有如下特点：①子宫腔内稍强回声稍晚于子宫肌层出现增强，呈"慢进"；②宫腔内稍强回声呈等增强，其内造影剂分布不均匀，内可见最大径约 1.1cm 的造影剂缺失区域，此为肌瘤内囊性变的区域；③造影剂自子宫左侧壁及前壁进入团块，通过此表现可以判断黏膜下肌瘤的基底部或根蒂的位置；④左侧肌壁及前肌壁最薄处厚约 0.4cm，造影下可清楚勾勒各组织的界限，从而较为准确地测量肌壁最薄处厚度。

【疾病相关知识】

子宫黏膜下肌瘤是指肌瘤向宫腔内突入，可以分为部分突入或完全突入；前者基底部较宽；后者可见由一蒂相连，有时甚至可通过子宫内口脱入宫颈管或阴道内。子宫黏膜下肌瘤表面覆盖一层子宫内膜。

子宫黏膜下肌瘤的超声特点：①宫内实性团块，团块实质具有漩涡状排列的结构；②团块与子宫肌层间有衰减的裂隙为诊断要点;③周边可探及环状血流;④肌瘤发生囊性变、脂肪样变性以及钙化等退行性变时,常规超声可表现为肌瘤团块的回声杂乱;⑤在肌瘤钙化时,瘤周边及内部均血流减少,甚至无血流信号。

【特别提示】

子宫黏膜下肌瘤应注意与内膜息肉、宫内残留等鉴别。鉴别要点:瘤体本身的回声特点,肌瘤以稍弱回声为主,内膜息肉以稍强回声为主,而残留则回声多样且不均匀;瘤体的边界,子宫黏膜下肌瘤边界较清,息肉边界或清或不清,而残留的边界多不清楚;血清 hCG 水平及超声造影有助于疾病的鉴别。

(田 雨)

病例 3-8 子宫黏膜下肌瘤伴变性(一)

【临床资料】

患者,51 岁,已婚。因"月经量多 2 年"入院。

既往史:无特殊。

月经史:初潮 17 岁,4~5d/25~28d,月经规律,量中,色暗红,无血块、无痛经。末次月经:入院前 6d。

生育史:G_7P_7。

查体:T 36.5℃,P 75 次 /min,R 19 次 /min,BP 137/82mmHg。内科查体无阳性发现。

专科查体:外阴已婚式,阴道通畅,见少量白色分泌物;宫颈轻度糜烂,无触血及举摆痛;子宫体前位,2 月余孕大小,形态不规则,活动,轻压痛;双侧附件区未扪及异常。

【实验室及其他影像学检查】

血常规、肝肾功、血脂、凝血功能、肿瘤标志物、宫颈脱落细胞、胸部 X 线检查及心电图等均未有阳性发现。

【超声检查】

第一次超声检查(入院前 3d):

经阴道超声检查见图 3-8-1。子宫呈前位,大小约 8.7cm×7.2cm×7.8cm,子宫内膜显示不清楚,宫内见大小约 5.8cm×5.3cm 的杂乱回声团,内可见不规则稍强回声及少许液性暗区,团块周边可见线状

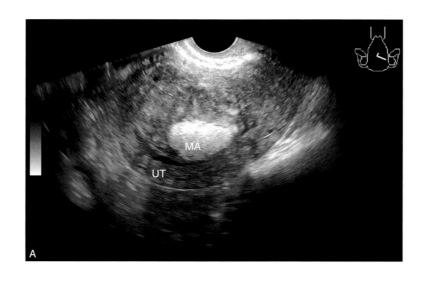

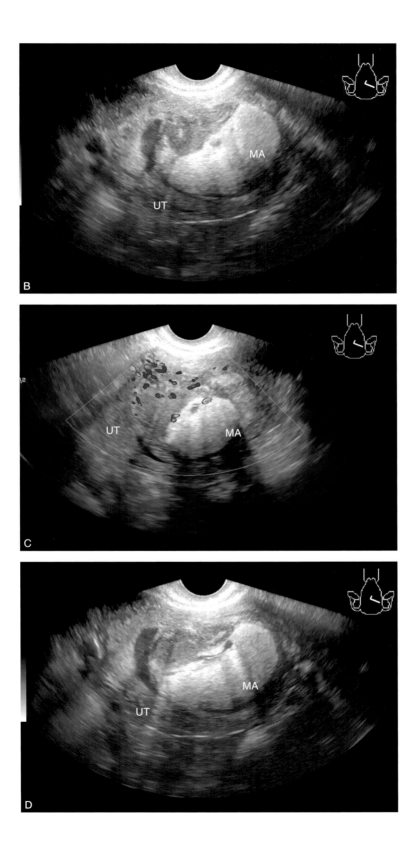

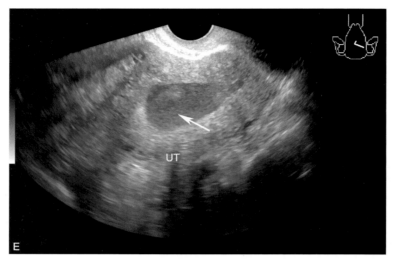

图 3-8-1 常规超声声像图

A. 前位子宫的矢状切面(经阴道),宫内杂乱回声团;B. 前位子宫的横切面(经阴道);C. 杂乱回声团内可见星点状血流信号;D. 团块周围可见条状暗区,为宫腔积液;E. 宫腔积液(箭头所示)。UT:子宫;MA:肿物。

无回声。彩色多普勒超声检查显示团块内多个星点状血流信号,稍强回声区内血流信号不丰富。宫壁回声均匀。双侧附件区未见异常回声。盆腹腔未见明显积液。超声检查结果:宫腔内占位,宫腔少量积液。

第二次超声检查(入院前 3d):

经静脉超声造影见图 3-8-2 及 ER 3-8-1。注入造影剂后 9s,宫腔内杂乱回声团开始增强(图 3-8-2A 箭头所示),与肌层同步;注入造影剂后 15s,宫内团块周边可见环状增强(图 3-8-2B 箭头所示),整体呈不均匀高增强;注入造影剂后 23s,造影剂达峰值,增强强度高于肌层,呈高增强,造影剂分布不均匀,团块内尚可见少许无增强区(图 3-8-2C 箭头所示);注入造影剂后 67s,增强晚期,宫内团块周边隐约可见环状增强(图 3-8-2D 箭头所示);注入造影剂后 117s,团块与肌层同步消退(图 3-8-2E 箭头所示)。

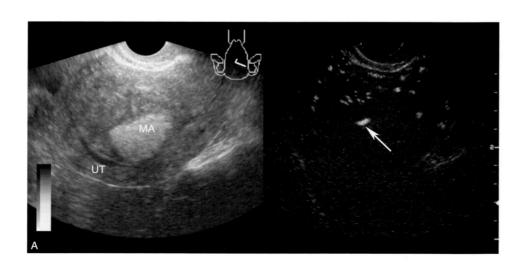

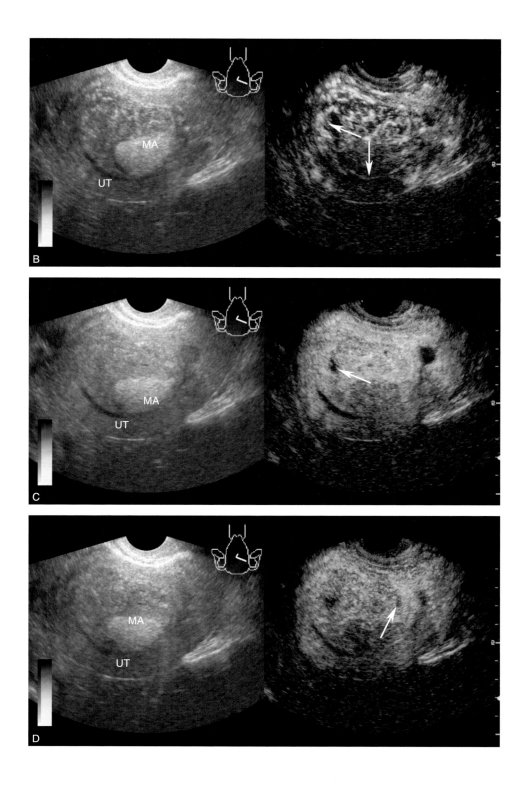

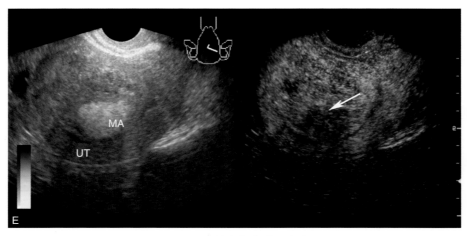

图 3-8-2　经静脉超声造影声像图

A. 注入造影剂后 9s；B. 注入造影剂后 15s；C. 注入造影剂后 23s；D. 注入造影剂后 67s；E. 注入造影剂后 117s。UT：子宫；MA：肿物。

ER 3-8-1　经静脉超声造影动态图

经静脉超声造影提示：

宫内混合团块，超声造影考虑子宫黏膜下肌瘤，宫腔积液。

【临床诊断或术后诊断】

术中所见：子宫不规则球状增大如孕 10 周大，失去正常形态，活动差，表面血管怒张，宫底及左侧壁见异常增粗的血管呈网状分布，双侧宫旁子宫动静脉处见树枝状异常分布的血管丛，输尿管与双侧主韧带粘连，子宫后壁及右侧壁与肠管及盆后壁形成膜状粘连。术后剖视标本：子宫肌层间及黏膜下见多个大小不等的肌瘤样结节，最大位于黏膜下，大小约 5.5cm×4.0cm×3.5cm，外被假包膜，内见漩涡状结构，子宫内膜薄。

术后病理诊断：子宫黏膜下肌瘤，部分变性。

【经静脉超声造影图像解读】

此病例为子宫黏膜下肌瘤，超声造影特点如下：①宫腔内杂乱回声团增强早期与肌层同步增强（因来源于肌层）；②团块内增强不均匀，大部分增强强度高于肌层，为不均匀高增强，少许无增强区域提示为肌瘤变性；③团块与肌层同步清退；④团块可见较明显周边环状增强，为子宫肌瘤造影特征性表现；⑤宫腔内无回声区为积液，始终呈无增强。综上，宫内杂乱回声团造影表现为"同进同出"的不均匀高增强，团块周边可见环状增强，符合血供较丰富的子宫黏膜下肌瘤表现。

【疾病相关知识】

参看病例 3-7。

【特别提示】

子宫黏膜下肌瘤主要应与子宫内膜息肉、子宫内膜癌及子宫肉瘤相鉴别。与子宫内膜息肉的鉴别要点如前所述（参看病例 3-7）。子宫内膜癌呈浸润性生长，与肌层界限不清，而子宫黏膜下肌瘤常可见边界；子宫黏膜下肌瘤多为低回声，子宫内膜癌回声较多样化，子宫内膜癌彩色多普勒血流一般较子宫黏膜下肌瘤丰富；而发生肉瘤变时，瘤内血流异常丰富，最大流速增加，阻力下降，RI 值常低于 0.40。

（谯 朗 徐 嘉）

病例 3-9 子宫腺纤维瘤

【临床资料】

患者，62 岁，已婚。停经 15 年，下腹部不适 2 个月余，阴道少许分泌物。于外院诊刮，诊刮结果阴性，为进一步治疗来我院就诊。

既往史：无特殊。

月经史：初潮 16 岁，6~7d/28~30d，经量偏多，周期规律，无痛经。末次月经：15 年前。

生育史：G_2P_2。

查体：T 36.4℃，P 88 次/min，R 18 次/min，BP 130/85mmHg。内科查体无阳性发现。

专科查体：阴道少许淡黄色分泌物；宫颈光滑，无触血及举摆痛；子宫体后位，质硬，形态规则，活动，无压痛；双侧附件未扪及异常，无压痛。

【实验室及其他影像学检查】

CA12-5 43.22U/ml（参考值：<35U/ml），血常规、肝肾功、血脂、凝血功能、肿瘤标志物、宫颈脱落细胞、胸部 X 线检查及心电图等均未有阳性发现。

【超声检查】

第一次超声检查（入院前 3d）：

经阴道超声检查见图 3-9-1。子宫呈后位，大小约 5.6cm×3.5cm×4.2cm，宫腔内查见混合回声团，大小约 5.2cm×3.2cm×4.5cm，呈蜂窝状，肌壁受压变薄，团块内未见血流信号，周边子宫肌层可见星点状血流信号。双侧卵巢未显示，双侧附件区未见异常回声。盆腹腔未见明显积液。超声检查结果：宫腔内占位。

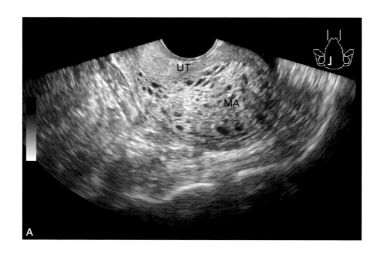

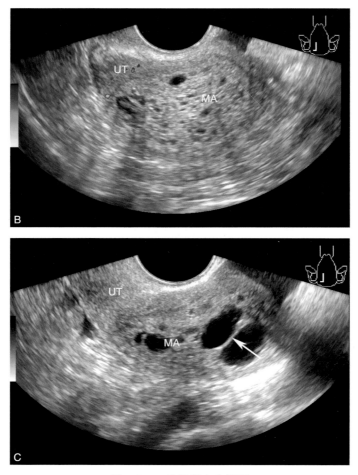

图 3-9-1 常规超声声像图

A. 后位子宫的矢状切面（经阴道），子宫内混合回声团，大小约 5.2cm×3.2cm×4.5cm，呈蜂窝状，肌壁受压变薄；B. 团块内未见血流信号；C. 非常规斜切面（经阴道），显示团块内较大有隔的无回声区（箭头所示）。UT：子宫；MA：肿物。

第二次超声检查（入院前 3d）：

经静脉超声造影见图 3-9-2 及 ER 3-9-1。注入造影剂后 19s，宫腔内团块出现增强，团块内血管显像呈稀疏树枝状（图 3-9-2A 箭头所示），与肌层同步；注入造影剂后 23s，造影剂缓慢向心性充填（图 3-9-2B 箭头所示）；注入造影剂后 29s，造影剂达峰，宫内团块呈不均匀等增强（图 3-9-2C 箭头所示）；注入造影剂后 55s，增强晚期，团块早于肌壁消退（图 3-9-2D 箭头所示），与肌层分界清楚。

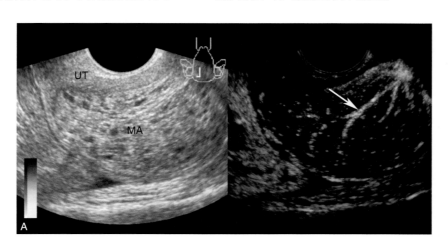

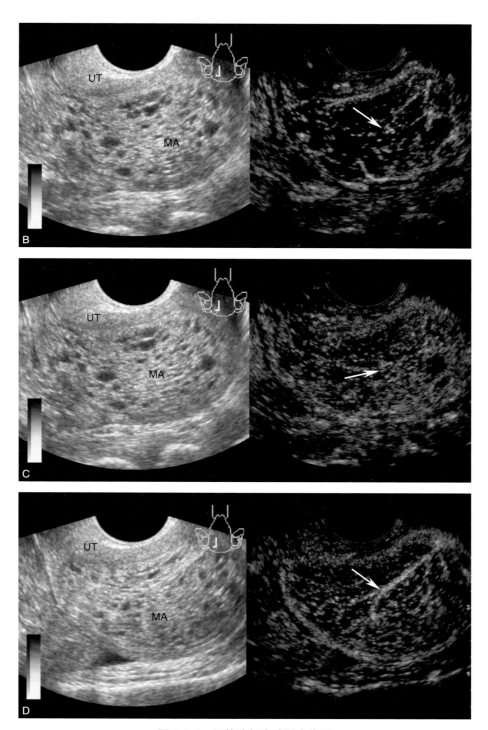

图 3-9-2 经静脉超声造影声像图

A. 注入造影剂后 19s；B. 注入造影剂后 23s；C. 注入造影剂后 29s；D. 注入造影剂后 55s。UT：子宫；MA：肿物。

ER 3-9-1 经静脉超声造影动态图

经静脉超声造影提示：

子宫内混合回声团块，不排除肿瘤性病变。

【临床诊断或术后诊断】

术中所见：静脉麻醉下行子宫切除术，术中见子宫正常大小，表面光滑，双侧附件外观无异常，双侧盆腔淋巴结及腹主动脉旁淋巴结未见异常肿大。离体子宫剖视见：宫颈未见异常，宫腔内见 5cm×4cm×4cm 褐色肿瘤组织，呈球形，表面较光整，内含多个囊腔，切开后可见褐色黏液流出。标本送检。

术后诊断：子宫腺纤维瘤。

【经静脉超声造影图像解读】

此病例为子宫腺纤维瘤，其造影表现特点如下：①团块内首先出现树枝状增强，与肌层同步，分布稀疏，为瘤体内的血管显像，呈"同进"；②团块达峰时呈不均匀等增强，早于肌层清退，呈"快出"。子宫腺纤维瘤为少见良性肿瘤，多见于老年女性，具有上皮及间质两种成分。本病例虽然增强早期可见树枝状血管显像，但是肿瘤大部分呈现出等增强及无增强，为少血供，符合良性病变的造影表现。

【疾病相关知识】

子宫腺纤维瘤，也叫米勒管腺纤维瘤，同时具有上皮及间质组织成分，是十分罕见的良性肿瘤，多发生于 45~84 岁围绝经期及绝经后女性的内膜组织，少见发生于宫颈、阴道及子宫外组织。临床表现：不规则阴道出血、宫腔赘生物。

超声表现：宫内混合回声结节或宫内膜不规则增厚，声像图与葡萄胎相似，与肌层分界大多清晰，但当肿瘤体积较大时会对正常肌层产生推挤，较难断定是否侵犯肌层，彩色多普勒超声检查显示血流稀少或无血流信号。

【特别提示】

子宫腺纤维瘤因为较少见，所以误诊概率较大。主要鉴别的疾病包括子宫内膜息肉、子宫内膜癌，育龄期妇女还包括葡萄胎等。子宫内膜息肉一般体积较小，呈水滴状，且团块内较少出现多发无回声暗区；子宫内膜癌体积较大时常可见对肌层、宫颈及周围组织的侵犯，彩色多普勒超声检查可显示丰富血流信号，超声造影时表现为富血供，为重要鉴别要点。与葡萄胎鉴别时要结合病史及实验室检查资料。

（谯　朗　徐　嘉）

病例 3-10　子宫腺肉瘤

【临床资料】

患者，27 岁，已婚。因"发现宫腔占位 1 个月余，不规则阴道流血 20 余天"入院。

既往史：1 余年前于我院行宫腔镜下子宫内膜息肉摘除术。

月经史：初潮 14 岁，6~7d/35~40d，经量正常，周期规律，无痛经史。

生育史：G_0P_0。

查体：T 36.6℃，P 82 次/min，R 19 次/min，BP 110/70mmHg。内科查体无阳性发现。

专科查体：阴道通畅，无畸形，黏膜色泽正常，少许暗红色血液，无异味。宫颈：不肥大，光滑，无触血，宫颈管内无出血。子宫：前位，子宫增大，如孕 50 余天大小，质软，表面光滑，无压痛。双附件区未扪及异常。

【实验室及其他影像学检查】

输血全套检查：乙肝大三阳（院外已确诊），血常规、肝肾功能、血脂、凝血功能、白带常规、胸部 X 线检查及心电图未见明显异常。

【超声检查】

第一次超声检查（入院前 2d）：

经阴道超声检查见图 3-10-1。子宫前位，宫体大小 5.6cm×6.9cm×6.5cm，宫腔内查见 7.1cm×2.6cm×3.5cm 不均质稍强回声，其内回声极不均匀，其内可见多个无回声区，最大无回声区的最大径为 0.8cm，周边及其内探及丰富血流信号，该团块与子宫前壁关系密切。宫颈后唇查见囊性占位，大小为 2.5cm×1.3cm×1.9cm，囊液清亮，未探及明显血流信号。双附件区未见确切占位。超声检查结果：宫腔内占位，宫颈后唇囊性占位。

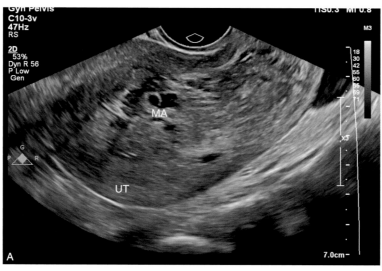

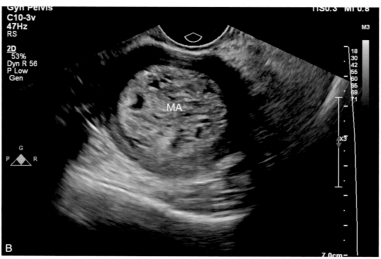

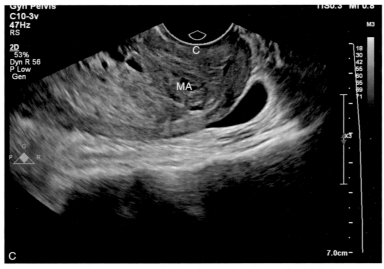

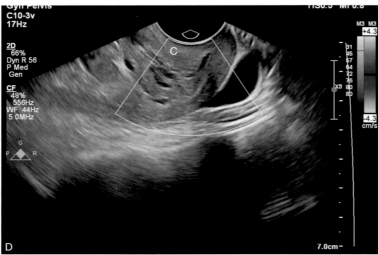

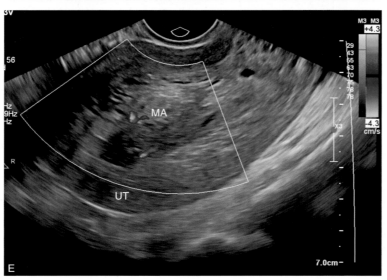

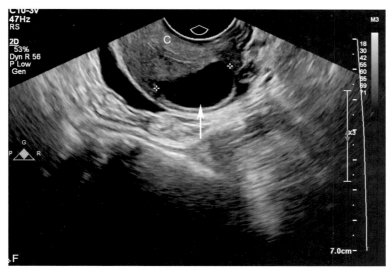

图 3-10-1 常规超声声像图

A. 子宫矢状切面显示宫腔内稍强回声；B. 子宫横断面显示宫腔内强回声；C. 子宫矢状切面显示宫颈管内占位；D. 宫颈管内占位的血流情况；E. 宫腔占位的血流情况；F. 宫颈囊性占位（箭头所示）。UT：子宫；C：宫颈；MA：肿物。

第二次超声检查（入院前 2d）：

经静脉超声造影见图 3-10-2 及 ER 3-10-1。注入造影剂后 11s，宫腔内不均质稍强回声团块开始出现增强（图 3-10-2A 箭头所示），稍早于子宫肌层增强；注入造影剂后 22s，团块根蒂似附着于宫腔上段宫底处（图 3-10-2B 箭头所示）；注入造影剂后 26s，宫腔内团块呈高增强，且其内造影剂分布不均匀（图 3-10-2C 箭头所示）；注入造影剂后 43s，宫腔内团块造影剂消退晚于子宫肌层（图 3-10-2D 箭头所示）。

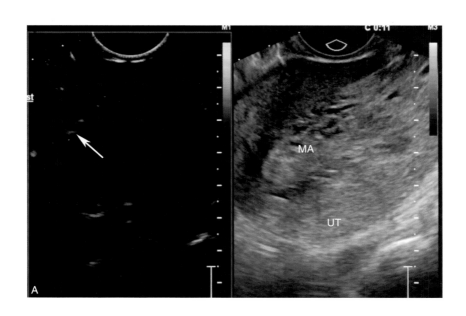

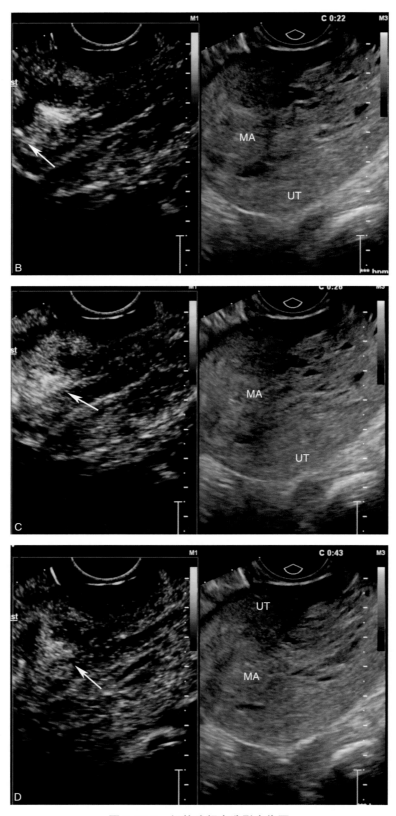

图 3-10-2 经静脉超声造影声像图

A. 注入造影剂后 11s；B. 注入造影剂后 22s；C. 注入造影剂后 26s；D. 注入造影剂后 43s。UT：子宫；MA：肿物。

ER 3-10-1　经静脉超声造影动态图

经静脉超声造影提示:

宫腔内占位(怀疑子宫黏膜下肌瘤伴变性或子宫内膜息肉,恶变不能排除)。

【临床诊断或术后诊断】

术中见:子宫前位,宫腔深7.5cm,宫腔突向宫颈管见菜花样组织,大小约7cm×3cm×4cm,充满整个宫腔,无明显根蒂,基底部广泛附着于子宫宫底。术后石蜡切片提示:子宫内容物为腺肉瘤;肉瘤成分为低级别子宫内膜间质肉瘤。

病理结果:子宫腺肉瘤,肉瘤成分为低级别子宫内膜间质肉瘤,肿瘤未侵及子宫肌层,未累及颈体交界。

术后诊断:子宫腺肉瘤。

【经静脉超声造影图像解读】

此病例为子宫腺肉瘤,为宫腔内恶性病变,有如下特点:①宫腔内不均质稍强回声团块造影表现为"快进慢出";②团块的造影剂分布显示与宫腔上段肌壁关系密切,可疑病变似附着于宫腔上段宫底处;③宫腔内团块呈高增强;④团块内造影剂分布不均匀,分析与恶性团块内有坏死组织有关。综上,造影表现为"快进慢出"的高增强,提示高代谢状态,符合恶性肿瘤的造影表现。

【疾病相关知识】

子宫腺肉瘤属于子宫体上皮和间叶组织混合性肿瘤,是由良性肿瘤性腺体成分和肉瘤性间质成分构成的混合性肿瘤。80%的子宫腺肉瘤来自于子宫内膜,其次是宫颈或宫体肌肉层。子宫腺肉瘤的发病年龄多为14~89岁,平均58岁。可以发生在子宫或子宫外。最常见的临床表现包括异常阴道出血、盆腔肿块、宫腔肿物及子宫增大。

子宫腺肉瘤超声表现分为以下类型:①子宫肌层单发巨大占位,病灶位于肌层内使子宫不规则长大,呈分叶状或外形不规则,内部回声失去典型的平滑肌瘤漩涡状回声,边界不清,呈浸润性生长,回声为不均质弱回声伴内部不规则液性暗区;②子宫肌层多发占位或子宫弥漫性病变,部分患者表现为子宫肌层散在分布的实性中低回声或囊实性占位,边缘模糊,回声减低;③内膜或宫腔内占位,病变可以表现为内膜的不均匀增厚,也可表现为宫腔内息肉或结节状囊实性占位。彩色多普勒血流分布可表现为丰富血流,也可表现为少血流或无血流信号显示,这与肿瘤的组织病理及肿瘤分化程度有关。

【特别提示】

宫腔占位型子宫腺肉瘤需要与子宫内膜癌鉴别。内膜癌常表现为宫腔内稍强回声,病灶内部回声较均匀;而子宫肉瘤则多呈不规则的息肉或结节状不均质回声病灶,内部回声不均匀。但部分病例图像特点相似,超声鉴别困难。

临床工作中应该熟悉子宫肉瘤的病理特点及分型,熟悉子宫腺肉瘤超声图像特点,与子宫肌瘤、子宫内膜癌及宫颈癌等疾病的超声图像鉴别,减少子宫肉瘤的误诊和漏诊。

(徐　红)

病例 3-11   子宫内膜样腺癌伴子宫肌瘤

【临床资料】

患者,55 岁,已婚。因"绝经 2 年余,阴道出血半年"入院。

既往史:无特殊。

月经史:初潮 13 岁,5~6d/28~30d,末次月经:2 年前。

生育史:G_2P_2。

查体:T 36.5℃,P 80 次/min,R 20 次/min,BP 100/65mmHg。内科查体无阳性发现。

专科查体:阴道通畅,无畸形,黏膜色泽正常,分泌物多、白色稀糊样、无异味。宫颈:不肥大,光滑,无触血,宫颈管内无出血。宫体:前位,饱满,形态大小正常,质中,表面光滑,无压痛。双附件未扪及异常。

【实验室及其他影像学检查】

血常规、尿常规、肝肾功、凝血功能、胸部 X 线检查及心电图等均未有阳性发现。

【超声检查】

第一次超声检查(入院前 9d):

子宫后位,宫体大小为 3.7cm×4.6cm×4.6cm,宫腔内查见大小 3.2cm×1.7cm×3.2cm 的稍强回声,内探及丰富血流信号,RI=0.37;肌壁回声均匀,未探及明显血流信号。双附件区未见确切占位。超声检查结果:宫腔内稍强回声。

第二次超声检查(入院后 2d):

经阴道超声检查见图 3-11-1 及 ER 3-11-1。子宫后位,宫体大小为 4.7cm×5.0cm×5.1cm,内膜居中,厚约 0.2cm(单层),宫腔内查见稍强回声,大小为 3.1cm×2.0cm×3.2cm,内探及较丰富点线状血流信号;后肌壁间查见最大径为 2.5cm 的弱回声,周边及其内探及血流信号。双附件区未见确切占位。超声检查结果:宫腔内稍强回声,子宫肌瘤。

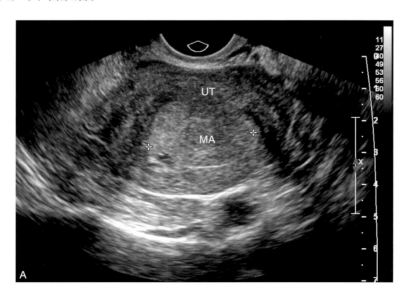

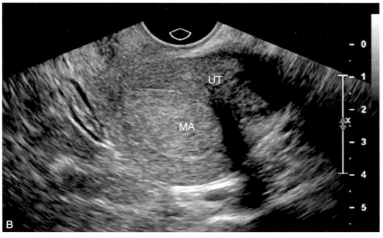

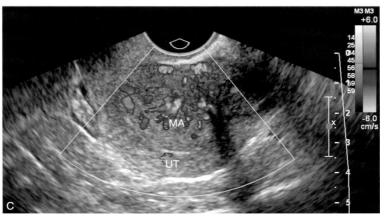

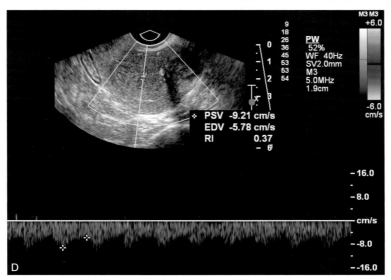

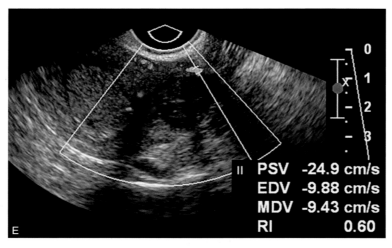

图 3-11-1 常规超声声像图

A. 子宫横切面二维声像(经阴道);B. 后位子宫矢状切面二维声像(经阴道);C. 后位子宫矢状切面彩色多普勒声像(经阴道);D. 宫腔内肿物的血流频谱,RI=0.37;E. 子宫后壁病灶的血流频谱,RI=0.6。UT:子宫;MA:肿物;PSV:峰值血流速度;EDV:舒张末期血流速度;MDV:最小舒张期血流速度;RI:阻力指数。

ER 3-11-1 二维常规超声动态图

第三次超声检查(入院后 2d):

经静脉超声造影见图 3-11-2、图 3-11-3 及 ER 3-11-2、ER 3-11-3。宫腔内病灶经静脉超声造影:注入造影剂后 14s,宫腔内团块出现造影剂(图 3-11-2A 箭头所示),先于子宫肌层;注入造影剂后 16s,可见造影剂自宫腔后壁中段进入团块内(图 3-11-2B 箭头所示);注入造影剂后 23s,宫腔内团块呈高增强(图 3-11-2C 箭头所示);注入造影剂后 37s,宫腔内团块造影消退中(图 3-11-2D 箭头所示),慢于子宫肌层的消退。

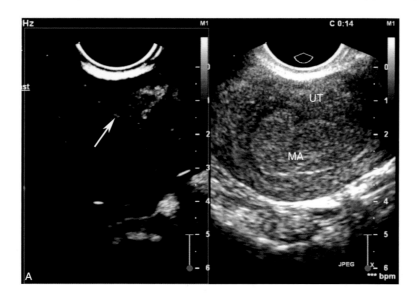

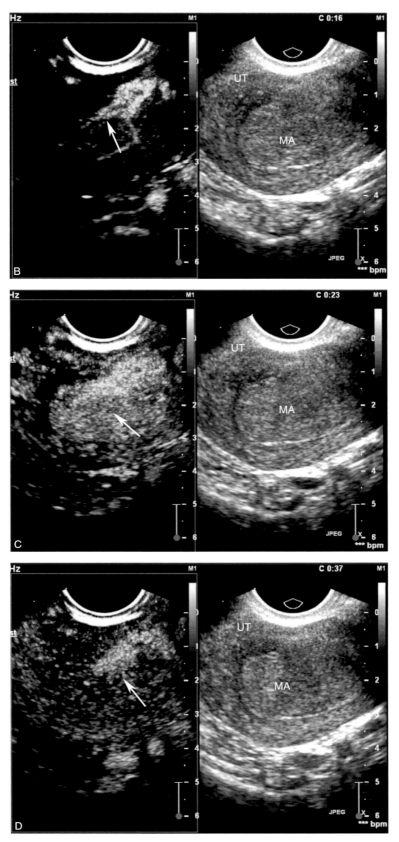

图 3-11-2 宫腔内病灶经静脉超声造影声像图

A. 注入造影剂后 14s；B. 注入造影剂后 16s；C. 注入造影剂后 23s；D. 注入造影剂后 37s。UT：子宫；MA：肿物。

ER 3-11-2　宫腔内病灶经静脉超声造影动态图

　　子宫后壁病灶经静脉超声造影：注入造影剂后 15s，后肌壁间弱回声先于肌壁出现造影剂（图 3-11-3A 箭头所示）；注入造影剂后 17s，后肌壁间弱回声周边可见环状增强（图 3-11-3B 箭头所示）；注入造影剂后 27s，后肌壁间弱回声呈高增强（图 3-11-3C 箭头所示）；注入造影剂后 35s，后肌壁间弱回声慢于子宫肌层消退（图 3-11-3D 箭头所示）；注入造影剂后 101s，后肌壁间弱回声内造影剂呈稀疏"网格状"（图 3-11-3E 箭头所示）。

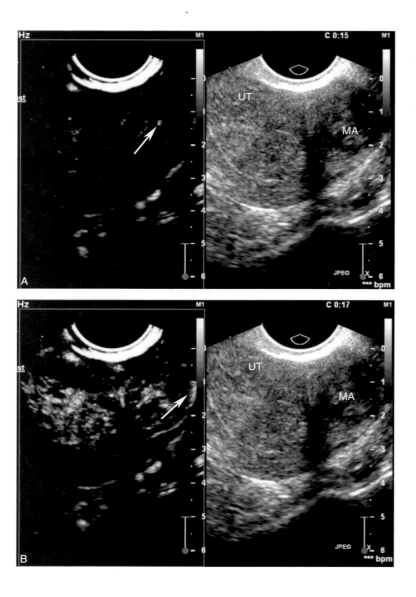

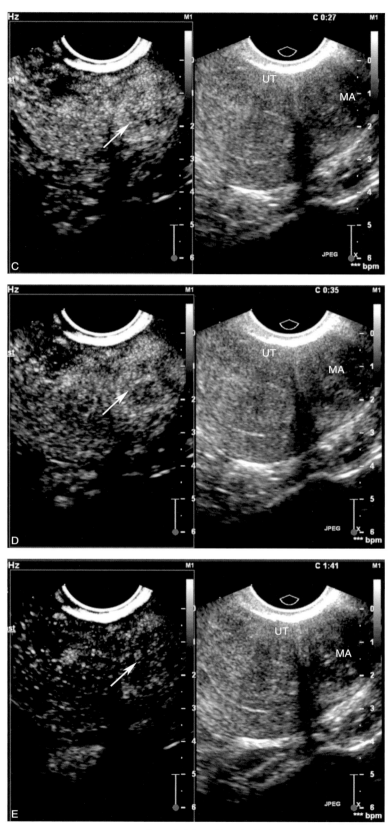

图 3-11-3 子宫后壁病灶经静脉超声造影声像图

A. 注入造影剂后 15s；B. 注入造影剂后 17s；C. 注入造影剂后 27s；D. 注入造影剂后 35s；E. 注入造影剂后 101s。UT：子宫；MA：肿物。

ER 3-11-3　子宫后壁病灶经静脉超声造影动态图

经静脉超声造影提示：

宫腔内稍强回声（根蒂似附着于宫腔后壁，内膜恶性病变不能排除）。

子宫肌瘤（富血供型）。

【临床诊断或术后诊断】

术中发现：子宫内各壁可见杂乱内膜。宫角：右侧宫角见大小约 3cm×4cm 内膜息肉样组织，似鱼肉样，质脆，触血。切除部分病损术中冰冻切片分析（宫内膜）：子宫内膜样腺癌。术毕剖视子宫见：后壁近右宫角处呈最大径约 3cm 的突起，切开见鱼肉样质脆组织，肉眼见侵犯肌层超过 1/2，另宫底肌壁间见大小约 3cm 的肌瘤样结节，余肌壁及宫颈未见特殊异常。

术后诊断：子宫内膜样腺癌，子宫平滑肌瘤。

【经静脉超声造影图像解读】

此病例包括两个病灶。

子宫内膜癌病灶，经静脉超声造影有如下特点：①宫腔内稍强回声出现增强，先于子宫肌层，呈"快进"；②造影剂自宫腔后壁中段进入团块内，提示血供来源于肌壁血管；③稍强回声内造影剂均匀分布，呈高增强，提示微血供丰富；④宫腔内稍强回声造影剂消退慢于子宫肌层，呈"慢出"。综上，宫内稍强回声造影表现为"快进慢出"的高增强，提示高灌注高代谢状态，符合恶性病变的造影表现。

子宫肌瘤病灶，经静脉超声造影有如下特点：①后肌壁间弱回声出现增强，先于子宫肌层，呈"快进"；②增强早期可见病灶周边环状增强，是子宫肌瘤特征性的造影表现；③弱回声造影剂分布较均匀，呈高增强，提示微血供丰富；④弱回声造影剂消退慢于子宫肌层，呈"慢出"；⑤弱回声内造影剂在消退期呈稀疏的"网格状"分布，是子宫肌瘤特征性的造影表现。综上，肌壁间肌瘤样弱回声表现为"快进慢出"的高增强，提示高灌注状态，符合富血供型子宫肌瘤的造影表现。

【疾病相关知识】

子宫内膜样腺癌是子宫内膜癌中最常见的类型，占 80%~85%，多见于 55~60 岁女性，其中以长期服用他莫昔芬或雌激素高分泌的绝经后妇女中多见。子宫内膜样腺癌最常见的临床症状是异常阴道流血，发生率可达 100%。CA12-5 在子宫内模样腺癌表达的阳性率达 76.0%~89.3%。

早期子宫内膜样腺癌超声表现常缺乏特异性；发展到中晚期时可表现为内膜增厚，回声不均匀、增强或减低，边界欠清晰或模糊，内部探及血流信号，多为低阻血流频谱；当病变累及肌层时子宫肌层回声可改变。

子宫肌瘤疾病相关知识参看病例 3-16。

【特别提示】

子宫内膜样腺癌应注意与如下疾病鉴别：子宫黏膜下肌瘤、子宫内膜增生、息肉、宫腔内血凝块等。鉴别要点：内膜有无增厚；病灶内部回声是否均匀；病灶与内膜和肌壁有无分界；病灶内部有无血流信号及频谱特征；肿瘤标志物是否升高；超声造影有助于疾病的鉴别。如子宫黏膜下肌瘤或子宫内膜息肉表现为病灶内部回声较均匀,边界较清楚,内可探及血流信号,多为高阻,不伴有肿瘤标志物升高。子宫内膜复杂性增生是子宫内膜样腺癌的癌前病变,两者在形态学上常难以鉴别。

经静脉超声造影能显示病灶的微血供情况,已有一些学者在运用经静脉超声造影的定量分析来研究其在内膜病变中的定性诊断价值。但子宫内膜癌及子宫内膜增生都可能表现出丰富微血供,即恶性内膜病变与良性内膜病变的造影表现有重叠,故该检查不能准确鉴别这两种疾病。需要注意的是,当超声造影提示内膜微血供丰富时应注意排除子宫内膜癌。

该病例术前超声对子宫肌瘤及宫内团块根蒂的定位与术后定位不一样,分析原因:一方面与团块导致子宫的旋转有关,另一方面也说明超声对团块根蒂的定位仍有局限性。

(罗 红　杨 帆　张美琴)

病例 3-12　子宫内膜样腺癌伴右卵巢良性囊肿

【临床资料】

患者,47 岁,已婚。因"阴道流液 1 年,外院诊刮病理提示:子宫内膜样腺癌 11d"入院。

既往史:无特殊。

月经史:初潮 13 岁,3~4d/28~30d,经量正常,已绝经 1 年。

生育史:$G_2P_1^{+1}$。

查体:T 36.8℃,P 80 次/min,R 20 次/min,BP 130/84mmHg。内科查体无阳性发现。

专科查体:阴道通畅,黏膜色泽正常,分泌物多,白色稀糊样,无异味。宫颈:不肥大,光滑,无触血,宫颈管内无出血。子宫:前位,子宫增大,如孕 50 余天大小,质软,表面光滑,无压痛。双附件区未扪及异常。

【实验室及其他影像学检查】

CT 检查(入院当天)见图 3-12-1,右侧闭孔区淋巴结稍增大,大血管旁未见增大淋巴结;右附件区稍增厚,可见小囊状影。

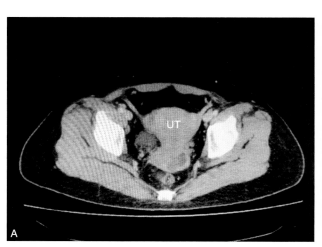
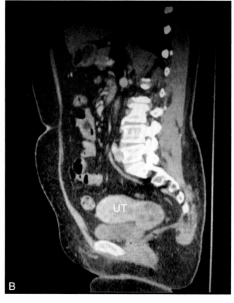

图 3-12-1　盆腔 CT 图像

A. 盆腔子宫底横切面;B. 盆腹腔子宫矢状面。UT:子宫。

【超声检查】

第一次超声检查（入院前 5d）：

经阴道超声检查见图 3-12-2。子宫前位，宫体大小为 4.6cm×6.5cm×5.6cm，内膜居中，厚 0.2cm（单层），肌壁回声欠均匀，未探及明显异常血流。宫颈查见囊性占位，最大径约 3.1cm，液体欠清亮，周边未探及血流信号。右卵巢上查见囊性占位，大小为 3.0cm×1.6cm×2.5cm，囊液欠清亮，囊壁可探及血流信号。左附件区未见占位。超声检查结果：右卵巢上囊性占位（多系良性），子宫颈腺囊肿。

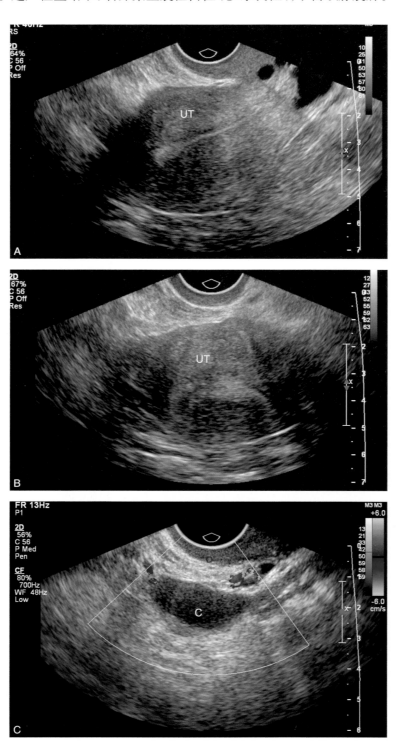

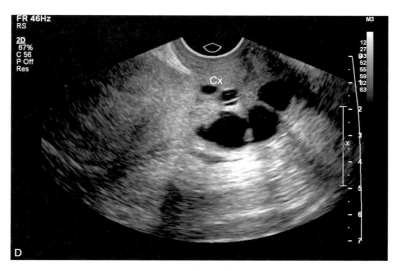

图 3-12-2　常规超声声像图

A. 前位子宫的矢状切面；B. 子宫横切面；C. 右附件区囊性占位；D. 宫颈
囊性占位。UT：子宫；C：囊肿；Cx：宫颈。

第二次超声检查（入院前 5d）：

子宫经静脉超声造影见图 3-12-3 及 ER 3-12-1。注入造影剂后 16s，子宫内膜开始出现增强（图 3-12-3A
箭头所示），晚于子宫肌层增强；注入造影剂后 23s，子宫内膜呈等增强，造影剂分布不均匀（图 3-12-3B 箭
头所示），其周边出现造影低增强区；注入造影剂后 42s，子宫肌层未见异常造影剂聚集（图 3-12-3C 箭头
所示），子宫内膜消退与子宫肌层同步。

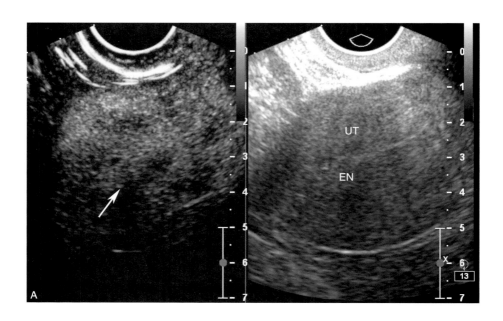

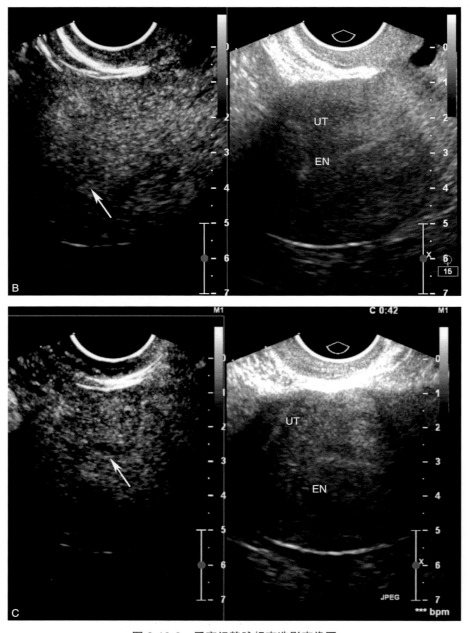

图 3-12-3   子宫经静脉超声造影声像图

A. 注入造影剂后 16s；B. 注入造影剂后 23s；C. 注入造影剂后 42s。UT：子宫；EN：内膜。

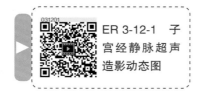

ER 3-12-1   子宫经静脉超声造影动态图

右卵巢上囊肿的经静脉超声造影见图 3-12-4 及 ER 3-12-2。注入造影剂 14s,囊肿囊壁开始出现增强（图 3-12-4A 箭头所示）,晚于子宫肌层增强；注入造影剂后 18s,囊壁呈较均匀等增强（图 3-12-4B 箭头所示）；注入造影剂后 22s,囊肿内始终未见造影剂进入（图 3-12-4C 箭头所示）。

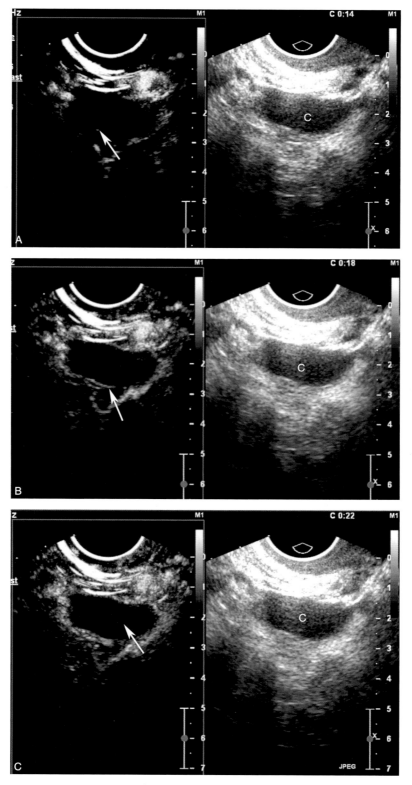

图 3-12-4　右卵巢上囊肿经静脉超声造影声像图

A. 注入造影剂后 14s；B. 注入造影剂后 18s；C. 注入造影剂后 22s。C：囊肿。

ER 3-12-2   右卵巢
上囊肿经静脉超声
造影动态图

经静脉超声造影提示：

造影后宫内膜造影剂分布不均匀（可疑内膜病变）；右卵巢上囊性占位（多系良性）；子宫颈腺囊肿。

【临床诊断或术后诊断】

全身麻醉下行"腹腔镜下全子宫切除术"。术中所见：子宫前位，增大如孕 50 余天大小，形态饱满，表面凹凸不平。乙状结肠与盆侧壁粘连。左侧闭孔淋巴结增大约 2cm×3cm×1cm，质硬。术毕剖视子宫见：子宫肌层不均匀增厚，宫内膜肉眼未见异常。宫颈膨大，宫颈内口可见最大径约 3cm 范围坏死样改变，质硬，切开后见较多白色黏稠液体流出。取少许该处组织送术中冰冻切片分析，结果提示：慢性宫颈炎伴腺体增生扩张。

术后病理结果：中分化子宫内膜样腺癌，诊刮后再次手术标本仅见小灶癌残留，侵及浅表肌层。

术后诊断：子宫内膜样腺癌。

【经静脉超声造影图像解读】

此病例有两处病灶。

子宫内膜样腺癌病灶的经静脉超声造影有如下特点：①子宫内膜增强呈"慢进同出"，未表现出高代谢的造影表现，分析可能与患者刚行宫腔诊刮且病灶仅侵及浅表肌层有关，故病灶较小且不典型；②局部内膜呈等增强，其周边出现造影低增强区，提示内膜增强不均匀；③子宫肌层未见异常造影剂聚集，提示肌壁无浸润。典型的子宫内膜癌造影表现为"快进慢出"的高增强，并可观察到内膜与子宫肌层界限不清。综上，该病例没有典型子宫内膜癌的高代谢造影表现，分析与患者刚行宫腔诊刮且病灶仅侵及浅表肌层有关。

右卵巢上囊性占位病灶，经静脉超声造影有如下特点：①囊肿囊壁增强呈"慢进"；②囊壁呈较均匀等增强，其内始终未见造影剂进入。综上，造影表现为囊壁呈"慢进"的均匀等增强，囊内始终未见造影剂灌注；均提示囊肿良性可能。随访观察发现该囊肿自行消失。

【疾病相关知识】

子宫内膜癌是发生于子宫内膜的上皮性恶性肿瘤，来源于子宫内膜腺体的腺癌最常见。占女性全身恶性肿瘤的 7%，占女性生殖道恶性肿瘤的 20%~30%，为女性生殖道三大恶性肿瘤之一。临床分期的重要诊断特性包括：子宫肌层的侵入深度，是否侵及宫颈；是否扩展到输卵管、卵巢或盆腔淋巴结；是否有远处转移到肺部或其他器官。

超声表现：早期病灶细小，无法与内膜增生过长鉴别，需根据病史和诊断性刮宫诊断；随病情的发展，子宫内膜增厚，增厚内膜病灶区呈弱回声或强弱不均杂乱回声；当病变累及宫颈或癌肿脱入宫颈管引起阻塞时，可出现宫腔积液；累及肌层时，局部内膜与肌层界限不清；彩色多普勒超声检查显示于子宫内膜内或内膜基底部可见一至数个条状、短棒状或点状彩色血流信号，有肌层侵犯时，受累肌层局部血流信号增多，血供丰富，可根据此彩色多普勒超声表现辅助判断肌层侵犯程度；可探及低阻力型动脉血流频谱，舒张期成分丰富，阻力指数低于 0.40，大多低至 0.35 以下。

【特别提示】

子宫内膜样腺癌超声图像需要与子宫内膜息肉,子宫黏膜下肌瘤等疾病鉴别。子宫内膜息肉超声表现:宫腔内等回声或稍强回声团,形态多呈乳头状、水滴状、舌状、条索状,形态较规则,边界较清楚。子宫黏膜下肌瘤的超声表现:宫腔内可见不均匀的低回声团,呈圆形、不规则椭圆形,边界清楚,似有包膜,内部血流呈点线状。

（徐　红）

病例 3-13　子宫内膜样腺癌

【临床资料】

患者,51岁,已婚。因"绝经后阴道少许流血10d"入院。

既往史:无特殊。

月经史:初潮13岁,5~7d/26~28d,经量正常,周期规律,偶有血块、痛经。

生育史:$G_3P_2^{+1}$。

查体:T 36.2℃,P 92次/min,R 20次/min,BP 128/82mmHg。内科查体无阳性发现。

专科查体:宫颈肥大,光滑,无触血及举摆痛;子宫体前位,质硬,形态规则,活动,无压痛;双侧附件未扪及异常,无压痛。

【实验室及其他影像学检查】

血常规、肝肾功、血脂、凝血功能、肿瘤标志物、宫颈脱落细胞、胸部X线检查及心电图等均未有阳性发现。

【超声检查】

第一次超声检查（门诊手术当天）:

经阴道超声检查见图3-13-1。子宫呈前位,大小约6.2cm×4.3cm×5.6cm,宫内膜厚薄不均,最厚处单层厚约1.1cm,回声不均匀。宫腔未见分离。宫后壁见大小约1.9cm×1.5cm的低回声结节,边界清晰,回声尚均匀,内未探及血流信号。双侧附件区未见异常回声。盆腹腔未见明显积液。超声检查结果:宫内膜增厚,子宫肌瘤。

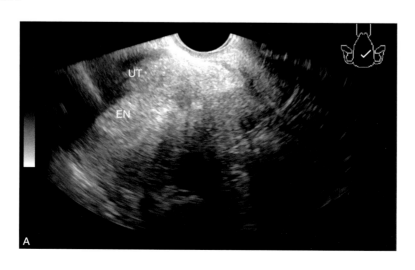

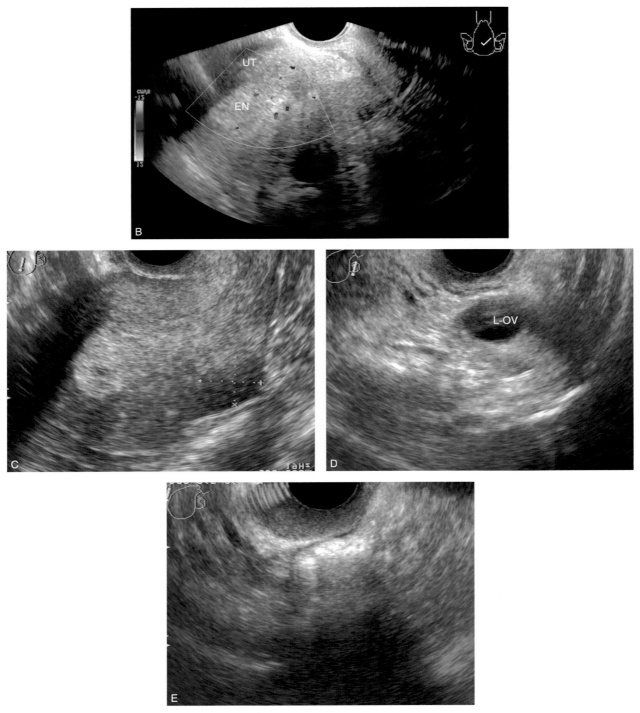

图 3-13-1   常规超声声像图

A. 前位子宫的矢状切面（经阴道），子宫内膜增厚，单层厚度约 1.1cm，回声不均匀；B. 子宫内膜可见星点状血流信号；C. 子宫后壁肌瘤，大小约 1.9cm×1.5cm（见标尺）；D. 左卵巢显示正常；E. 右卵巢显示欠佳。UT：子宫；EN：内膜；L-OV：左卵巢。

第二次超声检查（门诊手术当天）：

经静脉超声造影见图 3-13-2 及 ER 3-13-1。注入造影剂后 16s，宫内膜开始增强，稍早于肌层，首先于子宫下段见一团状增强（图 3-13-2A 箭头所示）；注入造影剂后 18s，宫腔上段内膜随即增强，强度稍低于下段团状增强，团状增强区基底部可见滋养血管（图 3-13-2B 箭头所示）；注入造影剂后 32s，造影剂达峰，团状增强区呈不均匀高增强（图 3-13-2C 箭头所示），与肌层分界尚清；注入造影剂后 70s，团状增强区（图 3-13-2D 箭头所示）晚于肌层清退；TIC 曲线显示子宫下段团状增强区表现为早增强、高增强、晚清退（黄色曲线代表团块，绿色曲线代表肌层）（图 3-13-2E）。

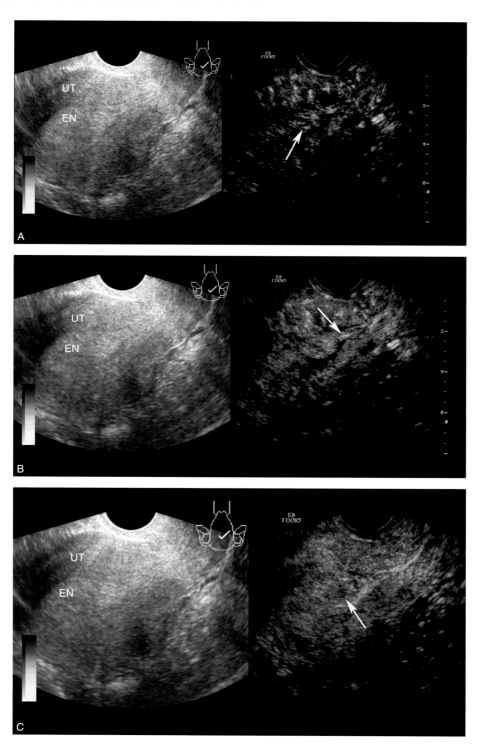

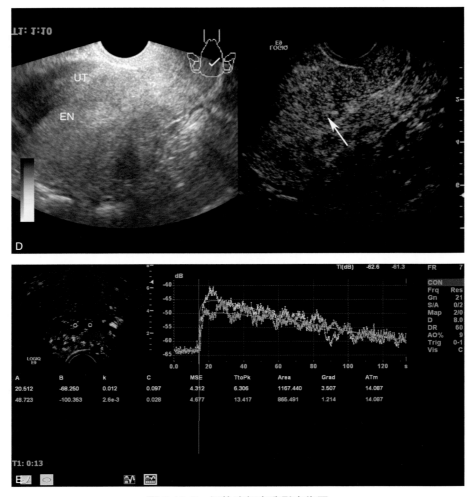

图 3-13-2 经静脉超声造影声像图

A. 注入造影剂后 16s；B. 注入造影剂后 18s；C. 注入造影剂后 32s；D. 注入造影剂后 70s；E. TIC 曲线（黄色曲线代表团块，绿色曲线代表肌层）。UT：子宫；EN：内膜；A、B、k、C：拟合曲线方程式的系数；MSE：均方误差；TtoPk：达峰时间；Area：曲线下面积；Grad：梯度；ATm：到达时间；TI：时间强度。

ER 3-13-1 经静脉超声造影动态图

经静脉超声造影提示：

子宫内膜增厚，回声不均匀；超声造影示富血供，考虑子宫内膜癌。

【临床诊断或术后诊断】

诊刮手术所见：患者行静脉麻醉下可视诊刮术。术前宫深约 9cm，6 号刮匙全面搔刮宫腔至宫壁粗糙感，术后宫深约 8.5cm，术中刮出子宫内膜组织约 8g，送检。

术后病理诊断：子宫内膜样腺癌。

【经静脉超声造影图像解读】

此病例为典型子宫内膜样腺癌,其超声造影表现特点如下:①子宫下段首先出现团状增强,清晰勾勒出团块形状,造影出现时间早于子宫肌层,呈"快进";②随即宫腔上段内膜迅速整体增强,达峰时呈不均匀的高增强;③增强晚期晚于肌层清退,呈"晚退",与肌层分界可见,提示可能肌层受侵不明显。恶性肿瘤由于肿瘤新生血管形成,血供增多,造影出现早期快速高增强,为子宫内膜癌的典型表现,与正常内膜增强模式不同。

超声造影可作为内膜病变的重要鉴别手段,子宫内膜癌多为富血供,增强早期快速高增强是重要特征,根据病变范围的不同其增强形状也可不同,但大多表现为内膜整体增强,这是与内膜良性增厚鉴别的重要依据。增强晚期造影剂的清退通常比正常内膜晚,与肌层相比可为早清退、晚清退及同步清退,也可为不均匀清退,而良性增生多表现为正常内膜的增强模式。

【疾病相关知识】

参看病例 3-12。

【特别提示】

局限性子宫内膜样腺癌主要与子宫内膜息肉相鉴别,要点如前所述(参看病例 3-1);弥漫性子宫内膜癌主要与子宫内膜增生相鉴别(参看病例 3-4 和病例 3-5),良性增生一般呈均匀性增厚,内膜癌回声杂乱、强弱不均;内膜癌可伴有肌层侵犯,分界不清,良性增生与肌层分界清晰;子宫内膜癌彩色多普勒超声检查可探及较丰富血流信号,尤其是探及低阻动脉频谱可作为鉴别诊断依据。

(谯　朗　徐　嘉)

病例 3-14　子宫恶性中胚叶混合瘤

【临床资料】

患者,49 岁,已婚。"月经淋漓不尽,经期延长 3 个月余"入院。

既往史:无特殊。

月经史:初潮 13 岁,6~7d/27~30d,经量偏多,周期规律,无血块、无痛经。

生育史:$G_2P_1^{+1}$。

查体:T 36.4℃,P 90 次/min,R 20 次/min,BP 120/81mmHg。内科查体无阳性发现。

专科查体:宫颈光滑,肥大,色红,有举摆痛;宫体前位,如孕 2 个月余大小,质中软,活动,有压痛,双附件区无明显压痛,未扪及包块。

【实验室及其他影像学检查】

血常规、肝肾功、血脂、凝血功能、肿瘤标志物、宫颈脱落细胞、胸部 X 线检查及心电图等均未有阳性发现。

【超声检查】

第一次超声检查(入院前 6d):
经腹部 + 经阴道超声检查见图 3-14-1 及 ER 3-14-1。子宫呈前位,大小约 5.9cm×4.0cm×5.2cm,宫内膜增厚,最厚处约 1.25cm(单层),内膜回声不均匀,内见不规则小暗区,内膜内血流信号较丰富。子宫下段分离约 0.3cm。宫壁回声尚均匀。双侧附件区未见异常回声。盆腹腔未见明显积液。超声检查结果:子宫内膜增厚,宫腔少量积液。

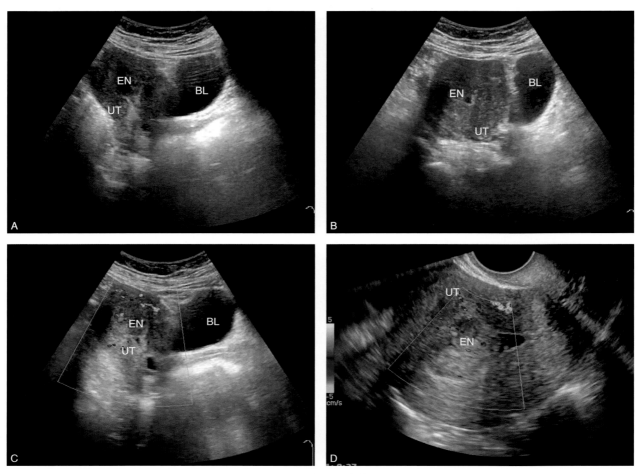

图 3-14-1　常规超声声像图

A. 前位子宫的矢状切面(经腹部),子宫内膜增厚,单层约 1.25cm,回声不均匀;B. 前位子宫的矢状切面(经腹部),显示子宫下段稍分离;C. 子宫内膜血流信号较丰富;D. 子宫内膜增厚,回声不均匀,血流信号较丰富(经阴道)。UT:子宫;EN:内膜;BL:膀胱。

ER 3-14-1　二维常规超声动态图

第二次超声检查(入院前 6d):

经静脉超声造影见图 3-14-2 及 ER 3-14-2。注入造影剂后 16s,子宫内膜出现增强(图 3-14-2A 箭头所示),稍早于肌层;注入造影剂后 19s,肌层呈均匀高增强(图 3-14-2B 箭头所示),与内膜界限欠清晰;注入造影剂后 23s,内膜快速整体增强,造影剂增强达峰,呈不均匀高增强(图 3-14-2C 箭头所示),较常规超声范围稍扩大,与肌层分界不清;注入造影剂后 68s,内膜早于子宫肌层清退(图 3-14-2D 箭头所示)。

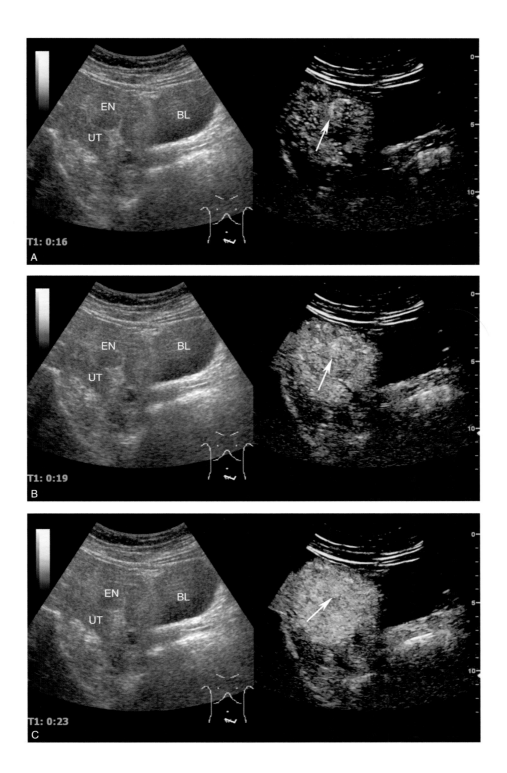

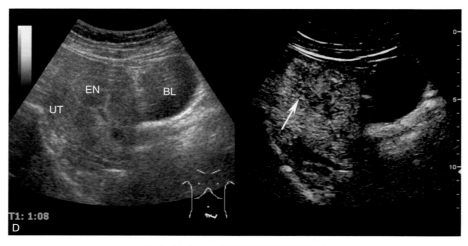

图 3-14-2　经静脉超声造影声像图

A. 注入造影剂后 16s；B. 注入造影剂后 19s；C. 注入造影剂后 23s；D. 注入造影剂后 68s。UT：子宫；EN：内膜；BL：膀胱。

ER 3-14-2　经静脉超声造影动态图

经静脉超声造影提示：

子宫内膜增厚不均匀，超声造影考虑子宫内膜癌。

【临床诊断或术后诊断】

术中所见：子宫增大，如孕 2 月大小，表面可见不规则突起。离体子宫剖视见：宫颈下唇呈中度糜烂状，子宫内膜增厚改变，宫腔内见 4cm×3cm×3cm 质脆肿瘤组织，侵及肌层小于 1/2。

术后诊断：子宫恶性中胚叶混合瘤。

【经静脉超声造影图像解读】

此病例为子宫恶性中胚叶混合瘤，造影特点如下：①增强时间稍早于子宫肌层，呈不均匀高增强，表明具有异常较丰富血供；②造影剂早于肌层清退；③团块增强欠均匀，可见少许无增强区。恶性中胚叶混合瘤是较少见肿瘤，本例"快进"高增强符合恶性肿瘤增强模式，与肌层分界不清提示有可能肌层受侵，由于其成分多样，增强可不均匀。

【疾病相关知识】

子宫恶性中胚叶混合瘤临床少见，来源于米勒管衍生物中分化最差的子宫内膜间质组织。同源性恶性混合瘤为子宫原有组织成分，异源性混合瘤肉瘤部分含有子宫以外的组织成分。其临床表现主要为异常阴道出血、绝经后阴道出血、下腹部疼痛、阴道异常分泌物等，常与肥胖、糖尿病、不育等伴发。恶性程度高，病情发展快，预后差。

超声表现与子宫内膜癌类似，多表现为宫腔内占位，如分化组织多样，则回声类型多样化，常可见侵犯肌层，分界不清，彩色多普勒超声检查可显示丰富的血流信号。

【特别提示】

子宫恶性中胚叶混合瘤主要与子宫内膜息肉、子宫内膜增生及子宫内膜癌相鉴别,鉴别要点如前所述(参看相关病例)。与上皮来源恶性肿瘤表现类似,鉴别较困难,需依赖病理诊断。

（谯朗　徐嘉）

病例 3-15　子宫切口憩室伴局部血管增生

【临床资料】

患者,35岁,已婚。因"反复同房后阴道出血3余年"入院。

既往史:14年前行剖宫产,7年前因异位妊娠于外院行"腹腔镜下左侧输卵管切除术"。

家族史:无特殊(否认遗传病史、传染病史、肿瘤史、畸形史及糖尿病史)。

月经史:初潮13岁,4~5d/28~30d,经量正常,周期规律,无痛经史。

生育史:$G_6P_1^{+5}$,剖宫产1次。

查体:T 36.6℃,P 80次/min,R 20次/min,BP 120/75mmHg。内科查体无阳性发现。

专科查体:阴道通畅,黏膜色泽正常,分泌物多、白色稀糊样、无异味。宫颈:不肥大、光滑、无触血,宫颈管内无出血。宫体:前位,形态大小正常,质软,表面光滑,无压痛。双附件未扪及异常。

【实验室及其他影像学检查】

血常规、肝肾功、凝血功能、白带常规、胸部X线检查及心电图等均未有阳性发现。

【超声检查】

第一次超声检查(入院前11d):

经阴道超声检查见图3-15-1及ER 3-15-1、ER 3-15-2。子宫前位,宫体大小为3.8cm×5.0cm×4.5cm,内膜居中,厚0.25cm(单层),肌壁回声均匀,未探及明显异常血流信号,宫腔及宫颈管内均未见确切占位性病变,宫颈内口处内膜回声不均匀,可探及点线状血流信号,为静脉血流频谱。双卵巢正常大小,未见明显占位。盆腔未见明显积液。超声检查结果:宫颈内口处异常血管影像。

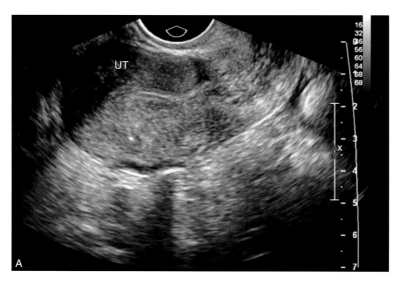

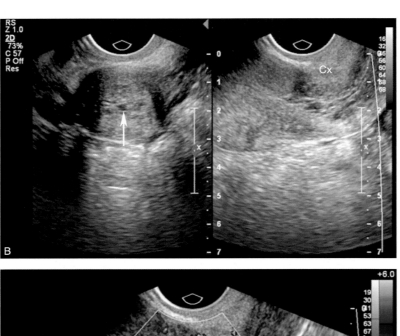

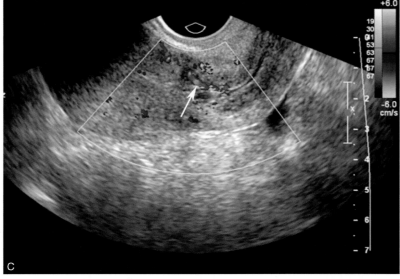

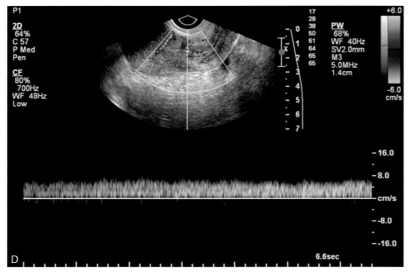

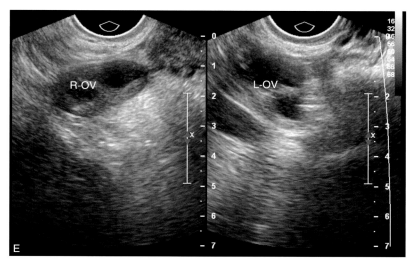

图 3-15-1　常规超声声像图

A. 前位子宫的矢状切面（经阴道）；B. 宫颈内口处横切面及纵切面，显示宫颈内口处内膜欠均匀（箭头所示）；C. 宫颈内口处彩色血流情况，显示内口处探及条状血流信号（箭头所示）；D. 宫颈内口处血流的频谱多普勒，显示为静脉血流频谱；E. 双卵巢图像。UT：子宫；Cx：宫颈；L-OV：左卵巢；R-OV：右卵巢。

ER 3-15-1　二维常规超声动态图

ER 3-15-2　彩色多普勒血流动态图

第二次超声检查（入院前 11d）：

经静脉超声造影见图 3-15-2 及 ER 3-15-3。注入造影剂后 14s，可见宫颈内口上方近原切口处出现管状增强（图 3-15-2A 箭头所示），先于子宫肌层，呈"快进"；注入造影剂后 17s，可见宽约 0.2cm 管状增强强度高于周边子宫肌层（图 3-15-2B 箭头所示），其下方宫腔内并未见到确切息肉样局部异常增强区；注入造影剂后 25s，子宫肌层造影剂达峰值，原切口处可见一楔形的低增强区（图 3-15-2C 箭头所示），其周边肌层未见异常增强；注入造影剂后 32s，造影剂消退中，切口处仍可见一楔形的低增强区，宫腔及肌层内未见确切异常增强区（图 3-15-2D 箭头所示）。

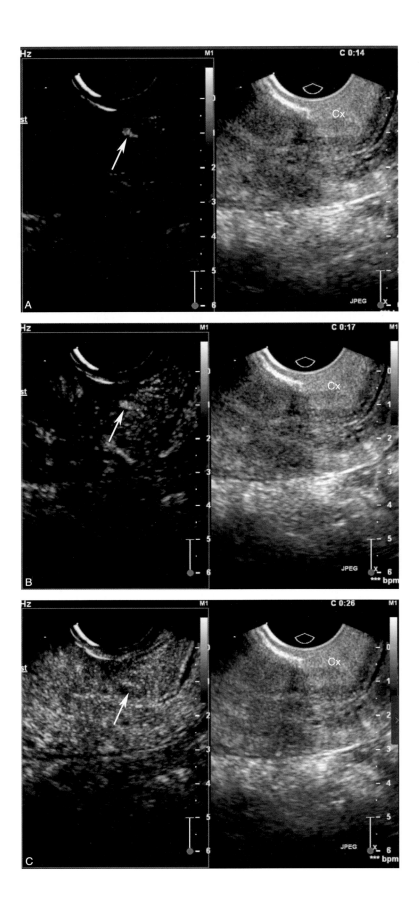

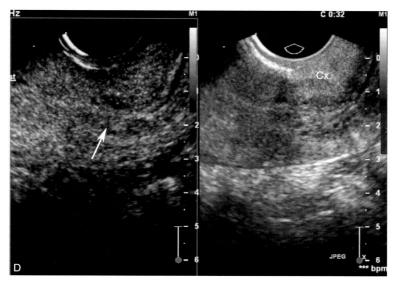

图 3-15-2　经静脉超声造影声像图

A. 注入造影剂后 14s；B. 注入造影剂后 17s；C. 注入造影剂后 25s；D. 注入造影剂后 32s。Cx：宫颈。

ER 3-15-3　经静脉超声造影动态图

经静脉超声造影提示：

宫腔内切口处至宫颈内口处宫腔表面异常血管影像（疑宫腔内壁扩张的静脉）。

【临床诊断或术后诊断】

宫腔镜术中所见：子宫前壁下段原剖宫产切口瘢痕至宫颈内口处见数根增生小血管，刺激后部分有活动性出血，切口处肌壁呈裂隙状缺损，如"V"型改变。

术后诊断：子宫切口憩室伴局部血管增生。

【经静脉超声造影图像解读】

此为子宫切口憩室伴局部血管增生的病例，有如下特点：①宫颈内口至原切口处增生小血管表现为稍先于子宫肌层增强的管状增强，增强后其下方宫腔内并未见到确切息肉样局部异常增强区，因此排除息肉的诊断；②子宫切口憩室其造影表现与憩室的组织结构有关，憩室周边肌层为正常子宫肌层，因此造影剂增强与消退模式与子宫肌层同步，呈中等均匀增强；③该病例憩室较小，且有内膜覆盖，因此造影表现不同于以往所见的憩室呈典型的楔形无增强区，而显示的是一楔形的低增强区，仅在病灶中心可见小部分区域在增强早期及增强晚期均没有造影剂灌注。

分析该例患者漏诊剖宫产术后子宫切口憩室的原因是检查当时患者无明显阴道流血症状，切口憩室较有症状时期体积略有回缩，且有明显内膜覆盖，声像图不典型，同时切口附近有新生血管，血流较丰富，因此只关注到新生血管而未诊断到切口憩室。

【疾病相关知识】

剖宫产术后子宫切口憩室(post-cesarean section scar diverticulum, PCSD)是指剖宫产术后在手术部位形成的与宫腔相通的憩室状病变。PCSD 是剖宫产远期子宫出血、不孕、切口妊娠、瘢痕妊娠子宫破裂的常见原因。部分剖宫产术后子宫切口憩室患者无明显症状,部分可有阴道异常出血、月经淋漓不尽等临床表现。

剖宫产术后子宫切口憩室超声表现:子宫前壁下段切口处局部肌壁变薄,可见裂隙状、三角形或囊状无回声区,与宫腔相通,月经不同时期其大小可有轻微变化。切口处肌层厚度 <3mm 的患者,再次妊娠子宫破裂的风险相对较大,且有更为明显的临床症状,建议行手术治疗。

【特别提示】

剖宫产术后子宫切口憩室需要与子宫肌层囊性病变如子宫颈腺囊肿或子宫内膜异位的肌层病灶鉴别,后者多为圆形或椭圆形,位于子宫肌层间,内部可为无回声或低回声,与宫腔不相通。对原切口处有异常丰富血流的病例,要考虑到子宫切口憩室伴局部血管增生的情况。超声造影应与常规彩色多普勒超声检查及临床病史相结合,综合分析后才能提高诊断的符合率。

(田　甜)

病例 3-16　子宫肌瘤(富血供型)

【临床资料】

患者,41 岁,已婚。因"发现子宫肌瘤 1 年余,肌瘤逐渐长大"入院。

既往史:13 年前于外院行"经腹阑尾切除术",余无特殊。

月经史:初潮 13 岁,5d/28~30d,量中,无痛经。末次月经:10d 前。

生育史:$G_2P_1^{+1}$。

查体:T 36.3℃,P 60 次/min,R 20 次/min,BP 110/65mmHg。内科查体无阳性发现。

专科查体:阴道通畅,无畸形,黏膜色泽正常,分泌物多、白色稀糊样、无异味。宫颈:肥大,光滑,无触血,宫颈管内无出血。宫体:子宫前位,如孕 40 余天大小,质软,宫底偏左侧扪及一最大径约 4cm 结节,质稍硬,无压痛。左附件未扪及异常。右附件未扪及异常。

【实验室及其他影像学检查】

输血全套、血常规、肝肾功、血脂、凝血功能、肿瘤标志物、宫颈脱落细胞、白带常规、胸部 X 线检查及心电图等均未见异常。

【超声检查】

第一次超声检查(入院前 2 个月):

经阴道超声检查见图 3-16-1 及 ER 3-16-1。子宫前位,宫体大小为 5.7cm×7.7cm×6.2cm,内膜厚 0.2cm(单层),前壁偏宫底肌壁间突向浆膜下查见弱回声团,大小为 6.0cm×5.3cm×5.9cm,周边探及较丰富血流信号,团块壁局部查见强回声,最大径为 0.7cm,未探及明显血流信号。双附件区未见确切占位。超声检查结果:子宫肌瘤伴局部钙化。

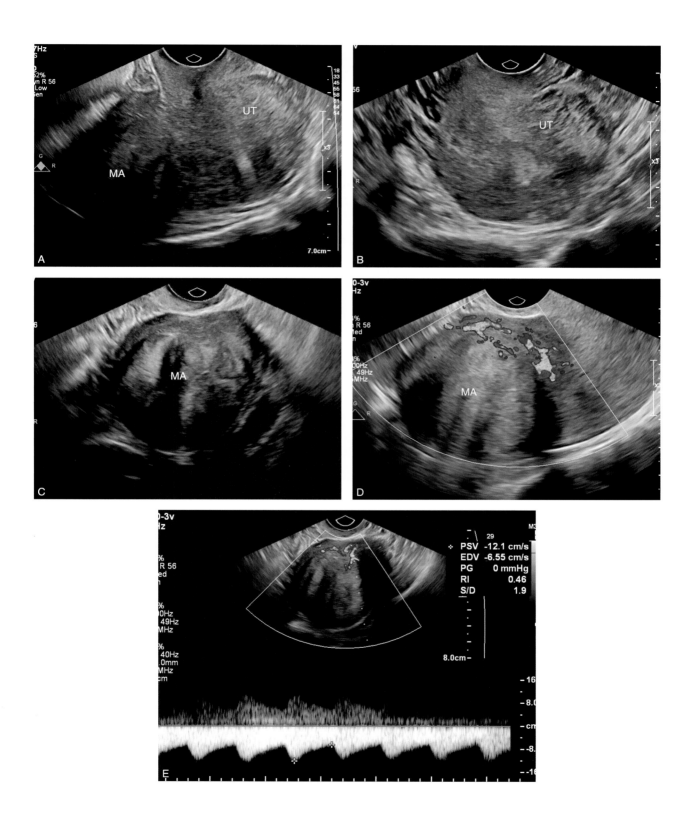

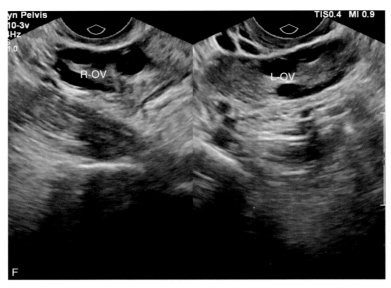

图 3-16-1   常规超声声像图

A. 后位子宫的矢状切面（经阴道）；B. 子宫横切面（经阴道）；C. 子宫前壁浆膜下肿物的最大长轴切面（经阴道）；D. 子宫前壁浆膜下肿物的彩色多普勒血流情况；E. 肿物的血流频谱，RI=0.46；F. 双卵巢显示。UT：子宫；MA：肿物；L-OV：左卵巢；R-OV：右卵巢；PSV：峰值血流速度；EDV：舒张末期血流速度；PG：压力差；RI：阻力指数；S/D：收缩期和舒张末期血流比值。

ER 3-16-1   彩色多普勒血流动态图

第二次超声检查（入院当天）：

经静脉超声造影见图 3-16-2 及 ER 3-16-2。注入造影剂后 12s，团块周边出现造影剂（图 3-16-2A 箭头所示），先于子宫肌层增强；注入造影剂后 15s，团块周边呈环状增强（图 3-16-2B 箭头所示）；注入造影

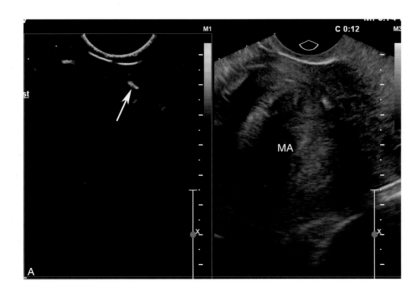

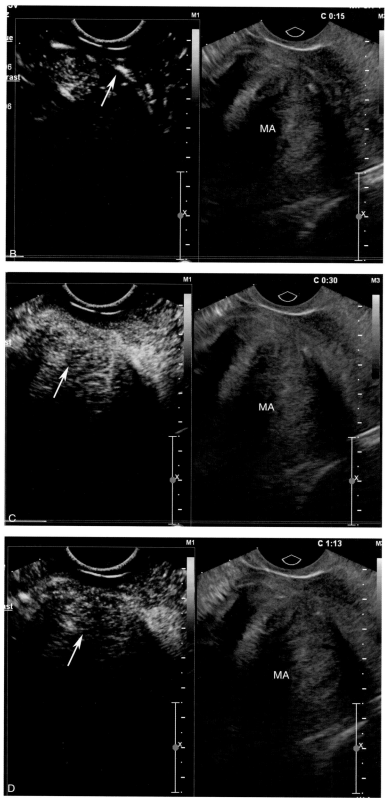

图 3-16-2　经静脉超声造影声像图

A. 注入造影剂后 12s；B. 注入造影剂后 15s；C. 注入造影剂后 30s；D. 注入造影剂后 73s。MA：肿物。

ER 3-16-2 经静脉超声造影动态图

剂后 30s,团块内呈等增强,与子宫肌层增强相似(图 3-16-2C 箭头所示),团块内造影剂分布均匀;注入造影剂后 73s,团块内造影剂消退早于子宫肌层(图 3-16-2D 箭头所示)。

经静脉超声造影提示:

子宫肌瘤伴局部钙化(富血供型)。

【临床诊断或术后诊断】

术中所见:患者在全身麻醉下行"腹腔镜下子宫肌瘤切除术 + 子宫整形术,诊断性刮宫,肠粘连松解术"。诊刮术见:子宫前位,宫腔深 9cm,刮取少许内膜组织送病检。腹腔镜下见:子宫前位,前壁左侧近宫底处可见一最大径约 6cm 肌瘤样结节。盆腔情况:乙状结肠与盆侧壁粘连。

术中冰冻切片分析:(子宫)平滑肌瘤;(子宫)内膜增生期。

术后诊断:子宫平滑肌瘤;肠粘连。

【经静脉超声造影图像解读】

此为富血供型子宫肌瘤病例,有如下特点:①肌瘤团块先于子宫肌层增强,呈"快进",表示了高灌注的状态;②增强早期,可见团块周边有环状增强,此为子宫肌瘤的特征性造影表现;③造影剂增强强度与子宫肌层相似,呈等增强;④团块内造影剂分布均匀,且呈稀疏的"网格状"分布;⑤造影剂消退速度快于子宫正常肌壁,呈"快出"。综上,团块周边环状增强和团块内造影剂稀疏"网格状"分布是子宫肌瘤典型的特征性造影表现;团块造影剂的"快进"提示高灌注状态;此病例为富血供型的子宫肌瘤。运用经静脉超声造影可用于判断肌瘤的血流丰富程度,从而判断肌瘤的预后。

【疾病相关知识】

子宫肌瘤是女性生殖器中最为常见的一种良性肿瘤,患病率较高,在 30 岁以上妇女中患病率约为20%。依据子宫肌瘤在子宫所处位置,可分为子宫黏膜下肌瘤、肌壁间子宫肌瘤和浆膜下子宫肌瘤。子宫肌瘤常无临床症状,仅于查体发现;有时会因为包块长大出现腹胀、尿频、尿急、大便不畅等压迫症状或因肌瘤突入宫腔造成月经淋漓不尽、阴道异常出血等症状。

子宫肌瘤超声特点:①肌瘤边界一般较为清晰,也可与周围组织粘连而使边界模糊不清;②瘤体实质具有漩涡状排列的结构,此为子宫肌瘤最具特征性的表现;③容易变性,如变性则瘤体内部回声可表现复杂多样,例如钙化所致肌瘤内的强回声;④瘤体周边及内部可检出彩色血流信号。

【特别提示】

子宫浆膜下肌瘤是子宫肌瘤的一种类型。子宫浆膜下肌瘤应注意与如下疾病相鉴别:卵巢肿瘤、腹膜后肿瘤和肠道肿瘤等鉴别。鉴别要点:瘤体本身的回声特点;对卵巢的观察,如双卵巢显示则附件肿物为非卵巢肿物可能性大,反之,则肿物来源于卵巢可能性大;瘤体和子宫的关系,即注意瘤体是否与子宫体相连,如相连则子宫来源肿物可能性大;是否推挤子宫,卵巢肿瘤较少见推挤子宫的情况;肿物的活动度,腹膜后肿瘤的活动度常较差,不易被推动;肿物与肠管的关系;肿物的血流与子宫是否相通;肿瘤标志物是否升高;超声造影有助于疾病的鉴别。

（田　雨）

病例 3-17　子宫阔韧带肌瘤

【临床资料】

患者,46 岁,已婚。因"发现子宫肌瘤 1 余年"入院。

既往史:9 年前曾有"子宫肌瘤切除术"史。

月经史:初潮 14 岁,6~7d/24~30d,经量正常,周期规律,无痛经史。末次月经:1 个月前。

生育史:$G_3P_1^{+2}$。

查体:T 36.8℃,P 85 次 /min,R 20 次 /min,BP 118/72mmHg。内科查体无阳性发现。

专科查体:子宫前位,如孕 50 余天大小,表面光滑,质中,无压痛。双附件未扪及异常。

【实验室及其他影像学检查】

血常规、肝肾功、尿常规、尿糖、凝血功能、宫颈脱落细胞、白带常规、胸部 X 线检查及心电图等均未有阳性发现。

【超声检查】

第一次超声检查（入院前 20d）:

经阴道超声检查见图 3-17-1。子宫前位,宫体大小 4.0cm×5.3cm×4.4cm,内膜居中,厚 0.15cm（单层）,肌壁间及浆膜下查见 7~8 个弱回声团,最大者的最大径为 1.6cm,周边均可探及血流信号。子宫左侧查见 3.4cm×2.5cm×3.2cm 的弱回声团,边界较清楚,与子宫紧贴,周边可探及血流信号。查见双卵巢。盆腔未见明显积液。超声检查结果:子宫肌瘤,左附件区弱回声。

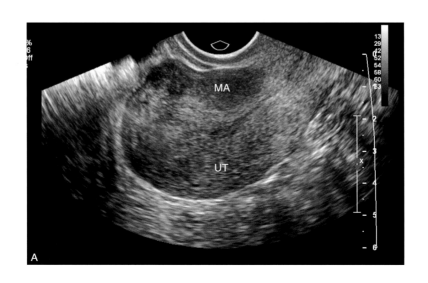

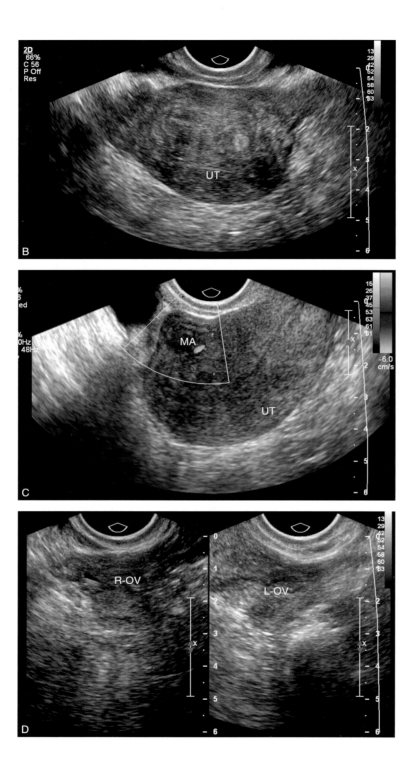

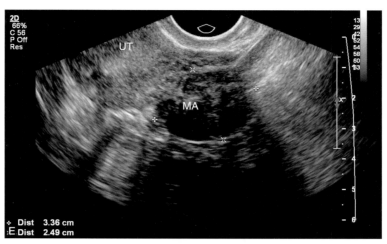

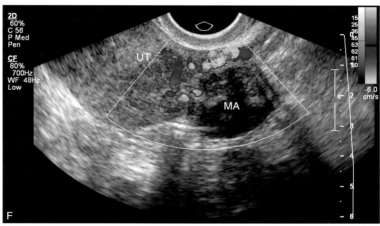

图 3-17-1　常规超声声像图

A. 前位子宫的矢状切面（经阴道）；B. 子宫横切面（经阴道）；C. 子宫肌层间弱回声彩色多普勒血流情况（经阴道）；D. 双卵巢声像；E. 子宫左侧弱回声团二维声像图，显示团块与子宫的关系；F. 子宫左侧弱回声团的彩色多普勒血流情况。UT：子宫；MA：肿物；L-OV：左卵巢；R-OV：右卵巢。

第二次超声检查（入院前 20d）：

经静脉超声造影见图 3-17-2 及 ER 3-17-1。注入造影剂后 11s，子宫肌层出现增强（图 3-17-2A 箭头所示）；注入造影剂后 13s，子宫左侧团块开始增强（图 3-17-2B 箭头所示）；注入造影剂后 16s，团块内造影剂继续增强（图 3-17-2C 箭头所示），造影剂自子宫流入左侧团块；注入造影剂后 23s，团块内增强达到峰值，造影剂分布较均匀（图 3-17-2D 箭头所示），呈低到等增强（与自身子宫肌层相比）；注入造影剂后 25s，团块内造影剂开始消退（图 3-17-2E 箭头所示），早于子宫肌层；注入造影剂后 52s，子宫左侧团块内造影剂基本消退（图 3-17-2F 箭头所示）。

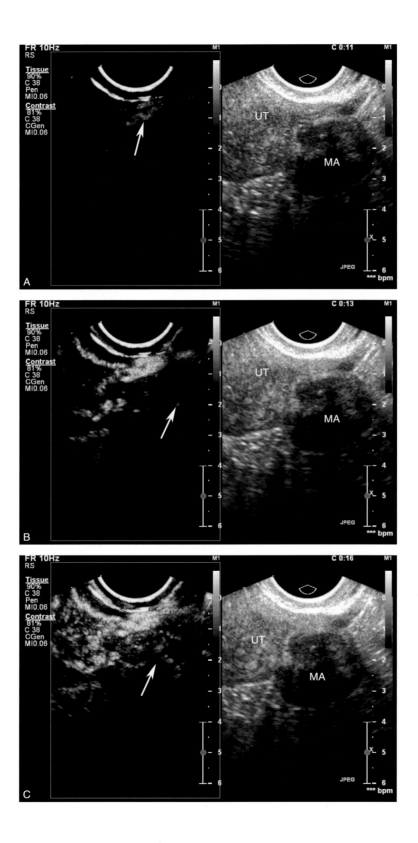

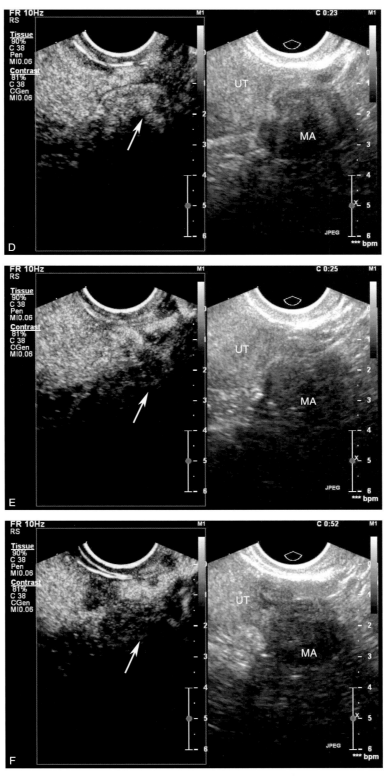

图 3-17-2　经静脉超声造影声像图

A. 注入造影剂后 11s；B. 注入造影剂后 13s；C. 注入造影剂后 16s；D. 注入造影剂后 23s；E. 注入造影剂后 25s；F. 注入造影剂后 52s。UT：子宫；MA：肿物。

ER 3-17-1　经静脉超声造影动态图

经静脉超声造影提示：

子宫左侧占位（多系浆膜下或阔韧带肌瘤）；子宫肌瘤。

【临床诊断或术后诊断】

术中所见：子宫前位，如孕 50 余天大小；术前探宫腔深 8cm。诊刮：刮出子宫内膜 5g，探查宫腔形态规则。腹腔镜：子宫前位，如孕 50 余天大小，外形欠规则，子宫左后壁见一大小约 4cm×3cm×3cm 肌瘤样结节，有包膜，子宫表面另见数个肌瘤样结节（7~8 个），最大结节的最大径约 2cm。术后剖视离体子宫见：子宫左侧阔韧带见一大小约 4cm×3cm×3cm 肌瘤，有包膜，子宫浆膜下及肌壁间见 7~8 个肌瘤，有包膜，剖面呈漩涡状结构，宫腔线居中，宫内膜光滑。

术后诊断：左侧阔韧带肌瘤，多发性子宫肌瘤。

【经静脉超声造影图像解读】

此病例为子宫阔韧带肌瘤，经静脉超声造影有如下特点：①团块造影剂出现时间稍晚于子宫肌层，呈"慢进"；②可见造影剂自子宫进入团块，提示团块来源于子宫，且首先出现团块的周边增强；③团块内呈低到等增强（与自身子宫肌层比较），说明肿物微血管的血供少于或接近子宫肌层的微血管血供；④团块内造影剂分布较均匀，呈稀疏的"网格状"分布，与子宫肌瘤组织结构有关；⑤团块造影剂的消退早于子宫肌层，呈"快出"。综上，该团块造影剂自子宫进入，表现为"慢进快出"的低到等增强，提示团块为来源于子宫的中等血流灌注状态肿物，符合子宫肌瘤的造影表现。

【疾病相关知识】

子宫平滑肌瘤生长在子宫旁两侧阔韧带内就称为子宫阔韧带肌瘤。子宫阔韧带肌瘤的患病率占子宫肌瘤的 0.3%~0.8%，是激素依赖性疾病，育龄期妇女多见，以中年妇女为主。临床症状常表现为：腹胀、尿频、尿急、大便不畅、月经量增多及压迫症状等。子宫阔韧带肌瘤包括两种类型：子宫两侧的浆膜下肌瘤如果向阔韧带内生长，称为假性阔韧带肌瘤。此型肌瘤体积一般较大，多有临床症状；而真性阔韧带肌瘤组织来源于子宫或卵巢血管周围组织的肌纤维，与子宫不相连，体积较小，临床症状不典型。

子宫阔韧带肌瘤超声特点：①多为单发，肿块常位于子宫一侧，体积一般较大；②外形呈类球体或不规则形；③边界一般较为清晰，有假包膜，也可与周围组织粘连而使边界模糊不清；④以实性低回声或中低回声为主，呈漩涡状或编织状结构，并可见"栅栏征"，容易变性，如变性则瘤体内部回声可表现复杂多样；⑤团块后方常有不同程度声衰减；⑥子宫常被肿块推挤至健侧而变得狭长，其大小多正常，宫颈也常有被拉长的现象；⑦双卵巢常可显示；⑧CDFI 显示在团块周边和内部可检出血流信号，瘤体内的血流与子宫血流不相通者为真性阔韧带肌瘤，相通则为假性阔韧带肌瘤。

【特别提示】

参看病例 3-16。

（何　敏）

病例 3-18　子宫黏膜下肌瘤伴变性（二）

【临床资料】

患者，42 岁，已婚。因"经量增多 3 个月余"入院。

既往史：10 余年前因右侧乳腺占位，于当地医院行手术治疗，手术顺利，术后病检良性（未见报告）。

月经史：初潮 13 岁，7d/23~24d，经量多，周期规律，无痛经史。末次月经：1 个多月前。

生育史：$G_6P_1^{+5}$。

查体：T 36.5℃，P 82 次 /min，R 20 次 /min，BP 140/88mmHg。内科查体无阳性发现。

专科查体：宫体前位，子宫增大，如孕 50 天大小，形态正常，质软，表面光滑，无压痛。双附件区未扪及异常。

【实验室及其他影像学检查】

血常规、肝肾功、尿常规、尿糖、凝血功能、宫颈脱落细胞、白带常规、胸部 X 线检查及心电图等均未有阳性发现。

【超声检查】

第一次超声检查（入院前 8d）：

子宫前位，宫体大小为 5.9cm×6.4cm×6.2cm，宫腔内查见 4.5cm×3.8cm×4.5cm 不均质稍弱回声团，与肌壁分界欠清，内可见多个液性暗区，团块内探及较丰富血流信号。肌壁回声均匀，未探及明显异常血流信号，双附件区未见确切占位。超声检查结果：宫腔内占位。

第二次超声检查（入院前 5d）：

经阴道超声检查见图 3-18-1。子宫前位，宫体大小为 6.5cm×6.8cm×6.7cm，内膜厚 0.35cm（单层），前肌壁间查见 5.1cm×4.6cm×4.7cm 的不均质稍弱回声团，内可见不规则液性暗区，该团块大部分突向宫腔，团块内探及点线状血流信号。双附件区未见确切占位。超声检查结果：子宫前壁突入宫腔稍弱回声。

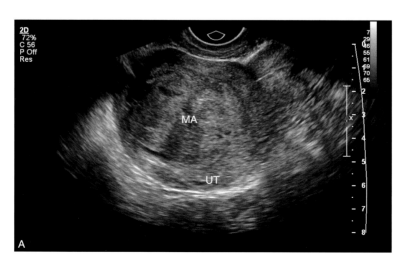

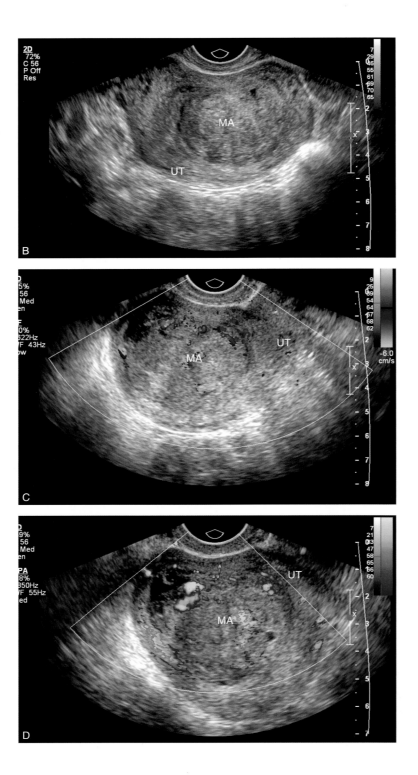

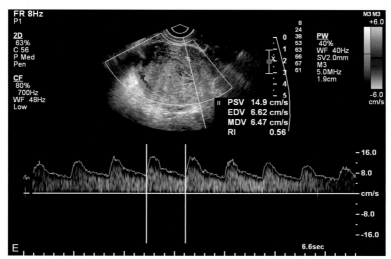

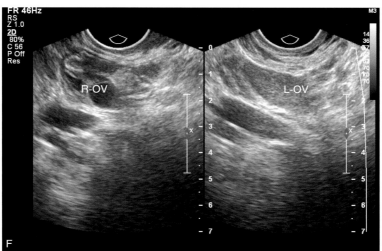

图 3-18-1　常规超声声像图

A. 子宫的矢状切面（经阴道）显示子宫稍弱回声；B. 子宫横切面（经阴道）稍弱回声团块大部分位于宫腔内；C. 稍弱回声团块彩色多普勒血流情况；D. 稍弱回声团块彩色多普勒能量图血流情况；E. 稍弱回声团块的血流频谱，阻力指数（RI）=0.56；F. 双卵巢二维声像。UT：子宫；MA：肿物；L-OV：左卵巢；R-OV：右卵巢；PSV：峰值血流速度；EDV：舒张末期血流速度；MDV：最小舒张期血流速度。

第三次超声检查（入院前 5d）：

经静脉超声造影见图 3-18-2 及 ER 3-18-1。注入造影剂后 17s，子宫前壁突入宫腔，稍弱回声团块内出现造影剂（图 3-18-2A 箭头所示）；注入造影剂后 26s，团块的增强强度达峰值，呈等 - 高增强，造影剂分布不均匀（图 3-18-2B 箭头所示），团块内查见不规则无增强区，团块周边可见环状增强，强度略高于周围子宫肌层；注入造影剂后 30s，团块内造影剂（图 3-18-2C 箭头所示）开始消退；注入造影剂后 113s，团块内造影剂已大部分廓清，早于子宫肌层，团块周边与子宫肌层间可见明显无增强带分隔（图 3-18-2D 箭头所示），勾勒出团块轮廓和宫腔位置，团块大部分突入宫腔内。

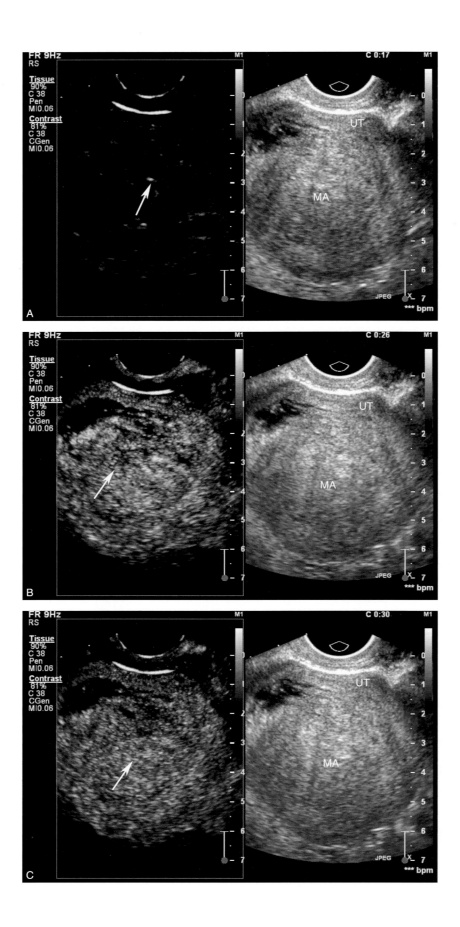

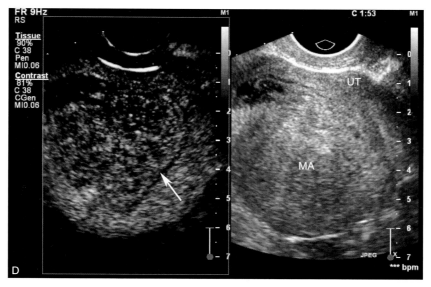

图 3-18-2　经静脉超声造影声像图

A. 注入造影剂后 17s；B. 注入造影剂后 26s；C. 注入造影剂后 30s；D. 注入造影剂后 113s。UT：子宫；MA：肿物。

ER 3-18-1　经静脉超声造影动态图

经静脉超声造影提示：

子宫肌层间占位（考虑子宫肌瘤伴变性，团块大部分突入宫腔）。

【临床诊断或术后诊断】

术中见：宫体前位，宫腔深 9.5cm，形态不规则。子宫左侧壁中上段见一个最大径约 4.5cm 的肌瘤样包块，位于肌壁间，大部分突向黏膜下，边界清，表面光滑。

病理结果：（子宫）黏膜下平滑肌瘤。

术后诊断：子宫黏膜下肌瘤伴变性。

【经静脉超声造影图像解读】

本例患者为无蒂黏膜下肌瘤，团块部分位于子宫肌层间，因此其增强模式与子宫肌层间肌瘤相似，其特点如下：①造影剂在团块内与子宫肌层同步出现；②增强程度为等 - 高增强，表明肌瘤内部的微血管血供近似或稍多于子宫肌层；③团块内造影剂分布不均匀，在增强早期团块周边可见环形增强，其后在团块内部可见不规则造影剂充盈缺损区域，多为局部因血供不足所致的变性坏死；④造影剂消退时，因不同组织消退时间不一致，可以见到团块与子宫肌层间有明显无增强带分隔，勾勒出团块轮廓和宫腔位置，使肌瘤边界更为清晰。综上，该病例为血供丰富型子宫肌瘤，超声造影表现为："同进慢出"的等 - 高增强，团块周边可见环形增强。环形增强考虑与肌瘤周边的假包膜有关，增强早期和增强晚期的环形增强有助于将肌瘤与周边的肌壁分隔开，使肌瘤边界更为清晰，有助于子宫肌瘤的定位。

子宫肌瘤依据血供情况可分为富血供型和少血供型；血供的多少与子宫肌瘤的生长速度和患者预后有关。经静脉超声造影与常规超声相比，前者准确评估子宫肌瘤的血供类型，有利于子宫肌瘤预后评估。

超声造影还可帮助诊断一些常规超声上未能显示的小肌瘤，研究表明超声造影检出的肌瘤数目更多，并且能较清晰地显示最大径<1cm的小肌瘤。此外，超声造影还有助于显示浆膜下及子宫黏膜下肌瘤的蒂部。

【疾病相关知识】

子宫黏膜下肌瘤是子宫肌瘤的一种特殊类型，占子宫肌瘤的10%~15%，常见于育龄期妇女，且以35岁以上较为多见。临床以月经量过多、经期延长为主要症状。

子宫黏膜下肌瘤的超声表现：①无蒂黏膜下肌瘤：一般单发、无蒂，多为较均质低回声，与高回声内膜界限清楚、基底与子宫肌层相连，局部子宫内膜回声中断。如果均匀的内膜中出现局灶性低回声区、边界清晰，结合患者不规则阴道流血，应首先考虑黏膜下肌瘤的可能。②带蒂黏膜下肌瘤：宫腔内可见条状稍低回声，蒂从宫腔前后壁或侧壁发出，延伸至宫颈或阴道内，将正常的两层宫内膜分开，宫腔线分离。脱出物呈实性低回声，上窄下宽。肌瘤大时可呈典型的漩涡状。③CDFI显示肌瘤周边为环状或半环状血流信号，呈"彩球征"。如果有蒂，可见蒂部条状血流。

【特别提示】

子宫黏膜下肌瘤需要与以下疾病进行鉴别诊断：子宫内膜息肉、宫腔积血、宫腔内残留物及子宫内膜癌等。鉴别要点在于：①观察病灶的形态、边界及回声特点，子宫黏膜下肌瘤多为较规则低回声团块，与内膜分界清楚；子宫内膜息肉多为梭形强回声，位于内膜层内，与内膜分界清晰或欠清晰；宫腔积血形态不规则，多为絮状稍强回声或强弱不均回声，其内可见无回声区，与内膜分界不清；宫腔内残留物多为强弱不均的杂乱回声，形态常不规则；子宫内膜癌为不均质的稍强回声，可与内膜及肌层分界不清。②CDFI观察血供特点：典型黏膜下肌瘤为周边环形血流，带蒂黏膜下肌瘤常可显示蒂部条状血流信号；较小子宫内膜息肉常无血流，较大子宫内膜息肉显示根蒂部点状血流；宫腔积血无血流；宫腔内残留物与子宫肌层相接处可探及片状或网状血流；子宫内膜癌在增厚的内膜内可探及条带状血流。③结合病史：子宫黏膜下肌瘤、子宫内膜息肉多见于育龄期妇女，病史较长，子宫黏膜下肌瘤多表现为月经量明显增多，而子宫内膜息肉多为经期延长，月经淋漓不尽；宫腔内残留物应有相关妊娠及流产、引产病史；子宫内膜癌多见于围绝经期及绝经后妇女，表现为月经紊乱或绝经后阴道出血。

（何　敏）

▉▉ 小结

1. 子宫内膜息肉常见造影表现

- 时相：与子宫肌层比较"慢进同出"；与子宫内膜比较"快进慢出"。
- 强度：呈低增强或等增强，但均高于内膜；在发生坏死时可以表现为无增强。
- 分布：息肉内造影剂均匀分布；宫腔内造影剂分布不均匀（因为包括了内膜）。
- 形态：增强区域常呈结节状。

特别提示：子宫内膜息肉由于其组织成分、结构及生理状态等原因，故超声造影表现多种，不仅限于上述表现，例如子宫内膜息肉样腺肌瘤其表现与上述通常的息肉表现就不一样。造影可以观察息肉的蒂部，增强早期的宫腔内可观察到的细条状增强就提示息肉的蒂部。

2. 子宫内膜单纯性增生常见造影表现同正常子宫内膜

- 时相：与子宫肌层比较"慢进快出"。
- 强度：呈低增强。
- 分布：宫腔内造影剂分布均匀。
- 形态：与宫腔形态一致。

3. 子宫内膜复杂性增生常见造影表现

- 时相：与子宫肌层比较"慢进慢出"。
- 强度：呈等增强。
- 分布：宫腔内造影剂分布均匀。
- 形态：与宫腔形态一致。

4. 子宫内膜炎常见造影表现

- 时相：与子宫肌层比较"慢进慢出"。
- 强度：呈低增强或无增强。
- 分布：宫腔内造影剂分布不均匀。
- 形态：不规则。

5. 子宫肌瘤常见造影表现

- 时相：与子宫肌层比较"慢进同出""同进同出""快进慢出""同进慢出"。
- 强度：可呈低增强、等增强、高增强。
- 分布：团块造影剂分布不均匀，如肌瘤变性内可见无增强区域；消退期团块内呈稀疏的"网格状"分布（子宫肌瘤特征性的造影表现）。
- 形态：团块周边可有环状增强（子宫肌瘤特征性的造影表现）；增强呈团状。

特别提示：增强早期，宫腔内团块造影剂进入位置提示肌瘤的根蒂部；因肌瘤的位置及组成成分比例等因素，肌瘤的造影时相和强度会有差异；超声造影可判断子宫肌瘤血供情况（分为富血供型和少血供型），有利于预后评估。

6. 子宫恶性病变常见造影表现

- 时相：与子宫肌层比较"快进慢出""快进快出"。
- 强度：高增强。
- 分布：造影剂分布不均匀，如恶性团块内有坏死组织可见无增强区域。
- 形态：增强呈不规则形态。

特别提示：增强早期，宫腔内恶性团块造影剂进入位置提示肿物宫腔附着处；观察团块与肌层的界限有利于了解病灶有无侵犯周围组织；子宫良性肿瘤和恶性肿瘤部分病例的超声造影表现有重叠。

7. 剖宫产术后子宫切口憩室常见造影表现　呈典型的楔形无增强区或低增强。

（罗　红　杨　帆）

第四章

附件相关疾病的超声造影病例

病例 4-1 卵巢黄体囊肿

【临床资料】

患者,37 岁,已婚。因"腹痛 2d"入院。

既往史:无特殊。

月经史:初潮 14 岁,5d/30~37d,经量正常,无痛经史。末次月经:20 余天前。

生育史:G_1P_1。

查体:T 36.5℃,P 82 次 /min,R 20 次 /min,BP 140/88mmHg。内科查体无阳性发现。

专科查体:宫颈中度糜烂,无触血;左附件区扪及最大径约 4.0cm 的包块,边界较清,质软,轻压痛。

【实验室及其他影像学检查】

输血全套、血常规、肝肾功、血脂、凝血功能、肿瘤标志物、宫颈脱落细胞、白带常规、胸部 X 线检查及心电图等均未有阳性发现。

【超声检查】

第一次超声检查(门诊当天):

经腹部和经阴道超声检查见图 4-1-1A、B、C。子宫后位,宫体大小为 3.8cm×5.3cm×3.7cm,内膜居中,厚 0.4cm(单层),肌壁回声均匀,未探及明显异常血流。左卵巢上查见大小约 3.8cm×3.7cm×3.9cm 实性回声团,内见不规则液性暗区,周边探及血流信号,其内未探及血流信号。右附件区未见确切占位。盆腔查见深约 2.1cm 游离液性暗区,液体清亮。超声检查结果:左卵巢上实性占位,盆腔积液。

第二次超声检查(门诊后 2d):

经阴道超声检查见图 4-1-1D、E、F 及 ER 4-1-1。子宫后位,宫体大小为 3.8cm×5.3cm×4.3cm,内膜居中,厚 0.6cm(单层),肌壁回声均匀,未探及明显异常血流。左附件区查见 4.3cm×4.1cm×4.3cm 弱回声,其内回声欠均匀,团块与左卵巢相连,团块周边探及环状血流信号。右附件区未见确切占位。盆腔查见深约 1.8cm 游离液性暗区,液体清亮。超声检查结果:左附件区弱回声,盆腔积液。

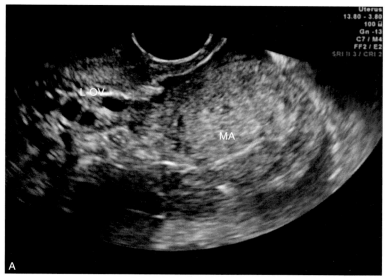

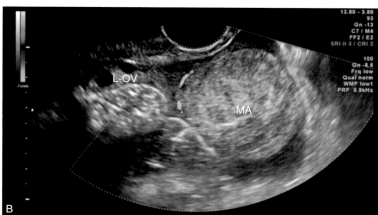

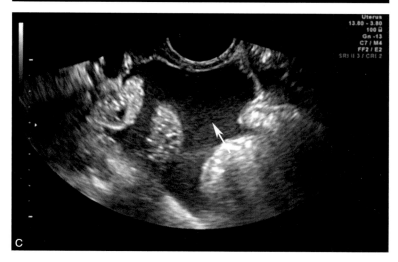

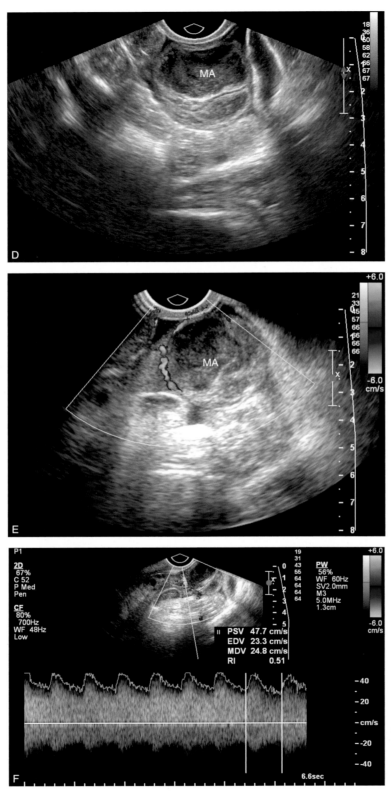

图 4-1-1　常规超声声像图

A. 左卵巢上查见实性回声团,边界清楚,团块内有不规则液性暗区;B. 团块内未探及血流信号,周边探及
血流信号;C. 盆腔内较多游离液性暗区(箭头所示);D. 2d 后复查左卵巢上弱回声团块大小无明显改变,
团块内回声不均匀,暗区增大;E. 团块周边探及环状血流信号;F. 团块内的血流频谱,RI=0.51。MA:肿物;
L-OV:左卵巢;PSV:峰值血流速度;EDV:舒张末期血流速度;MDV:最小舒张期血流速度;RI:阻力指数。

第三次超声检查（门诊后 2d ）：

经静脉超声造影见图 4-1-2 及 ER 4-1-2。注入造影剂后 11s，左附件区肿物囊壁出现造影剂（图 4-1-2A 箭头所示），与子宫肌层同步增强；注入造影剂后 18s，可见造影剂分布于肿物的囊壁及分隔（图 4-1-2B 箭头所示），余囊内未见增强；注入造影剂后 24s，囊壁及分隔呈等增强（图 4-1-2C 箭头所示）；注入造影剂后 63s，另一切面可见囊内完全性分隔，囊壁光滑（图 4-1-2D 箭头所示）；注入造影剂后 69s，消退期分隔囊肿的造影表现（图 4-1-2E 箭头所示）。

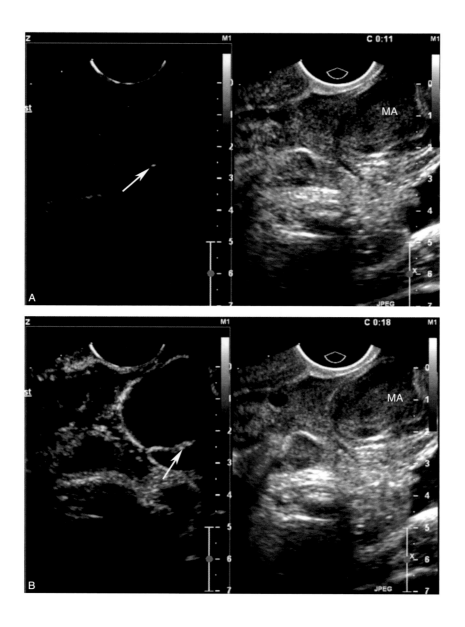

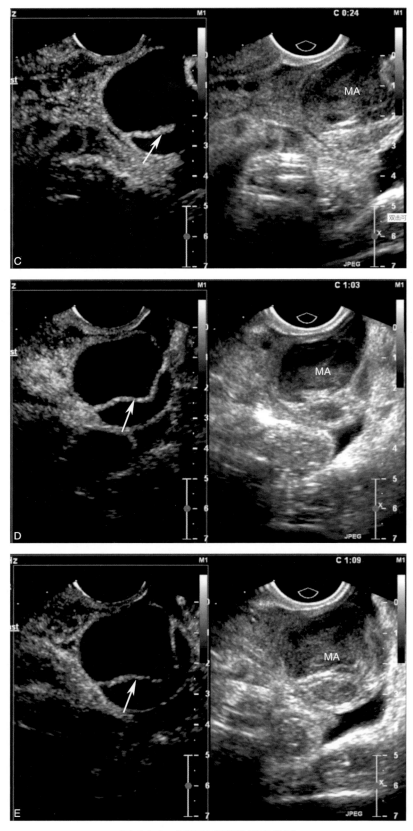

图 4-1-2   经静脉超声造影声像图

A. 注入造影剂后 11s；B. 注入造影剂后 18s；C. 注入造影剂后 24s；D. 注入造影剂后 63s；E. 注入造影剂后 69s。MA：肿物。

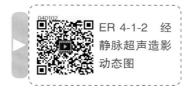

经静脉超声造影提示：

左附件区包块（左附件来源的良性病变可能性大，疑卵巢囊肿伴囊内出血）。

【临床诊断或术后诊断】

临床考虑为卵巢黄体囊肿伴囊内出血，未予特殊处理，未进行药物和手术治疗，1个月后复查超声检查，双附件区未见占位。

【经静脉超声造影图像解读】

此病例为附件良性肿物，经静脉超声造影有如下特点：①在增强早期，注入造影剂11s后肿物周边出现增强，与子宫肌层同时增强；②肿物的造影剂增强呈等增强；③造影剂分布不均匀，仅见造影剂分布于肿物的周边及团块内分隔处，余均未见造影剂增强。该病例常规超声表现为似实性的弱回声团块，经静脉超声造影可见造影剂分布于肿物的周边及团块内分隔处，余肿物内均未见造影剂增强；上述表现提示该病例为分隔状囊性肿物，而非常规超声所提示的实性。经静脉超声造影可进一步明确常规超声表现为实性的肿物的具体的囊实性物理性质。

【疾病相关知识】

黄体囊肿是常见的卵巢非赘生性囊肿，在月经周期及妊娠期均可见到。正常黄体囊肿开始时最大径仅1.2~1.7cm，以后逐渐消失。如果排卵时卵泡层破裂，血液流入黄体腔内则形成黄体血肿，血肿可发生破裂引起腹腔内出血和急腹症，与输卵管妊娠破裂临床表现相似。黄体血肿结局不同，除破裂外，可继发感染、自行消退、机化、液化或形成潴留囊肿。

黄体血肿的超声特点：①一侧卵巢内囊性包块，大小不一，大者可达4~5cm；②囊内回声根据出血量和出血时间不同而不同：早期出血量较多时囊内回声呈网絮状稍强回声或实性回声，出血后期或出血量较少时囊内含点状强回声或液面；③囊内无血流信号，囊壁可探及较丰富的环状血流信号。

【特别提示】

黄体血肿由排卵后卵泡膜塌陷血液流入黄体腔内形成，因此在月经周期的黄体期出现。可伴有腹胀或轻微腹痛，腹腔出现游离液性暗区。血肿破裂时需与宫外孕破裂、急性阑尾炎、急性盆腔炎等急腹症鉴别。血肿可自行消退，无需处理。鉴别要点：囊肿出现时间；囊内回声多样；囊内无血流信号，囊壁特征性环状血流信号；囊肿在短期内图像变化快；多数可在2~3个月内自行消退。

（庞厚清）

病例 4-2 卵巢子宫内膜异位症

【临床资料】

患者, 25 岁, 已婚。因超声检查"发现附件占位 5 个月余"入院。

既往史: 无特殊。

月经史: 初潮 13 岁, 6~7d/26~28d, 经量正常, 周期规律, 无痛经史。

生育史: G_0P_0。

查体: T 36.7℃, P 81 次/min, R 20 次/min, BP 96/58mmHg。无特殊。

专科查体: 阴道通畅, 无畸形, 黏膜色泽正常, 分泌物多、白色稀糊样、无异味。左附件增厚。右附件可扪及包块(患者紧张, 查体欠满意)。

【实验室及其他影像学检查】

肿瘤标志物(入院前 2 个月): CA12-5 119.1U/ml(参考值: <35U/ml)。余均未有阳性发现。

【超声检查】

第一次超声检查(入院前 2 个月):

经阴道超声检查见图 4-2-1。子宫前位, 宫体大小为 2.9cm×5.2cm×4.9cm, 内膜居中, 厚 0.6cm(单

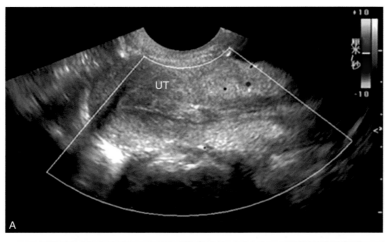

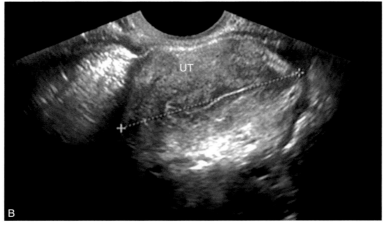

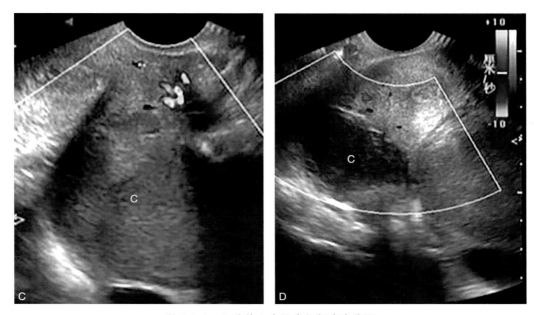

图 4-2-1　入院前 2 个月常规超声声像图

A. 子宫长轴（经阴道）；B. 子宫短轴（经阴道）；C. 右侧卵巢囊肿彩色多普勒血流情况；D. 左侧卵巢囊肿彩色多普勒血流情况。UT：子宫；C：囊肿。

层），肌壁回声均匀，未探及明显异常血流信号。右附件区查见大小 7.3cm×7.2cm×7.2cm 的分隔状囊性占位，部分囊内充满细弱点状稍强回声，囊壁未探及血流信号。左附件区查见大小 4.7cm×3.6cm×3.2cm 的囊性占位，内充满细弱点状稍强回声，囊壁未探及血流信号。盆腹腔未见明显积液。超声检查结果：双附件区囊性占位。

第二次超声检查（入院前 3d）：

经阴道超声检查见图 4-2-2 及 ER 4-2-1。子宫前位，宫体大小为 3.2cm×5.5cm×5.2cm，内膜居中，厚 0.45cm（单层），肌壁回声均匀，未探及明显异常血流信号。左附件区查见 3.5cm×3.4cm×3.4cm 的囊性占位，囊壁厚，囊内充满细弱点状稍强回声。右附件区查见 8.2cm×5.6cm×7.8cm 的囊性占位，囊壁厚，囊内充满细弱点状稍强回声，团块略偏向左侧。盆腔未见明显积液。超声检查结果：双附件区囊性占位。

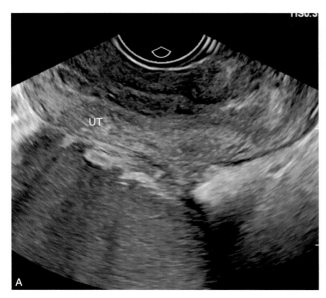
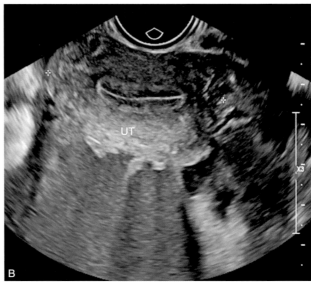

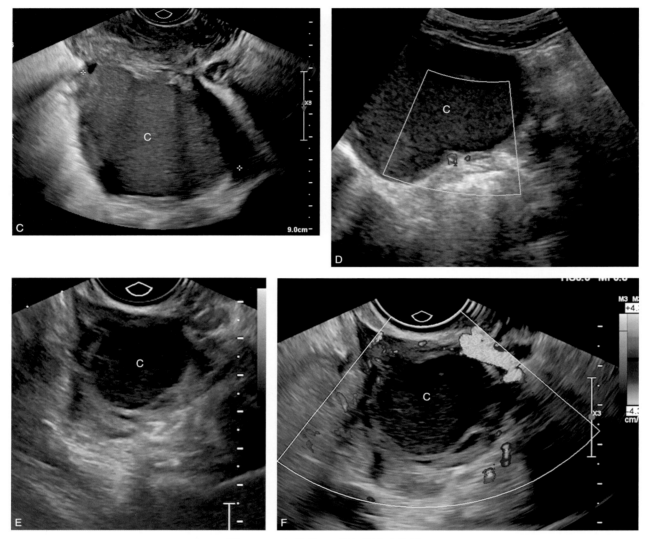

图 4-2-2　入院前 3d 常规超声声像图

A. 子宫长轴（经阴道）；B. 子宫短轴（经阴道）；C. 右附件区肿物最大长轴切面（经阴道）；D. 右附件区肿物彩色多普勒血流情况；E. 左附件区肿物长轴切面（经阴道）；F. 左附件区肿物彩色多普勒血流情况。UT：子宫；C：囊肿。

ER 4-2-1　二维常规超声动态图

第三次超声检查（入院前 3d）：

经静脉超声造影见图 4-2-3 及 ER 4-2-2。注入造影剂后 39s，双附件区囊肿囊壁出现造影剂（图 4-2-3A 箭头所示），稍晚于子宫肌层增强；注入造影剂后 45s，造影剂较均匀分布于双附件区囊肿囊壁，囊壁光滑，呈等增强（图 4-2-3B 箭头所示）；注入造影剂后 60s，造影剂始终仅分布于囊肿壁（图 4-2-3C 箭头所示），囊内未见造影剂进入；注入造影剂后 66s，造影剂始终仅分布于囊肿壁（图 4-2-3D 箭头所示），囊内未见造影剂进入；注入造影剂后 71s，显示右附件区囊肿，造影剂始终仅分布于囊肿壁（图 4-2-3E 箭头所示），囊内未见造影剂进入；注入造影剂后 82s，显示右附件区囊肿，造影剂始终仅分布于囊肿壁（图 4-2-3F 箭头所示），囊内未见造影剂进入。

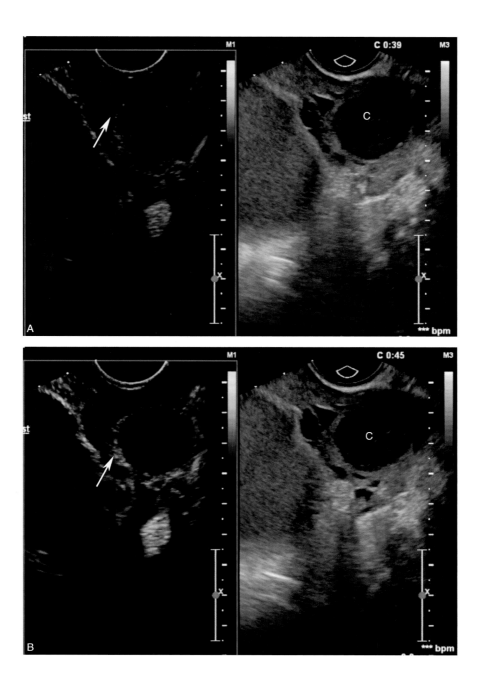

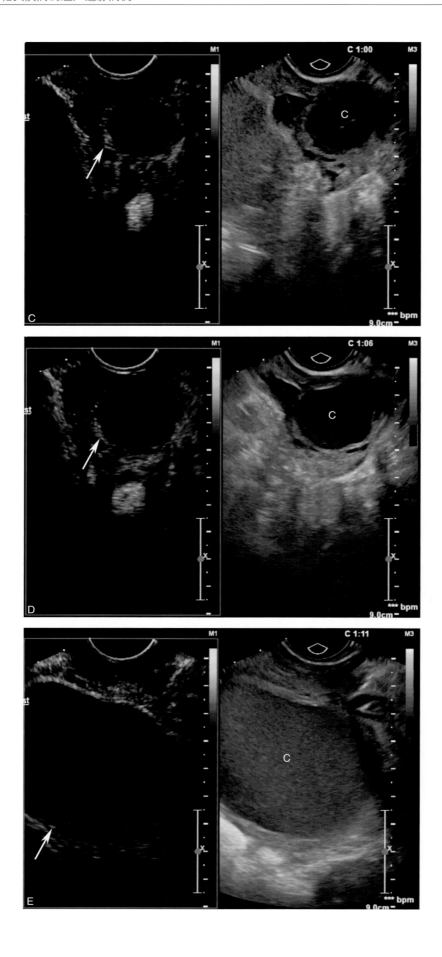

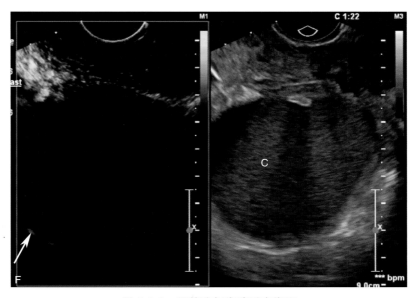

图 4-2-3　经静脉超声造影声像图

A. 注入造影剂后 39s；B. 注入造影剂后 45s；C. 注入造影剂后 60s；D. 注入造影剂后 66s；E. 注入造影剂后 71s；F. 注入造影剂后 82s。C：囊肿。

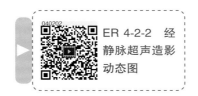

ER 4-2-2　经静脉超声造影动态图

经静脉超声造影提示：

双附件区囊性占位（多为卵巢子宫内膜异位症）。

【临床诊断或术后诊断】

术中见：右侧卵巢增大,位于子宫右后方,大小约 8cm×10cm×8cm,其内可见一大小约 8cm×7cm×7cm 的分隔状囊肿,囊壁光滑,其内充满巧克力样黏稠液体；右侧输卵管位于右侧卵巢右下侧,与右侧卵巢致密粘连；左侧附件包裹性粘连,并致密粘连于直肠前壁及子宫左后壁,子宫后壁与直肠前壁致密粘连；左侧卵巢增大,其内见大小约 3cm×4cm 的囊肿,内容物为巧克力样液体；左侧输卵管增粗,呈慢性炎性改变；乙状结肠与盆侧壁粘连,子宫直肠陷凹封闭。

术后诊断：双侧卵巢子宫内膜异位症。

【经静脉超声造影图像解读】

此病例为卵巢子宫内膜异位症病例,经静脉超声造影有如下特点：①在增强早期,囊肿囊壁的造影剂晚于子宫肌层出现增强；②造影剂均匀分布于囊壁上,囊壁光滑；③囊肿囊壁造影剂呈等增强（与子宫肌层比较）；④在增强晚期,囊壁造影剂消退早于肌壁。综上,卵巢肿物仅囊壁出现造影剂,囊内始终未有造影剂进入（表现为造影剂分布的周围型）,囊壁造影剂表现为"慢进快出"的等增强,提示团块内没有新生物组织,囊壁没有异常灌注,故良性团块可能性大。

【疾病相关知识】

卵巢子宫内膜异位症也称之为巧克力囊肿,是子宫内膜异位症在卵巢的表现。目前大部分学说认同:月经血经输卵管逆流进入盆腔,在卵巢表面或盆腔其他部位形成囊肿,异位内膜随卵巢功能的变化而改变,长期周期性脱落出血,含有陈旧性积血囊肿逐渐长大,囊肿有自发破裂的倾向;囊肿破裂后,小的破口可以很快自愈,并与周围组织粘连;巧克力囊肿在月经期可增大,非月经期可缩小。临床表现:月经失调、痛经、性交痛、持续性下腹疼痛及不孕不育。

卵巢子宫内膜异位症的超声特点:①多呈圆形、椭圆形、少数呈不规则形;②累及一侧附件或双侧附件;③包膜完整,壁厚、内壁粗糙、边界欠清晰;④囊肿与子宫及相邻组织粘连;⑤内部回声表现多样,可为无回声、细弱点状稍强回声、不均匀低回声或低回声内有混合回声等。

【特别提示】

卵巢子宫内膜异位症主要应注意与如下疾病相鉴别:卵巢畸胎瘤、卵巢囊腺瘤、卵巢实性肿瘤及卵巢恶性肿瘤等。卵巢子宫内膜异位症内反复出血,血块机化形成混合型小肿块,易误诊为卵巢畸胎瘤;后者肿物内常可见团块状或短线状强回声。分隔状的卵巢子宫内膜异位症需要与卵巢囊腺瘤鉴别,后者常表面光滑、单房或多房、壁薄、囊内含透明或略混浊囊液、隔膜薄且光滑。当囊液黏稠或血凝块形成使卵巢子宫内膜异位症表现似实性时,需要与卵巢良性实性肿瘤和卵巢恶性肿瘤进行鉴别;卵巢良性实性肿瘤以卵巢纤维瘤为例,多为单侧,质地均匀,中等大小,无明显囊壁,后方出现声影,约 2% 发生腹腔积液;卵巢恶性肿瘤常为实性或囊实性回声,壁厚薄不均,表面粗糙,可有向囊内生长的实性回声,常伴有腹腔积液,CDFI 显示丰富粗乱的彩色血流信号,RI 呈低阻。

(罗 红 杨 帆 祁晓英)

病例 4-3 子宫阔韧带肌瘤伴变性

【临床资料】

患者,42 岁,已婚。因外院超声检查"发现右附件区囊性占位 8 个月"入院。

既往史:乙肝(小三阳)。余无特殊。

月经史:初潮 15 岁,6~7d/26~28d,经量正常,周期规律,无痛经史。末次月经:8d 前。

生育史:$G_4P_0^{+4}$。

查体:T 36.5℃,P 82 次/min,R 20 次/min,BP 140/88mmHg。内科查体无阳性发现。

专科查体:宫颈中度肥大,轻度糜烂,无触血;右附件区扪及约 8cm×9cm×7cm 的包块,边界较清,质中,活动度欠佳。

【实验室及其他影像学检查】

输血全套检查:乙肝小三阳、梅毒螺旋体抗体呈弱阳性。余血常规、肝肾功、血脂、凝血功能、肿瘤标志物、宫颈脱落细胞、白带常规、胸部 X 线检查及心电图等均未有阳性发现。

【超声检查】

第一次超声检查（入院当天）：

经阴道超声检查见图 4-3-1。子宫后位，宫体大小为 3.7cm×4.5cm×4.3cm，内膜居中，厚 0.1cm（单层），后肌壁回声不均匀，未探及明显异常血流。右附件区查见大小为 10.3cm×4.8cm×10.0cm 的囊实性占位，外形极不规则，内见较多网絮状回声和弱回声，囊壁探及点线状血流信号，RI=0.68。左附件区未见确切占位。左附件区查见左卵巢。盆腹腔未见明显积液。超声检查结果：右附件区占位。

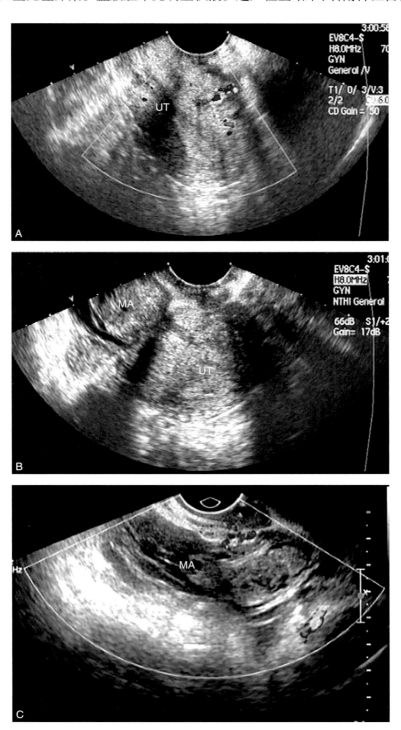

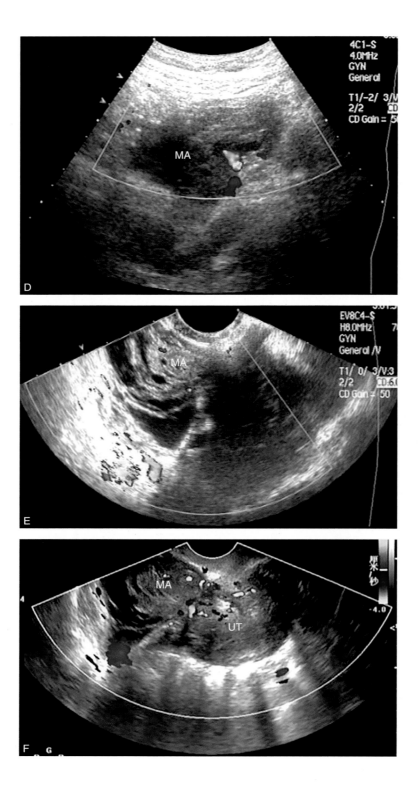

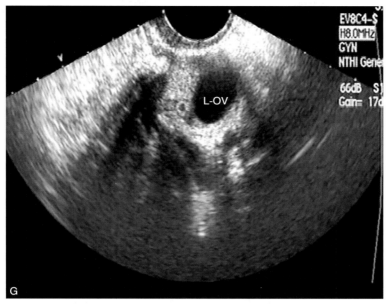

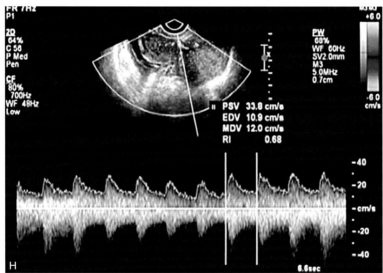

图 4-3-1　常规超声声像图

A. 后位子宫矢状切面（经阴道）的彩色多普勒血流情况；B. 子宫横切面（经阴道），右附件区肿物与子宫紧贴；C. 右附件区肿物的最大长轴切面的彩色多普勒血流情况（经阴道）；D. 经腹部右附件区肿物长轴切面的彩色多普勒血流情况；E. 右附件区肿物的彩色多普勒血流情况；F. 右附件区肿物和子宫的彩色多普勒血流情况；G. 左卵巢；H. 右附件区肿物的血流频谱，RI=0.68。UT：子宫；MA：肿物；L-OV：左卵巢；PSV：峰值血流速度；EDV：舒张末期血流速度；MDV：最小舒张期血流速度；RI：阻力指数。

第二次超声检查（入院当天）：

　　经静脉超声造影见图 4-3-2 及 ER 4-3-1。注入造影剂后 10s，右附件区肿物出现造影剂（图 4-3-2A 箭头所示），与子宫肌层同步增强；注入造影剂后 16s，可见造影剂自子宫流入右附件区肿物（图 4-3-2B 箭头所示）；注入造影剂后 22s，肿物内造影剂分布不均匀，肿物内呈低到等增强（图 4-3-2C 箭头所示）；注入造影剂后 30s，团块内查见大片造影剂充盈缺损，实性部分可见造影剂分布（图 4-3-2D 箭头所示）。

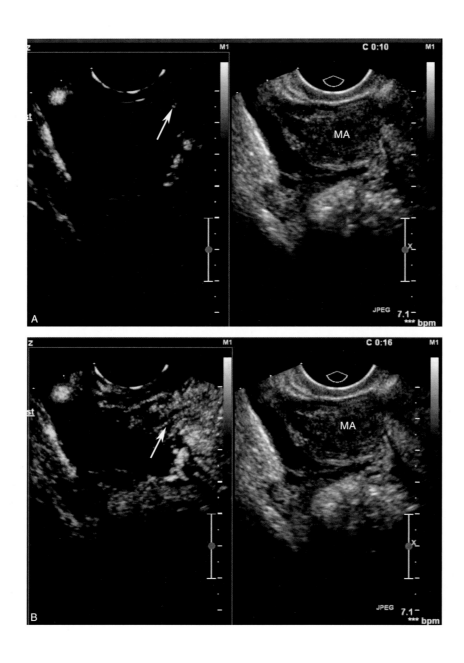

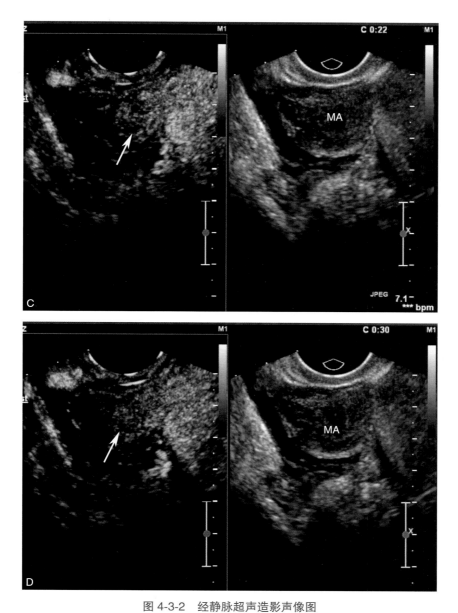

图 4-3-2 经静脉超声造影声像图

A. 注入造影剂后 10s；B. 注入造影剂后 16s；C. 注入造影剂后 22s；D. 注入造影剂后 30s。MA：肿物。

ER 4-3-1 经静脉超声造影动态图

经静脉超声造影提示：

右附件区包块（疑良性病变，来源于子宫可能性大，疑子宫浆膜下或阔韧带肌瘤变性）。

【临床诊断或术后诊断】

术中所见：子宫正常大小。双附件未见异常。右侧阔韧带内可见一包块，大小约为 10cm×10cm×8cm 的囊实混合性包块，质软，囊内容物为淡黄色液体，有分隔，蒂部分位于右侧子宫壁。

术后诊断：右侧阔韧带肌瘤变性。

【经静脉超声造影图像解读】

此病例为典型的子宫阔韧带肌瘤，经静脉超声造影有如下特点：①与子宫同步出现增强；②可见造影剂自子宫流入右附件区肿物（此征象为子宫带蒂肿物的特征性造影表现，但常不易观察到）；③肿物内呈低到等增强（与自身子宫肌层比较），说明肿物微血管的血供少于或接近子宫肌层的微血管血供；④肿物内的实性部分可见造影剂分布，非实性区域见大片无造影剂分布区域，显示了肿物内无血供的区域（即存在无活性成分），该表现与阔韧带肌瘤变性有关。

【疾病相关知识】

子宫平滑肌瘤生长在子宫旁两侧阔韧带内就称为子宫阔韧带肌瘤。阔韧带肌瘤的患病率占子宫肌瘤的 0.3%~0.8%。是激素依赖性疾病，育龄期妇女多见，以中年妇女为主。临床症状常表现为：腹胀、尿频、尿急、大便不畅、月经量增多及压迫症状等。阔韧带肌瘤可分为两类：真性阔韧带肌瘤和假性阔韧带肌瘤；前者无蒂，后者有蒂。临床上假性阔韧带肌瘤最常见，一般体积较大，容易变性，且瘤体越大越易发生变性。

子宫阔韧带肌瘤的超声特点：①肌瘤体积一般较大；②多为单发；③边界一般较为清晰，也可与周围组织粘连而使边界模糊不清；④容易变性，如变性则瘤体内部回声可表现复杂多样；⑤瘤体实质具有漩涡状排列的结构，此为子宫肌瘤最具特征性的表现；⑥有发生蒂扭转可能；⑦瘤体周边及内部可检出彩色血流信号；⑧双卵巢常可显示。

【特别提示】

子宫阔韧带肌瘤是一种特殊类型的子宫浆膜下肌瘤，鉴别要点参看病例 3-16。

子宫阔韧带肌瘤的常见误诊原因：卵巢被团块推挤显示不清，故而误认为附件肿物；肿瘤大，与周围组织的关系不清，无法判断来源；该病少见，对该病认识不足。

（杨　帆）

病例 4-4　卵巢纤维瘤

【临床资料】

患者，51 岁，已婚。因外院体检超声检查发现"左附件区占位 1 周"来我院就诊。

既往史：无特殊。

家族史：母亲高血压史、糖尿病，余无特殊。

月经史：初潮 14 岁，4~7d/26~28d，经量正常，周期规律，无痛经史。末次月经：入院前 4d。

生育史：$G_4P_1^{+3}$。20 年前安置宫内节育器避孕。

查体：T 36.2℃，P 85 次 /min，R 20 次 /min，BP 128/82mmHg。内科查体无阳性发现。

专科查体：宫颈中度肥大，轻度糜烂，无触血；左附件区扪及约 5.0cm×6.0cm×5.0cm 的包块，边界较清，质硬，活动度可。

【实验室及其他影像学检查】

输血全套检查：无特殊。余血常规、肝肾功、血脂、凝血功能、肿瘤标志物、宫颈脱落细胞、白带常规、胸部 X 线检查及心电图等均未有阳性发现。

【超声检查】

第一次超声检查（入院当天）：

经阴道超声检查见图 4-4-1 及 ER 4-4-1、ER 4-4-2。子宫前位，宫体大小为 3.6cm×4.6cm×3.8cm，内膜居中，厚 0.15cm（单层），宫内节育器居中，肌壁回声均匀，未探及明显异常血流。左附件区查见弱回声，大小为 6.1cm×3.2cm×4.4cm，后方衰减明显，周边探及少许血流信号。双卵巢显示不清。盆腹腔未见明显积液。超声检查结果：左附件区弱回声。

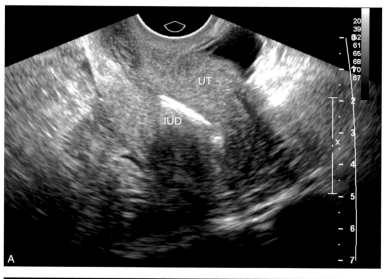

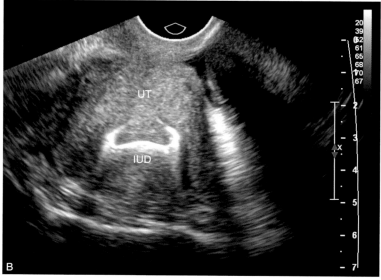

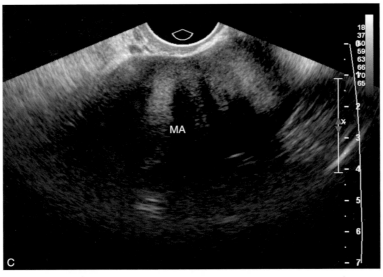

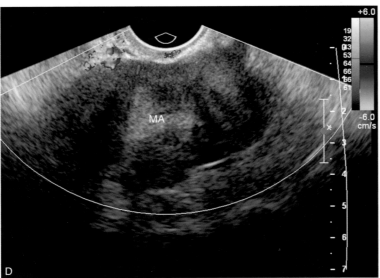

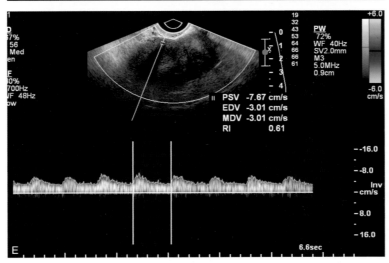

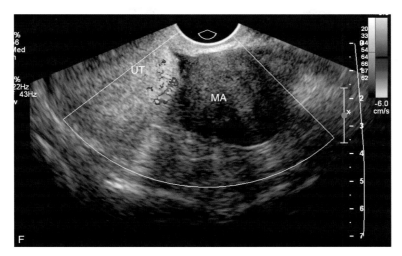

图 4-4-1　常规超声声像图

A. 后位子宫的矢状切面及宫内节育器回声（经阴道）；B. 子宫横切面及宫内节育器回声（经阴道）；C. 左附件区肿物的最大长轴切面（经阴道）；D. 左附件区肿物的最大长轴切面彩色多普勒血流情况（经阴道）；E. 左附件区肿物的血流频谱，RI=0.61；F. 左附件区肿物与子宫紧邻处的彩色多普勒血流情况。UT：子宫；MA：肿物；IUD：宫内节育器；PSV：峰值血流速度；EDV：舒张末期血流速度；MDV：最小舒张期血流速度；RI：阻力指数。

ER 4-4-1　二维常规超声动态图（长轴）

ER 4-4-2　二维常规超声动态图（短轴）

第二次超声检查（入院后 2d）：

经静脉超声造影见图 4-4-2 及 ER 4-4-3。注入造影剂后 11s，左附件区肿物出现造影剂（图 4-4-2A 箭头所示），晚于子宫肌层增强；注入造影剂后 25s，造影剂进入左附件区肿物达峰值，肿物内回声分布较均匀，呈"网格状"分布（图 4-4-2B 箭头所示），呈低增强（与子宫肌层比较）；注入造影剂后 35s，左附件区肿物造影剂消退（图 4-4-2C 箭头所示），消退早于子宫肌层；注入造影剂后 57s，左附件区肿物内造影剂逐渐消退（图 4-4-2D 箭头所示）。

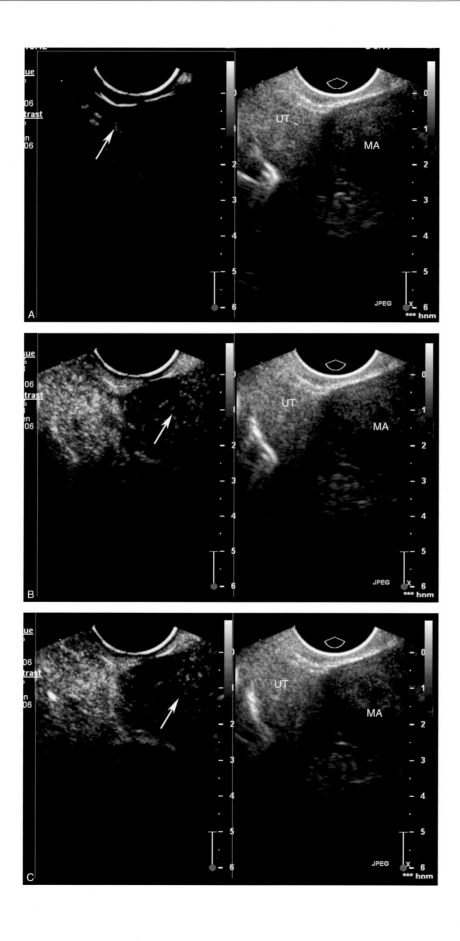

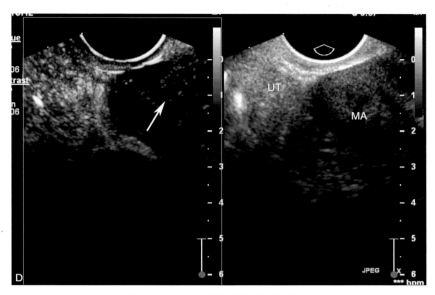

图 4-4-2 经静脉超声造影声像图

A. 注入造影剂后 11s；B. 注入造影剂后 25s；C. 注入造影剂后 35s；D. 注入造影剂后 57s。UT：子宫；MA：肿物。

ER 4-4-3 经静脉超声造影动态图

经静脉超声造影提示：

左附件区包块（良性可能性大，疑左卵巢纤维瘤，子宫浆膜下肌瘤不能完全排除）。

【临床诊断或术后诊断】

术前行取环术。腹腔镜下见：子宫大小形态无明显异常，左卵巢查见最大径约 6.0cm 的不规则实性包块，表面光滑。左输卵管无异常。右卵巢及右输卵管无异常。乙状结肠和盆侧壁呈粘连状。

术后病理诊断：左卵巢纤维瘤。

【经静脉超声造影图像解读】

此病例为卵巢纤维瘤病例，经静脉超声造影有如下特点：①增强早期，左卵巢肿物造影剂晚于子宫肌层出现增强；②肿物内造影剂呈低增强（与子宫肌层比较），说明肿物微血管的血供少于子宫肌层的微血管血供；③肿物内可见造影剂分布较均匀，造影剂呈"网格状"稀疏分布；④增强晚期，肿物内造影剂消退早于子宫肌层。综上，卵巢纤维瘤造影表现较有特点，表现为"慢进快出"的低增强，且其内造影剂呈"网格状"稀疏分布。

【疾病相关知识】

卵巢纤维瘤是卵巢性索间质肿瘤中常见的良性肿瘤。卵巢纤维瘤为产生较大量胶原的梭形细胞构成,主要是纤维细胞和成纤维细胞组成,以 50~60 岁多见,瘤体较小时无症状,较大时 50%~70% 的病例出现腹痛、腹胀等症状。卵巢纤维瘤中 Meigs 综合征占 1%~10%,伴 CA12-5 升高及腹腔积液,手术是首选治疗方法,手术切除瘤体后,CA12-5 可恢复正常水平。

卵巢纤维瘤的超声特点:①典型的超声表现为实性低回声,后方回声伴声衰减;②接近 50% 病例形态可欠规则;③因为衰减回声,可导致边界模糊不清;④内部结构易发生各种变性;⑤30% 左右病例周边及内部探及血流信号;⑥卵巢纤维瘤有发生肿物扭转可能;⑦病灶对侧卵巢显示。

【特别提示】

卵巢纤维瘤应注意与如下疾病相鉴别:子宫肌瘤、卵巢恶性肿瘤。鉴别要点:①瘤体呈实性回声后方伴衰减是主要鉴别点;②对于合并胸腔积液、腹腔积液,且 CA12-5 升高的病灶易被诊断为卵巢恶性肿瘤,此时应拓展思路考虑到纤维瘤可能;③如果双侧卵巢清晰显示,附件区的实性包块,应观察占位与子宫的关系,考虑子宫阔韧带肌瘤或子宫浆膜下肌瘤;④肿瘤标志物是否升高;⑤超声造影有助于疾病的鉴别。

(唐 英)

病例 4-5　卵巢纤维瘤伴蒂扭转

【临床资料】

患者,39 岁,已婚。因"发现子宫肌瘤 7 天余"入院。

既往史:无特殊。

月经史:初潮 14 岁,3~4d/28~30d,经量正常,周期规律,无痛经史。末次月经:入院前 1 个月。

生育史:$G_3P_1^{+2}$。

查体:T 37.2℃,P 101 次/min,R 20 次/min,BP 111/56mmHg。内科查体无阳性发现。

专科查体:宫颈肥大,中度糜烂,有触血,宫颈管内无出血。宫体:后位,稍增大,质软,表面光滑,无压痛。左附件未扪及异常。右附件增厚,压痛明显。盆腹腔扪及约 15cm 的包块。

【实验室及其他影像学检查】

腹盆部平扫(全腹)+增强扫描(入院当天)显示:①盆腔囊实性形态不规则占位,肿块下缘位于膀胱子宫陷凹,与子宫前壁分界不清,增强后有可疑右侧"卵巢血管蒂征",考虑为右附件来源或其他;②子宫后位,宫腔稍扩张;③肝周、右侧髂窝及盆腔内见少量积液。

【超声检查】

第一次超声检查(入院前 1d):

经阴道超声检查见图 4-5-1 及 ER 4-5-1、ER 4-5-2、ER 4-5-3。子宫后位,宫体大小为 5.8cm×6.1cm×6.4cm,内膜居中,厚 0.75cm(单层),肌壁回声均匀,未探及明显异常血流信号。右卵巢大小为 5.6cm×4.6cm×5.6cm,回声不均匀增强,内探及较丰富血流信号,其旁查见不均质回声团,大小约 3.2cm×3.2cm×2.8cm,动态扫查呈"漩涡征",其内血流信号较丰富。左附件区未见确切占位。盆腔内另见大小 9.9cm×8.0cm×9.4cm 弱回声团,与子宫及卵巢无明显相连,团块内探及血流信号。盆腔查见液性暗区,深约 2.8cm。超声检查结果:右卵巢增大,右卵巢旁弱回声(右卵巢扭转不能排除),盆腔占位(疑子宫来源的子宫肌瘤,疑肠道来源肿物,其他来源肿物不能排除),盆腔积液,子宫增大。

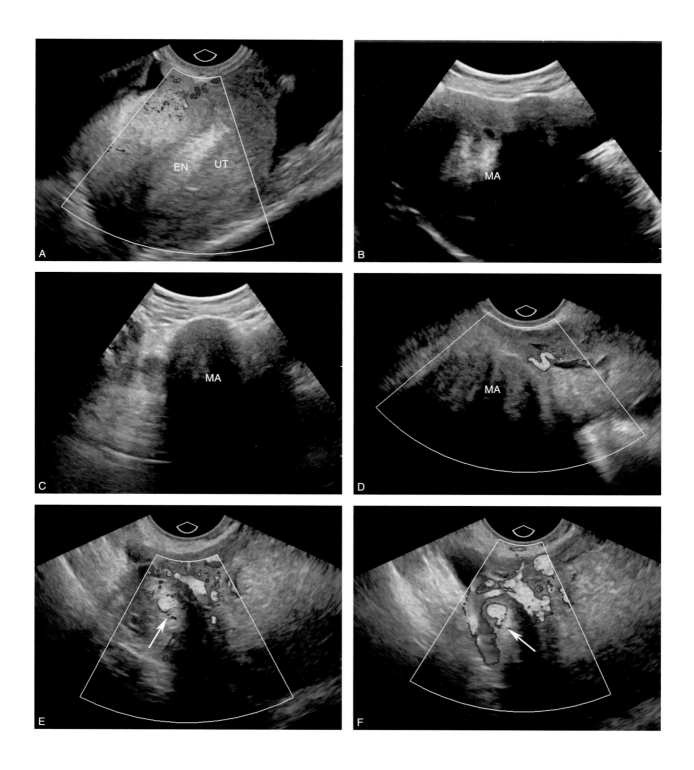

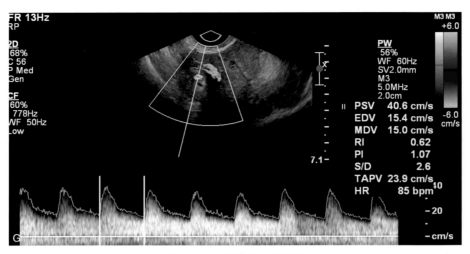

图 4-5-1   常规超声声像图

A. 子宫长轴切面彩色多普勒血流情况（经阴道）；B. 盆腔肿物二维超声长轴图像（经腹部）；C. 盆腔肿物二维超声短轴图像（经腹部）；D. 盆腔肿物彩色多普勒血流情况（经阴道）；E、F. 右卵巢旁不均质回声团的彩色多普勒血流情况（经阴道）：呈"漩涡"状（箭头所示），血流信号丰富；G. 右卵巢旁不均质回声团的血流频谱，RI=0.62。UT：子宫；MA：肿物；EN：内膜；PSV：峰值血流速度；EDV：舒张末期血流速度；MDV：最小舒张期血流速度；RI：阻力指数；PI：搏动指数；S/D：收缩期和舒张期血流比值；TAPV：时间平均峰值流速；HR：心率。

 ER 4-5-1   右卵巢旁弱回声的二维常规超声动态图

 ER 4-5-2   右卵巢旁弱回声与盆腔占位关系的二维常规超声动态图

 ER 4-5-3   右卵巢旁弱回声的彩色多普勒血流动态图

第二次超声检查（入院后 1d）：

经静脉超声造影见图 4-5-2 及 ER 4-5-4。注入造影剂后 12s，右卵巢旁不均质回声团出现增强（图 4-5-2A 箭头所示），先于子宫肌层增强；注入造影剂后 20s，该回声团呈等增强（图 4-5-2B 箭头所示）；注入造影剂后 88s，该回声团消退晚于子宫肌层（图 4-5-2C 箭头所示）；注入造影剂后 110s，动态观察中可见造影剂经右卵巢旁团块呈"漩涡"状与右侧卵巢相连（图 4-5-2D 箭头所示）；注入造影剂后 138s，造影剂经右卵巢旁团块呈"漩涡"状与盆腔内实性弱回声团相连（图 4-5-2E 箭头所示）；注入造影剂后 142s，右卵巢旁团块消退晚于子宫肌层，且盆腔内弱回声团内可见造影剂不均匀分布，内可见散在的造影剂缺损区域（图 4-5-2F 箭头所示）。

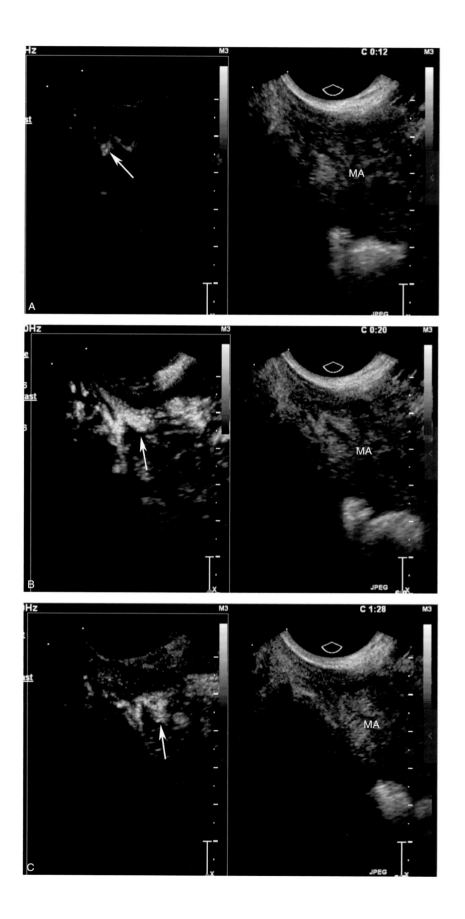

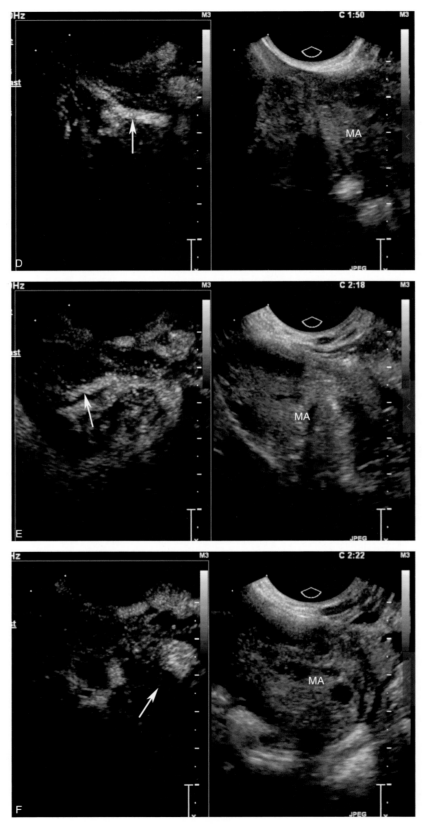

图 4-5-2　经静脉超声造影声像图

A. 注入造影剂后 12s；B. 注入造影剂后 20s；C. 注入造影剂后 88s；D. 注入造影剂后 110s；E. 注入造影剂后 138s；F. 注入造影剂后 142s。MA：肿物。

ER 4-5-4　经静脉超声造影动态图

经静脉超声造影提示：

盆腔内实性占位（疑右卵巢纤维瘤伴卵巢蒂扭转），右卵巢旁弱回声（疑扭转蒂），盆腔积液，子宫增大，右卵巢增大。

【临床诊断或术后诊断】

术中所见：腹腔内可见淡红色腹腔积液，量约 100ml；右侧附件移位至盆腔左侧，右卵巢固有韧带处可见一大小约 10cm×9cm×9cm 质硬包块，根蒂位于右侧卵巢固有韧带及右侧卵巢之间，该处旋转约 100°，色灰白，表面光滑，包膜完整，切除后剖视切面呈实性，可见编织状结构。盆腔情况：乙状结肠与左侧盆侧壁粘连。

术中冰冻切片分析：（右卵巢肿瘤组织及右卵巢固有韧带病灶）均为纤维瘤。

术后诊断：右卵巢纤维瘤伴蒂扭转。

【经静脉超声造影图像解读】

此为右卵巢纤维瘤伴蒂扭转的病例，经静脉超声造影有如下特点：①右卵巢旁不均质回声团（实为扭转根蒂）出现增强先于子宫肌层增强，呈等增强，且其消退晚于子宫肌层，提供扭转蒂血供情况；②造影剂经此卵巢旁团块呈"漩涡"状与右侧卵巢及盆腔内实性弱回声团相连，即提示盆腔内弱回声团（即卵巢纤维瘤）发生扭转；③盆腔内弱回声团（即卵巢纤维瘤）内可见造影剂不均匀分布，内可见散在的造影剂缺损区域，考虑为卵巢纤维瘤内变性所致。此病例较疑难，在常规超声检查的基础上，造影时选定肿物扭转蒂部位（即卵巢旁团块）进行观察，着重观察扭转蒂与卵巢纤维瘤（即盆腔内弱回声）的关系，以及扭转蒂与卵巢纤维瘤血供情况。

【疾病相关知识】

卵巢纤维瘤是最常见的性索间质肿瘤，无雌激素分泌功能，多发于中老年妇女，绝经前后好发。卵巢纤维瘤约占卵巢实性肿瘤的 20%，卵巢纤维瘤通常中等大小，肿瘤多呈圆形或卵圆形，最大径多为 4~6cm，边界光滑，质地最为坚硬，瘤内常见钙化，偶有囊性变的水肿区，有时可见到钙化斑。纤维瘤常合并胸腔积液、腹腔积液，称 Meigs 综合征。

卵巢纤维瘤的超声表现：为均匀低回声、低回声伴后方回声衰减、囊实混合伴钙化、强弱不均匀回声等。

卵巢肿物蒂扭转的典型超声表现：卵巢肿物旁可见呈条索状低回声（扭转的蒂部），多系输卵管、系膜、韧带和血管扭转而成。

【特别提示】

卵巢纤维瘤应注意与如下疾病相鉴别：①卵泡膜细胞瘤：卵泡膜细胞瘤是一种良性的卵巢肿瘤，卵泡膜细胞瘤有内分泌功能，会出现月经紊乱，绝经后出血等症状。②卵巢 Brenner 瘤：又称纤维上皮瘤，为盆腔内实性、囊性或囊实性肿块，实质部分内广泛无定形钙化，纤维瘤出现钙化后鉴别困难。③卵巢恶性肿瘤：卵巢肿块合并腹腔积液，一般形态多不规则，轮廓模糊，可见盆腔淋巴结转移。

（王静欣）

病例 4-6　输卵管系膜囊肿

【临床资料】

患者，26 岁，未婚。因"下腹胀痛 2d，加重 1d"入院。

既往史：无特殊。

月经史：初潮 15 岁，4~7d/26~28d，经量正常，周期规律，偶有痛经。末次月经：入院前 20d。

生育史：G_0P_0。

查体：T 37.0℃，P 88 次 /min，R 18 次 /min，BP 110/71mmHg。内科查体无阳性发现。

专科查体：拒查。

【实验室及其他影像学检查】

输血全套检查：无特殊。余血常规、肝肾功、血脂、凝血功能、肿瘤标志物、白带常规、胸部 X 线检查及心电图等均未有阳性发现。

【超声检查】

第一次超声检查（入院当天）：

经腹部超声检查见图 4-6-1A、B、C。急诊超声检查：子宫前位，宫体前后径为 3.6cm，内膜居中，厚 0.4cm（单层），肌壁回声均匀，未探及明显异常血流。子宫上方查见 5.2cm×4.1cm×4.9cm 卵巢回声，与子宫紧贴，内探及血流信号。右附件区查见 6.9cm×6.2cm×6.0cm 囊性占位，壁光滑，液体清亮，囊壁未探及血流信号。左附件区未见确切占位。盆腹腔未见明显积液。超声检查结果：右附件区囊性占位。

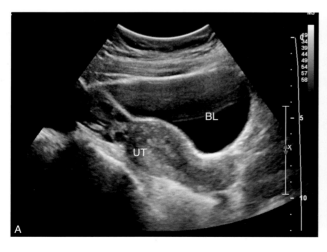
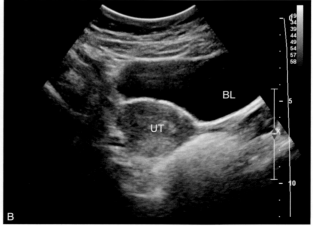

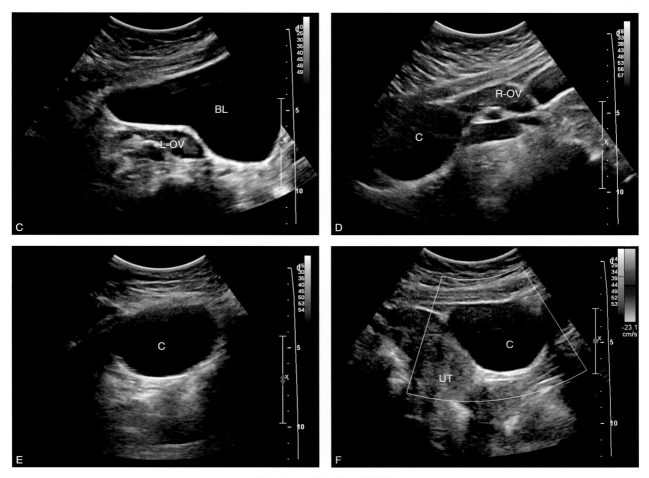

图 4-6-1　常规超声声像图

A. 前位子宫的矢状切面（经腹部）；B. 子宫横切面（经腹部）；C. 左卵巢（经腹部）；D. 右附件区肿物与右卵巢样回声（经腹部）；E. 右附件区肿物长轴切面（经腹部）；F. 右附件区肿物彩色多普勒血流情况（经腹部，排尿后）。UT：子宫；BL：膀胱；R-OV：右卵巢；L-OV：左卵巢；C：囊肿。

第二次超声检查（入院后 5d）：

经腹部超声检查见图 4-6-1D、E、F。子宫前位，宫体前后径为 3.5cm，内膜居中，厚 0.4cm（单层），肌壁回声均匀，未探及明显异常血流。右卵巢显示，正常大小，未见确切占位。左附件区未见确切占位。右附件区查见 6.8cm×6.0cm×6.1cm 囊性占位，壁光滑，液体清亮，囊壁未探及血流信号。盆腹腔未见明显积液。超声检查结果：右附件区囊性占位。

第三次超声检查（入院后 5d）：

经静脉超声造影见图 4-6-2 及 ER 4-6-1。注入造影剂后 17s，右附件区囊性肿物囊壁出现造影剂（图 4-6-2A 箭头所示），晚于子宫肌层；注入造影剂后 25s，囊肿囊壁呈低增强（图 4-6-2B 箭头所示）；注入造影剂后 29s，造影剂均匀分布于右附件区囊肿囊壁，囊内壁光滑（图 4-6-2C 箭头所示）；注入造影剂后 95s，右附件区肿物造影剂消退早于子宫肌层（图 4-6-2D 箭头所示）。

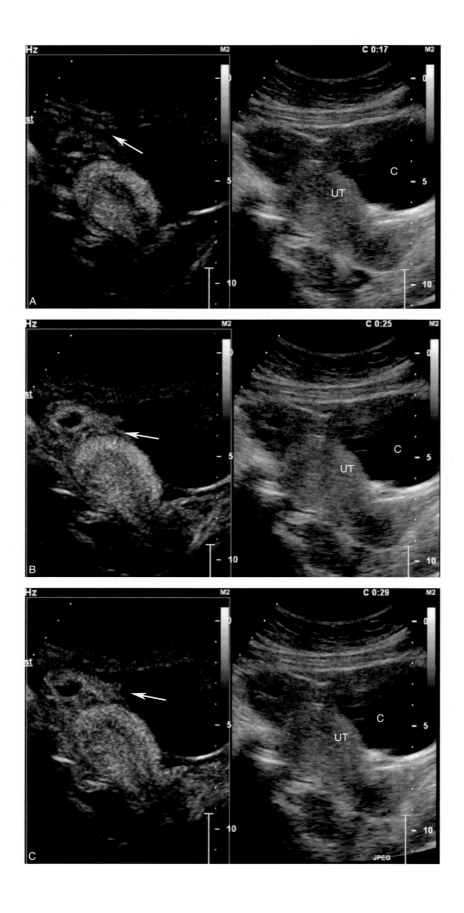

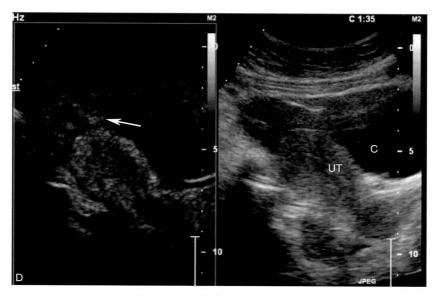

图 4-6-2 经静脉超声造影声像图

A. 注入造影剂后 17s；B. 注入造影剂后 25s；C. 注入造影剂后 29s；D. 注入造影剂后 95s。UT：子宫；C：囊肿。

ER 4-6-1 经静脉超声造影动态图

经静脉超声造影提示：

右附件区囊性占位（疑来源于右附件区良性肿瘤，疑输卵管系膜囊肿）。

【临床诊断或术后诊断】

腹腔镜术中所见：子宫大小形态无明显异常，左卵巢、左输卵管无异常。右卵巢增大，其上查见大小约 6cm 囊性占位，囊壁光滑，未见乳头样突起，囊液清亮。右输卵管无异常。

术后病理诊断：右卵巢冠 - 副中肾管囊肿。

【经静脉超声造影图像解读】

此病例为输卵管系膜囊肿病例，经静脉超声造影有如下特点：①增强早期，右附件区囊性肿物囊壁出现造影剂，晚于子宫肌层，呈"慢进"；②囊肿囊壁呈低增强；③造影剂均匀分布于右附件区囊肿囊壁，囊内壁光滑，囊内为无增强区域；④增强晚期，右附件区肿物造影剂消退早于子宫肌层，呈"快退"。综上，造影剂表现为"慢进快退"地均匀分布于囊肿壁，且囊壁低增强；上述表现即是输卵管系膜囊肿的造影表现。

【疾病相关知识】

输卵管系膜囊肿位于输卵管系膜内，即输卵管与卵巢门的两叶阔韧带之间。女性附件区较常见的肿块，占 10%~20%。多见于育龄期女性，绝大多数为良性病变，交界性及恶性病变少见。常无明显症状，瘤体较大时可有下腹部的胀感,常为体检时偶然发现。此种类型囊肿可能受激素影响,缓慢增大,可压迫输卵管,少数会发生扭转引起急性腹痛。

输卵管系膜囊肿的超声特点:①双侧卵巢查见,形态大小未见明显异常;②卵巢旁或子宫旁查见囊性占位,最大径可为 1.0~15.0cm,外形多呈圆形或类圆形,内无分隔,边界清晰,形态规则,囊壁薄而光滑,囊液清亮,透声好,可有侧方声影及后方回声增强效应,与该侧卵巢及其旁组织分界清楚,囊肿活动度好;③少数囊肿内部可见分隔,囊内壁上可见小的乳头状突起,囊内可见细点状回声而非清亮液体;④大部分囊壁无血流信号显示,或仅少许点状、条状血流信号。

【特别提示】

输卵管系膜囊肿应注意与如下疾病相鉴别:输卵管积水、卵巢单纯性囊肿、卵巢囊腺瘤、畸胎瘤、卵巢子宫内膜异位症等。鉴别要点:卵巢旁发现囊肿,观察囊肿的形态、内部回声,与卵巢的关系及其活动度。输卵管系膜囊肿表现出良性囊肿造影表现,且常位于附件区卵巢旁,上述特点均有助于疾病的诊断。

（唐　英）

病例 4-7　卵巢畸胎瘤（一）

【临床资料】

患者,38 岁,已婚。因"体检发现卵巢囊肿 7 余年,发现长大 1 个月余"入院。

既往史:2 年前因"宫颈上皮内瘤变 Ⅱ 级"于我院行宫颈环形电切除术,术后定期随访。

月经史:初潮 14 岁,5d/30~34d,经量正常,周期规律,无痛经史。末次月经:入院前 14d。

生育史:G_0P_0。

查体:T 36.7℃,P 100 次/min,R 20 次/min,BP 103/75mmHg。内科查体无阳性发现。

专科查体:宫颈不肥大,光滑,无触血;宫体:后位,形态大小正常,质软,无压痛;左附件区增厚,扪及一最大径约 7cm 囊性占位,光滑,活动,与周围组织分界清楚,右附件区未扪及明显异常。

【实验室及其他影像学检查】

血常规、肝肾功、血脂、凝血功能、肿瘤标志物、输血免疫全套、宫颈脱落细胞、白带常规、胸部 X 线检查及心电图等均未有阳性发现。

【超声检查】

第一次超声检查（5 余年前）:

子宫后位,宫体大小为 4.1cm×5.0cm×4.8cm,内膜居中,厚 0.25cm（单层）,肌壁回声均匀,未探及明显异常血流。左附件区查见大小 4.0cm×3.2cm×3.5cm 的囊性占位,囊液较清亮,囊壁探及血流信号。右附件区未见确切占位。盆腹腔未见明显积液。超声检查结果:左附件区占位。

第二次超声检查（3 余年前）:

子宫后位,宫体大小为 3.9cm×4.9cm×3.5cm,内膜居中,厚 0.3cm（单层）,宫腔内查见最大径为 0.8cm 的稍强回声,肌壁回声均匀,未探及明显异常血流。左附件区查见大小为 3.7cm×3.4cm×3.3cm 的囊性占位,囊内可见较多纤细分隔,周边及其内未探及明显血流信号。右附件区未见确切占位。超声检查结果:左附件区占位,宫腔内稍强回声。

第三次超声检查（入院前 4d）：

　　经腹部及经阴道超声检查见图 4-7-1 及 ER 4-7-1。子宫后位，宫体大小为 4.0cm×5.0cm×4.4cm，内膜居中，厚 0.3cm（单层），肌壁回声均匀，未探及明显异常血流。左附件区查见分隔状囊性占位，大小为 9.7cm×4.9cm×7.7cm，其内可见一最大径约 3.6cm 的稍强回声团及囊内壁可见几处稍强回声突起，最大者的最大径为 1.1cm，未探及明显血流信号；囊壁探及血流信号，RI=0.72。右附件区未见确切占位。超声检查结果：左附件区占位（疑卵巢畸胎瘤）。

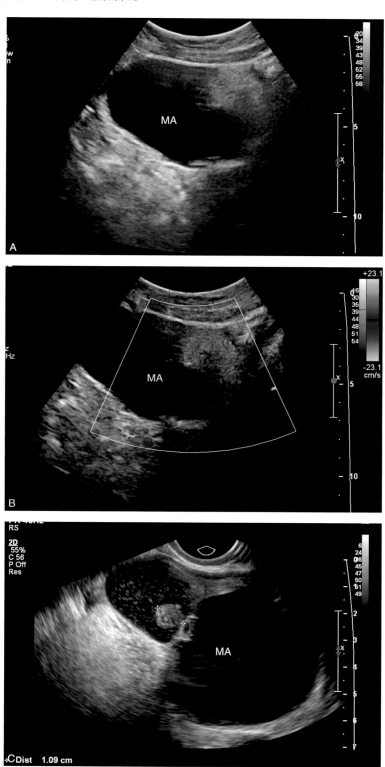

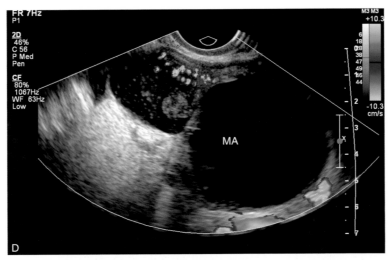

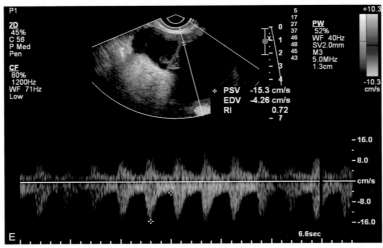

图 4-7-1 常规超声声像图

A. 左附件区肿物二维图像（经腹部）；B. 左附件区肿物彩色多普勒血流情况（经腹部）；C. 左附件区肿物二维图像（经阴道）；D. 左附件区肿物彩色多普勒血流情况；E. 左附件区肿物的血流频谱，RI=0.72。MA：肿物；PSV：峰值血流速度；EDV：舒张末期血流速度；RI：阻力指数。

ER 4-7-1 二维常规超声动态图

第四次超声检查（入院前 4d）：

经静脉超声造影见图 4-7-2 及 ER 4-7-2、ER 4-7-3。注入造影剂后 12s，左附件区肿物囊壁出现造影剂（图 4-7-2A 箭头所示），晚于子宫肌层；注入造影剂后 17s，左附件肿物局部囊壁欠光滑，左附件区肿物内一最大径 3.6cm 的稍强回声团内可见造影剂进入（图 4-7-2B 箭头所示）；注入造影剂后 26s，左附件区肿物内的稍强回声造影剂强度达峰值（图 4-7-2C 箭头所示），呈低增强（低于子宫肌层），随后造影剂逐渐消退，造影剂消退早于子宫肌层；经腹部，观察到造影剂进入左附件区肿物内稍强回声团（图 4-7-2D 箭头所示）。

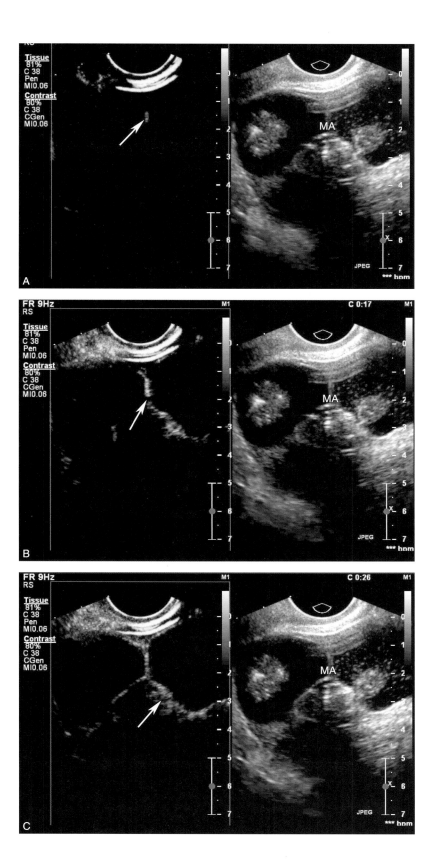

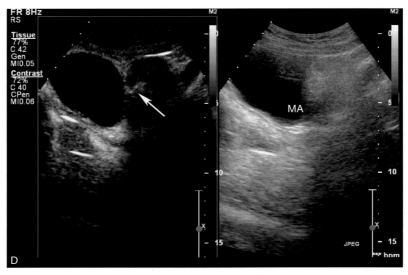

图 4-7-2　经静脉超声造影声像图

A. 注入造影剂后 12s（经阴道）；B. 注入造影剂后 17s（经阴道）；C. 注入造影剂后 26s（经阴道）；D. 另一切面观察造影剂情况（经腹部）。MA：肿物。

　ER 4-7-2　经静脉超声造影动态图（经阴道）

　ER 4-7-3　经静脉超声造影动态图（经腹部）

经静脉超声造影提示：

左附件区占位（多为卵巢畸胎瘤，疑内含有有血供的活性组织）。

【临床诊断或术后诊断】

术中所见：子宫正常大小。右前壁近宫底见一最大径约 0.5cm 肌瘤样结节。左卵巢增大，内见一最大径约 9cm 多房囊肿，内见黄色脂肪组织、毛发及淡黄色清亮液体。右卵巢、输卵管未见明显异常。术中冰冻切片分析：左卵巢成熟性畸胎瘤。

术后诊断：左卵巢成熟性囊性畸胎瘤，其内含甲状腺组织。

【经静脉超声造影图像解读】

此病例为成熟性囊性畸胎瘤（含甲状腺组织），经静脉超声造影有如下特点：①左附件区肿物造影剂出现时间晚于子宫肌层造影剂出现时间，呈"慢进"；②造影剂分布不均匀，主要分布于左附件区肿物的囊壁，囊肿内一稍强回声团内可见造影剂进入，提示该稍强回声团内含有有血管活性的组织，与术后病理检查含有甲状腺组织有关；③左附件区肿物囊壁及稍强回声团内造影剂的强度均低于子宫肌层的强度，说明肿物微血管的血供少于子宫肌层的微血管血供；④肿物造影剂消退时间早于子宫肌层消退时间，呈"快出"。综上，该肿物呈"慢进快出"的低增强，造影剂分布于囊壁和囊内其中一个稍强回声内，增强强度为低增强，是良性肿瘤的造影表现，符合含甲状腺组织的成熟性囊性畸胎瘤造影表现。

【疾病相关知识】

卵巢畸胎瘤是一种常见的卵巢生殖细胞肿瘤。好发于生育年龄妇女。约占原发性卵巢肿瘤总数的15%,其中 95%~98% 为良性成熟性畸胎瘤,只有 2%~5% 为恶性畸胎瘤。卵巢畸胎瘤属于生殖细胞肿瘤,由多胚层组织结构组成,根据组织分化程度不同,又分为成熟性畸胎瘤和未成熟性畸胎瘤。成熟性囊性畸胎瘤,又称皮样囊肿,属良性肿瘤。肿瘤可含外、中、内胚层组织。偶见向单一胚层分化,形成高度特异性畸胎瘤,如卵巢甲状腺肿,分泌甲状腺激素,甚至引起甲亢。

成熟性囊性畸胎瘤超声特点:边界清晰,包膜、轮廓多完整、光滑。较具特异性的超声征象有:面团征、壁立结节征、脂液分层征、瀑布征或垂柳征等。有的囊肿内散在星点状高回声,平行短线状回声,絮状回声以及多囊性囊内结构等。绝大多数成熟性囊性畸胎瘤彩色多普勒特征表现为少许血流或无血流信号。

【特别提示】

成熟性囊性畸胎瘤应注意与如下疾病相鉴别:未成熟畸胎瘤或成熟性囊性畸胎瘤恶变、其他卵巢肿瘤及盆腔其他非妇科来源肿瘤等。鉴别要点:①瘤体本身的回声特点;②对卵巢的观察,如一侧或双卵巢未显示,则附件肿物为卵巢肿物的可能性大,反之,则肿物来源于非附件可能性大;③肿物的活动度,腹膜后肿瘤的活动度常较差,不易被推动;④肿物的血流情况;⑤盆腹腔是否有积液;⑥肿瘤标志物是否升高;⑦超声造影有助于疾病的鉴别。

（罗　红　杨　帆　高倩倩）

病例 4-8　卵巢畸胎瘤（二）

【临床资料】

患者,32 岁,已婚,因"超声发现左附件区囊性占位 5 个月余"入院。

既往史:无特殊。

月经史:初潮 12 岁,5~7d/40~50d,经量正常,周期规律,无痛经史。末次月经:入院前 30 余天。

生育史:G_0P_0。

查体:T 36.6℃,P 78 次 /min,R 20 次 /min,BP 112/68mmHg。内科查体无阳性发现。

专科查体:宫颈不肥大,光滑,无触血;宫体前位,形态大小正常,质中,无压痛。左附件区:子宫左后方扪及一最大径约 5cm 的包块,囊性,光滑,活动度尚可,无明显压痛,右附件区未扪及明显异常。

【实验室及其他影像学检查】

血常规、肝肾功、血脂、凝血功能、肿瘤标志物、输血免疫全套、宫颈脱落细胞、白带常规、胸部 X 线检查及心电图等均未有阳性发现。

【超声检查】

第一次超声检查（入院前 4 个月）:

子宫前位,宫体大小为 3.1cm×4.3cm×4.1cm,宫腔横切略呈"Y"字形,内膜厚 0.4cm（单层）,肌壁回声均匀,未探及明显异常血流。左附件区查见大小为 4.2cm×2.5cm×3.3cm 的囊性占位,形态欠规则,囊内可见多个稍强回声,最大为 1.3cm×1.1cm×1.2cm,囊壁探及少许血流信号。右附件区未见确切占位。超声检查结果:左附件区占位。

第二次超声检查（入院前2个月）：

经阴道超声检查见图4-8-1及ER 4-8-1。子宫前位，宫体大小为3.0cm×4.2cm×3.9cm，宫腔横切略呈"Y"字形，内膜厚0.2cm（单层），肌壁回声均匀，未探及明显异常血流。左附件区查见大小为4.3cm×2.7cm×3.5cm的囊性占位，形态欠规则，液体欠清亮，囊内可见多个稍强回声，最大者的最大径约1.5cm，囊壁探及少许血流信号。右附件区未见确切占位。超声检查结果：左附件区占位。

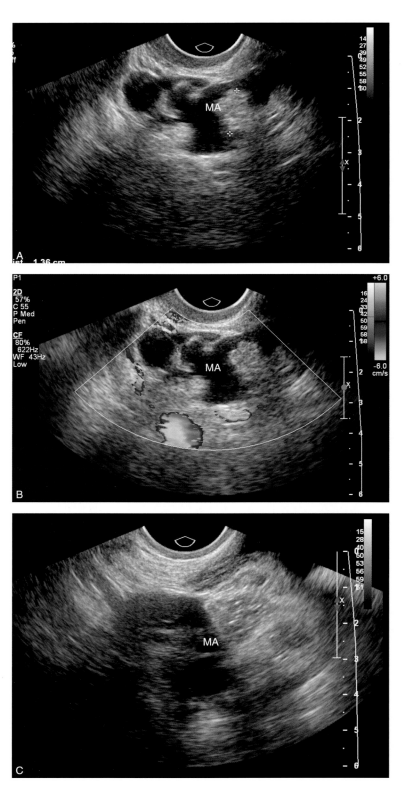

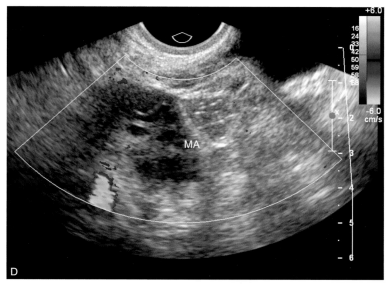

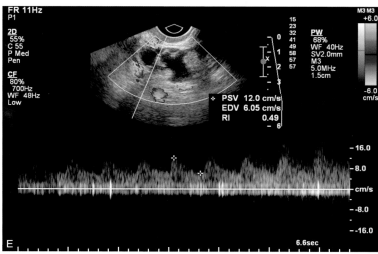

图 4-8-1　常规超声声像图

A. 左附件区肿物的最大长轴切面及乳头状稍强回声（经阴道）；B. 左附件区肿物的彩色多普勒血流情况（经阴道）；C. 左附件区肿物横切面的二维图像（经阴道）；D. 左附件区肿物横切面的彩色多普勒血流情况（经阴道）；E. 左附件区肿物的血流频谱，RI=0.49。MA：肿物；PSV：峰值血流速度；EDV：舒张末期血流速度；RI：阻力指数。

ER 4-8-1　二维常规超声动态图

第三次超声检查（入院前 1 个月余）：

经静脉超声造影见图 4-8-2 及 ER 4-8-2。注入造影剂后 18s，左附件区肿物囊壁出现造影剂（图 4-8-2A 箭头所示），晚于子宫肌层增强；注入造影剂后 32s，左附件区肿物造影剂浓度达峰值，造影剂分布不均匀，囊内壁稍强回声团内均未见造影剂进入，囊壁呈低增强（图 4-8-2B 箭头所示）；注入造影剂后 77s，造影剂逐渐消退，左附件区肿物造影剂消退时间早于子宫肌层（图 4-8-2C 箭头所示）。

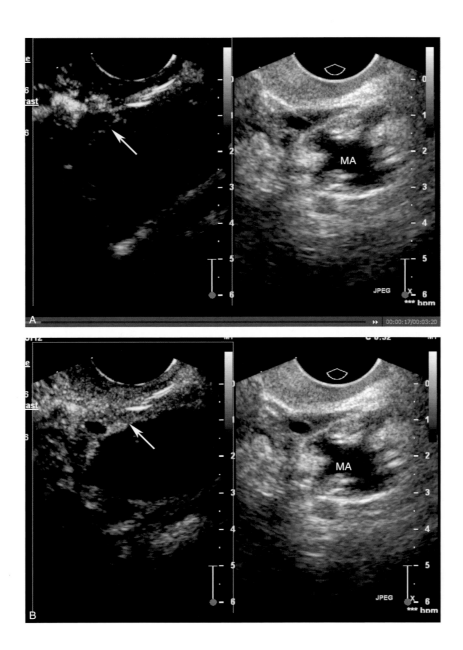

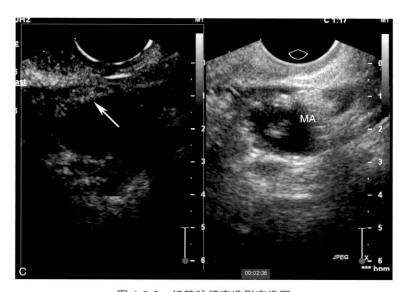

图 4-8-2　经静脉超声造影声像图

A. 注入造影剂后 18s；B. 注入造影剂后 32s；C. 注入造影剂后 77s。MA：肿物。

ER 4-8-2　经静脉超声造影动态图

经静脉超声造影提示：

左附件区占位（多为左附件区良性肿瘤，疑左卵巢畸胎瘤）。

【临床诊断或术后诊断】

术中所见：子宫正常大小。左卵巢见一约 5cm 大小的囊性包块，囊壁薄，表面光滑，内见脂肪组织及黄色较黏稠液体。右卵巢与右侧腹前壁粘连，卵巢顶部可见散在紫蓝色结节，另见一约 3cm 大小的囊肿，囊壁薄，表面光滑，囊液清亮。右侧输卵管未见明显异常。术中冰冻切片分析：左卵巢成熟性畸胎瘤，右卵巢黄体。

术后病理诊断：左卵巢成熟性囊性畸胎瘤。

【经静脉超声造影图像解读】

此病例为成熟性囊性畸胎瘤，其超声造影有如下特点：①左附件区肿物造影剂出现时间晚于子宫肌层造影剂出现时间，呈"慢进"；②造影剂主要分布于左附件区肿物的囊壁，稍强回声团始终未见造影剂进入，提示其良性病变可能；③左附件区肿物囊壁造影剂的强度低于子宫肌层的强度，说明肿物微血管的血供少于子宫肌层的微血管血供；④左附件区肿物造影剂消退时间早于子宫肌层消退时间，呈"快出"。综上，该肿物呈"慢进快出"的低增强，造影剂仅分布于囊壁，符合成熟性囊性畸胎瘤造影表现。

【疾病相关知识】

参看病例 4-7。

【特别提示】

参看病例 4-7。

（罗　红　杨　帆　高倩倩）

病例 4-9　卵巢浆液性囊腺瘤（一）

【临床资料】

患者,39 岁,已婚。因"体检发现右卵巢占位 8 个月"入院。

既往史:克林霉素过敏史。

月经史:初潮 13 岁,5d/25d,经量正常,周期规律,无痛经史。末次月经:入院前 8d。

生育史:$G_2P_1^{+1}$。

查体:T 36.5℃,P 78 次/min,R 20 次/min,BP 110/60mmHg。内科查体无阳性发现。

专科查体:宫颈不肥大,光滑,无触血;宫体:前位,形态大小正常,质中,无压痛;双附件区未扪及明显异常。

【实验室及其他影像学检查】

宫颈脱落细胞(入院前 9 个月):不能明确意义的非典型鳞状上皮细胞,建议活检或随访复查。

宫颈活检(入院前 9 个月):慢性炎症伴灶性磷化及鳞状上皮增生。

【超声检查】

第一次超声检查(入院前 1 个月):

经阴道超声检查见图 4-9-1 及 ER 4-9-1。子宫后位,宫体大小为 4.8cm×5.7cm×5.2cm,内膜前移,厚 0.35cm(单层),子宫后壁近宫底肌壁间查见范围约 4.0cm×3.0cm×3.7cm 的稍强回声,边界欠清,内探及星点状血流信号。右卵巢上查见大小为 2.2cm×2.3cm×2.3cm 的囊性占位,壁上查见 2~3 个乳头状稍强回声突起,最大者的最大径为 1.2cm,稍强回声内探及条状血流信号,囊壁探及血流信号。左附件区未见确切占位。超声检查结果:右卵巢上占位,子宫肌层间占位(疑子宫腺肌病)。

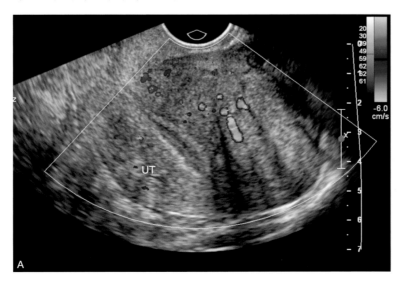

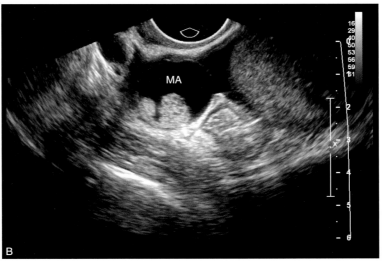

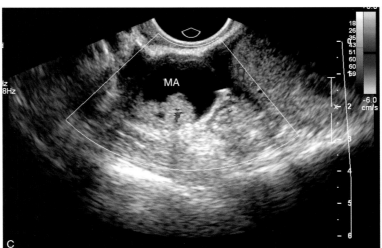

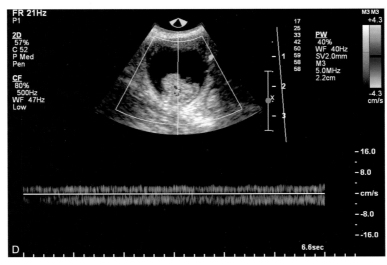

图 4-9-1 常规超声声像图

A. 子宫纵切面的彩色多普勒血流情况（经阴道）；B. 右附件区肿物的最大长轴切面及乳头状稍强回声（经阴道）；C. 右附件区肿物的彩色血流情况（经阴道）；D. 右附件区肿物的静脉血流频谱。UT：子宫；MA：肿物。

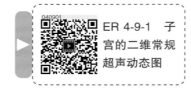

ER 4-9-1 子宫的二维常规超声动态图

第二次超声检查（入院前 1 个月）：

子宫病灶的经静脉超声造影声像图见图 4-9-2 及 ER 4-9-2。注入造影剂后 10s，子宫后壁病灶出现造影剂（经阴道），与子宫肌层同时出现增强，起始增强部位在病灶周边呈半环状增强（图 4-9-2A 箭头所示）；注入造影剂后 17s，子宫后肌壁间病灶内造影剂分布不均匀，内见散在多处造影剂稀疏区域（图 4-9-2B 箭头所示），最大范围约 1.2cm×0.9cm；注入造影剂后 35s，子宫后肌壁间病灶造影剂稀疏区域有造影剂进入（经阴道），病灶增强强度呈等增强（图 4-9-2C 箭头所示）；注入造影剂后 52s，病灶内造影剂与肌壁同步逐渐消退，再次出现后肌壁间病灶内散在造影剂稀疏区域（图 4-9-2D 箭头所示）。

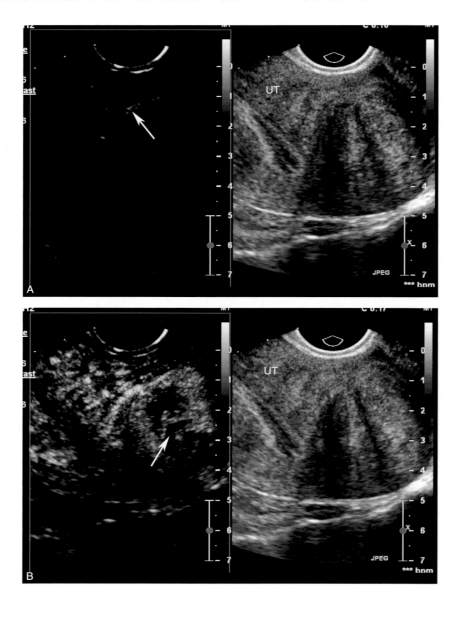

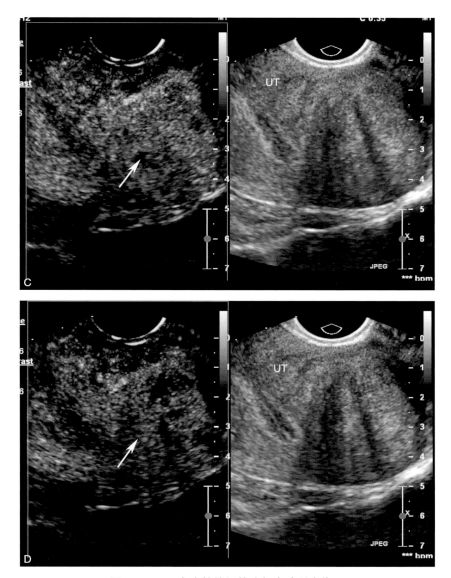

图 4-9-2　子宫病灶的经静脉超声造影声像图
A. 注入造影剂后 10s；B. 注入造影剂后 17s；C. 注入造影剂后 35s；D. 注入造影剂后 52s。UT：子宫。

ER 4-9-2　子宫的经静脉超声造影动态图

　　附件区肿物的经静脉超声造影声像图见图 4-9-3 及 ER 4-9-3。注入造影剂后 14s,右附件区肿物囊壁出现造影剂(图 4-9-3A 箭头所示);注入造影剂后 17s,右附件区肿物囊内壁乳头状稍强回声出现造影剂增强(图 4-9-3B 箭头所示),晚于子宫肌层增强;注入造影剂后 23s,右附件区肿物囊内壁乳头状稍强回声内造影剂呈树枝状分布,呈低增强(图 4-9-3C 箭头所示);注入造影剂后 70s,乳头状稍强回声内造影剂逐渐消退(图 4-9-3D 箭头所示),造影剂消退时间早于子宫肌层。

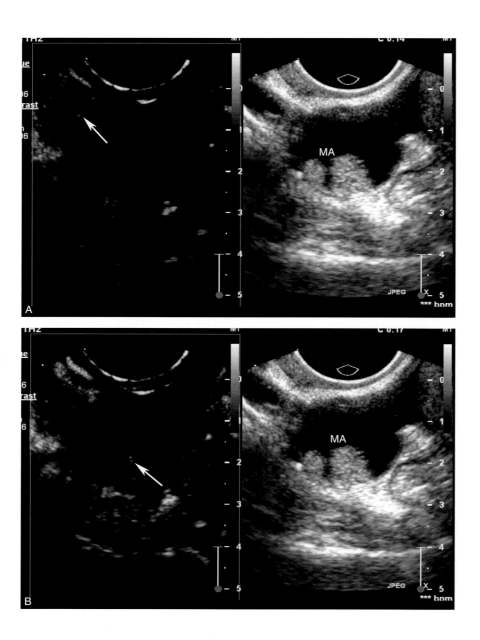

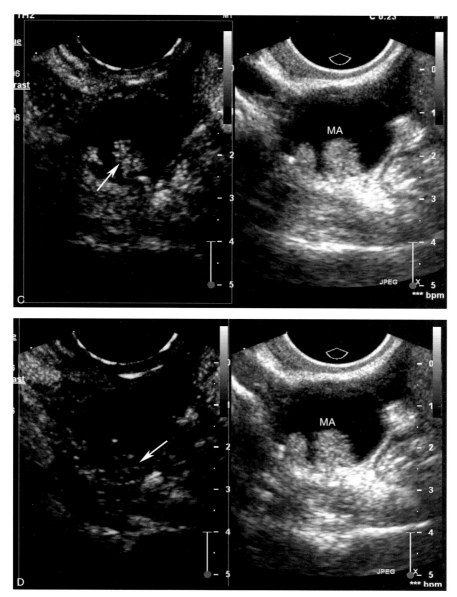

图 4-9-3 附件区肿物的经静脉超声造影声像图

A. 注入造影剂后 14s；B. 注入造影剂后 17s；C. 注入造影剂后 23s；D. 注入造影剂后 70s。MA：肿物。

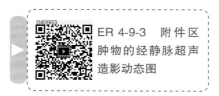

ER 4-9-3 附件区肿物的经静脉超声造影动态图

经静脉超声造影提示：

右卵巢上占位（多为附件肿瘤性疾病，疑良性或交界性上皮性肿瘤）；子宫肌层间占位（子宫腺肌病）。

【临床诊断或术后诊断】

术中所见：子宫后位，如孕 2 月大小，后壁明显增厚。右卵巢：增大，内见一最大径约 1.5cm 囊性包块,剥离后取出囊肿,切开见囊内为无色清亮液体,囊壁较厚,其内见一最大径约0.4cm乳头状突起。左卵巢、输卵管未见明显异常。术中冰冻切片分析:右卵巢浆液性囊腺瘤伴灶性交界性改变。

术后病理诊断:右卵巢浆液性囊腺瘤伴灶性交界性改变,子宫腺肌病。

【经静脉超声造影图像解读】

此病例有两处病灶,为卵巢浆液性囊腺瘤合并子宫腺肌病的超声造影病例。

卵巢浆液性囊腺瘤病灶,经静脉超声造影有如下特点:①右附件区肿物造影剂出现时间晚于子宫肌层造影剂出现时间,呈"慢进";②造影剂分布不均匀,主要分布于右附件区肿物的囊壁,乳头状稍强回声内可见造影剂呈树枝状分布,说明该稍强回声团组织有伸入型血流供给,提示其内含有微血管;③右附件区肿物囊壁及乳头状稍强回声内造影剂的强度低于子宫肌层的强度,说明肿物微血管的血供少于子宫肌层的微血管血供,呈低增强;④右附件区肿物造影剂消退时间早于子宫肌层消退时间,呈"快出"。综上,乳头状稍强回声呈"慢进快出"的低增强,符合良性肿瘤性疾病特点。

子宫腺肌病病灶,经静脉超声造影有如下特点:①子宫后肌壁间病灶与正常子宫肌层同步增强,呈"同进";②起始增强部位在病灶周边呈半环状增强,此表现与子宫肌瘤的表现有重叠,分析此征象与子宫肌层肿物占位效应致推挤周围组织有关;③在增强早期和消退期,其内造影剂分布不均匀,内见散在多处造影剂稀疏区域,提示后肌壁间病灶内组织不均质,为子宫腺肌病病灶的超声造影特征;④子宫后肌壁间病灶增强强度呈等增强;⑤造影剂消退早于子宫肌层,呈"快出"。综上,子宫肌层"同进快出"的等增强,且病灶内见散在多处造影剂稀疏区域,符合子宫腺肌病造影表现。

【疾病相关知识】

卵巢浆液性囊腺瘤约占卵巢良性肿瘤的25%,属于卵巢上皮性肿瘤,多为单侧,大小不等,表面光滑,囊性,壁薄,有单纯性及乳头状两型,前者多为单房,囊壁光滑;后者常为多房,可见乳头,向囊外生长。

卵巢浆液性囊腺瘤的超声特点:①囊肿大小不一,肿瘤轮廓清楚,囊壁纤薄,囊壁光滑或欠光滑的圆形或椭圆形无回声区;②单房或多房,多房性囊性占位有分隔;③囊壁内有大小不一的局限性或乳头状团块突向囊内,但轮廓尚光滑;④乳头状突起间常有砂粒样钙化小体,呈明显点状强回声,彩色多普勒显示囊腔内乳头状突起部分可探及血流信号。

子宫腺肌病是指子宫内膜腺体和间质侵入子宫肌层。常表现为子宫增大,呈球形,质硬,子宫肌层病灶有弥漫性和局灶性两种,后者又称为子宫腺肌瘤。子宫腺肌病的超声特点:①弥漫性,表现为子宫呈球形增大,宫腔内膜线居中;②前/后壁型,表现为病灶局限于整个前壁或后壁,有时分布于侧壁,子宫不对称增大,宫腔内膜线移位;③局灶性,即子宫腺肌瘤,子宫不规则增大,形态欠规整,局部隆起的病灶内呈不均质高回声,与周围肌层分界不清,若病灶内有出血可有局灶性的小囊,大小形态各异。上述分型的病变肌壁均表现为肌壁增厚,回声不均匀,呈粗糙颗粒状,有时后方有"栅栏状"衰减使子宫肌层回声降低。彩色多普勒血流信号在病灶处肌层呈星点状、条状散在分布或呈放射状分布。

【特别提示】

卵巢浆液性囊腺瘤应注意与如下疾病相鉴别:转移性卵巢癌、子宫内膜异位症、盆腔炎及生殖道以外肿瘤等鉴别。鉴别要点:①瘤体本身的回声特点;②肿物的来源;③肿物的活动度,腹膜后肿瘤的活动度常较差,不易被推动;④肿物的血流情况;⑤盆腹腔是否有积液;⑥肿瘤标志物是否升高;⑦超声造影有助于疾病的鉴别。

子宫腺肌病应注意与如下疾病相鉴别:子宫肌瘤、子宫肉瘤及子宫肥大等。鉴别要点:子宫腺肌病本身的回声特点,有无假包膜,边界是否清楚,假包膜上是否有环状血流信号,及病灶内部血流信号是否丰富等;超声造影有助于疾病的鉴别。

(罗 红　杨 帆　高倩倩)

病例 4-10　卵巢浆液性囊腺瘤(二)

【临床资料】

患者,27 岁,已婚。因"体检发现右附件区占位 15d"入院。

既往史:无特殊。

月经史:初潮 14 岁,5d/30~37d,月经量中等,无痛经史。末次月经:入院前 12d。

生育史:$G_2P_1^{+1}$。

查体:T 36.6℃,P 80 次/min,R 18 次/min,BP 102/66mmHg。一般情况好。内科查体无阳性发现。

专科查体:宫颈中度肥大光滑,无触血;右附件区扪及约 8cm×9cm×7cm 的包块,边界较清,质中,活动度欠佳,无压痛。

【实验室及其他影像学检查】

输血全套、血常规、肝肾功、血脂、凝血功能、肿瘤标志物、宫颈脱落细胞、白带常规、胸部 X 线检查及心电图等均未见异常。

【超声检查】

第一次超声检查(入院前 8d):

经阴道超声检查见图 4-10-1 及 ER 4-10-1。子宫后位,宫体大小为 3.0cm×4.1cm×4.6cm,内膜居中,厚 0.2cm(单层),肌壁回声均匀,未探及明显异常血流。右附件区查见大小为 9.7cm×7.9cm×7.1cm 的囊性占位,形态不规则,囊内壁欠光滑,可见几个稍强回声突起,最大者的最大径为 0.7cm,稍强回声内未探及血流信号。左附件区未见确切占位。盆腹腔未见明显积液。超声检查结果:右附件区囊性占位。

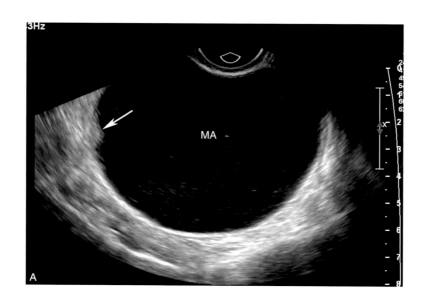

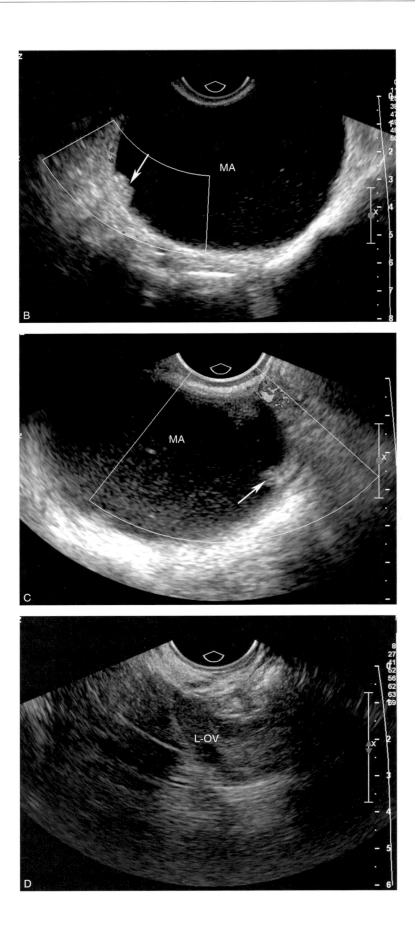

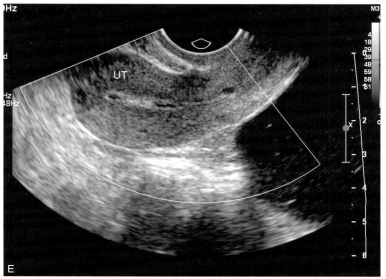

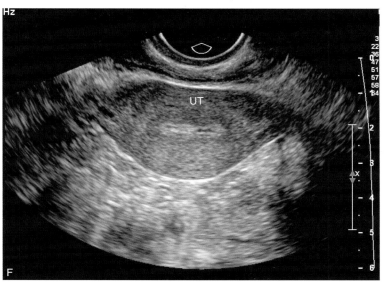

图 4-10-1　常规超声声像图

A. 右附件区囊性占位,囊内点状稍强回声,囊壁有稍强回声突起(箭头所示);B. 稍强回声突起内未探及血流信号(箭头所示);C. 稍强回声突起内未探及血流信号(箭头所示);D. 左卵巢形态大小正常;E. 子宫矢状切面,大小形态正常,无异常回声;F. 子宫横切面,形态大小正常。UT:子宫;MA:肿物;L-OV:左卵巢。

ER 4-10-1　二维常规超声动态图

第二次超声检查（入院前8d）：

经静脉超声造影见图4-10-2及ER 4-10-2。注入造影剂后27s，右附件区囊肿囊壁出现造影剂增强（图4-10-2A箭头所示），晚于子宫壁增强；注入造影剂后32s，可见少量造影剂进入囊内壁稍强回声突起内（图4-10-2B箭头所示），呈低增强，稍强回声内造影剂分布尚均匀；注入造影剂后38s，囊内壁稍强回声突起内造影剂分布稀疏（图4-10-2C箭头所示）。

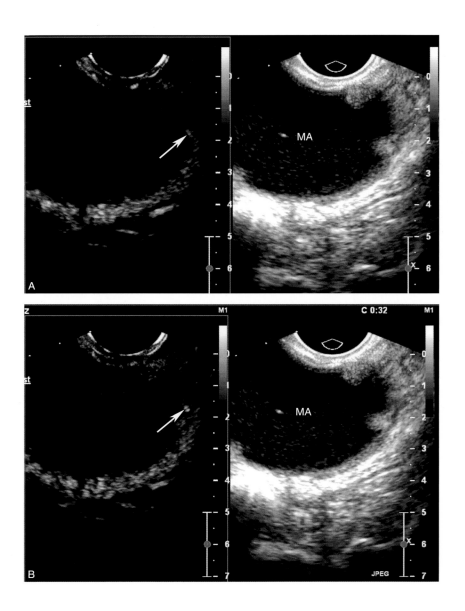

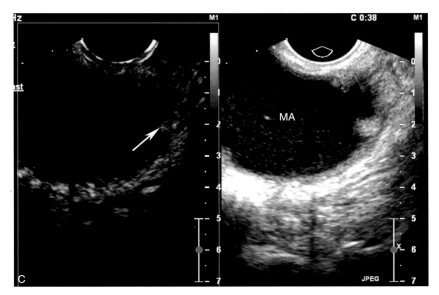

图 4-10-2　经静脉超声造影声像图

A. 注入造影剂后 27s；B. 注入造影剂后 32s；C. 注入造影剂后 38s。MA：肿物。

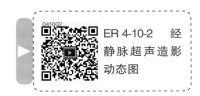

ER 4-10-2　经静脉超声造影动态图

经静脉超声造影提示：

右附件区包块（考虑附件肿瘤性病变，请结合肿瘤标志物及临床，良性或交界性肿瘤待排除）。

【临床诊断或术后诊断】

术中所见：右卵巢冠可见一外生性囊肿，最大径约 7cm，表面光滑。右输卵管与囊肿粘连，伞端紧贴卵巢囊肿表面。右卵巢囊肿剖视囊液清亮，囊壁可见多发乳头样结节，质中等。

术后诊断：右卵巢浆液性乳头状囊腺瘤，伴灶性交界性改变。

【经静脉超声造影图像解读】

此病例为较典型的卵巢浆液性囊腺瘤，经静脉超声造影表现有如下特点：①在增强早期，病灶造影剂出现较晚，晚于子宫肌层增强；②造影剂主要分布于囊肿囊壁，大部分囊壁造影剂分布较均匀，囊壁光滑，仅囊内壁乳突状突起部分可见造影剂进入；③肿物囊壁呈低到等增强（与自身子宫肌层比较），囊内壁乳头状回声内造影剂也分布稀疏，提示肿物囊内壁突起组织内微血管的血供少于或接近子宫肌层的微血管血供；④肿物为未分隔囊性肿物，囊性区域内无血供，故囊内查见大片无增强区域。

运用经静脉超声造影可以观察囊内壁突起或增厚囊壁的血流灌注情况，从而判断组织有无活性，进而判断肿物的性质。一般原则是造影剂聚集越多，强度越高，则恶性可能性大；造影剂聚集越少，强度越低，则良性可能性大。

【疾病相关知识】

参看病例 4-9。

【特别提示】

参看病例 4-9。

（庞厚清）

病例 4-11　卵巢交界性黏液性囊腺瘤

【临床资料】

患者,29 岁,已婚。因"体检发现附件区包块 1 余年"入院。

既往史:4 个月前因重度宫颈糜烂行激光治疗。20 余年前因阑尾炎切除阑尾,10 年前手术切除右侧乳腺纤维瘤。

月经史:初潮 12 岁,6~7d/28~30d,经量正常,周期规律,无痛经史。末次月经:入院前 18d。

生育史:$G_1P_0^{+1}$。

查体:T 36.5℃,P 80 次 /min,R 20 次 /min,BP 120/78mmHg。内科查体无阳性发现。

专科查体:外阴、阴道、宫颈、宫体无特殊。左附件:扪及最大径约 4cm 包块,无压痛。右附件增厚。

【实验室及其他影像学检查】

血常规、输血免疫全套检查、肝肾功、血脂、凝血功能、肿瘤标志物、宫颈脱落细胞、白带常规、胸部 X 线检查及心电图等均未有阳性发现。

【超声检查】

第一次超声检查（入院前 6 个月）:

子宫前位,宫体大小为 3.6cm×4.8cm×4.6cm,内膜居中,厚 0.5cm（单层）,肌壁回声欠均匀,未探及明显异常血流信号。右卵巢上查见最大径为 2.6cm 的囊性占位,囊内充满细弱点状回声,囊壁探及血流信号。左卵巢旁查见大小为 3.8cm×3.3cm×3.8cm 的囊性占位,壁薄液清,囊壁未探及明显血流信号。超声检查结果:右卵巢上囊性占位（卵巢子宫内膜异位症待排除）,左卵巢旁囊性占位（疑输卵管系膜囊肿）。

第二次超声检查（入院前 18d）:

子宫前位,宫体大小为 4.0cm×5.5cm×4.4cm,内膜居中,厚 0.5cm（单层）,肌壁回声均匀,未探及明显异常血流信号。右卵巢上查见大小约为 2.5cm×2.6cm×2.9cm 的囊性占位,内充满细弱光点回声,囊内壁可见少许稍强回声突起,最大者的最大径为 0.8cm,囊壁探及少许血流信号。左卵巢旁查见大小约为 3.7cm×3.2cm×3.6cm 的囊性占位,壁薄液清,囊壁探及少许血流信号。超声检查结果:右卵巢上囊性占位（卵巢子宫内膜异位症待排除）,左卵巢旁囊性占位（疑输卵管系膜囊肿）。

第三次超声检查（入院前 12d）:

经阴道超声检查见图 4-11-1。子宫前位,宫体大小为 3.8cm×5.2cm×5.2cm,内膜居中,厚 0.35cm（单层）,后壁偏左肌壁间查见最大径为 1.2cm 的稍弱回声,边界欠清,周边探及血流信号。右附件区查见大小约为 4.1cm×3.2cm×4.0cm 的分隔囊性占位,内充满细弱点状回声,内壁可见几个稍强回声突起,最大者的最大径为 1.2cm,囊壁探及少许血流信号。左卵巢旁查见大小约为 3.9cm×3.2cm×3.6cm 的囊性占位,壁薄液清,囊壁探及少许血流信号。超声检查结果:右卵巢上囊性占位（卵巢子宫内膜异位症待排除）,左卵巢旁囊性占位（疑输卵管系膜囊肿）,疑子宫肌瘤。

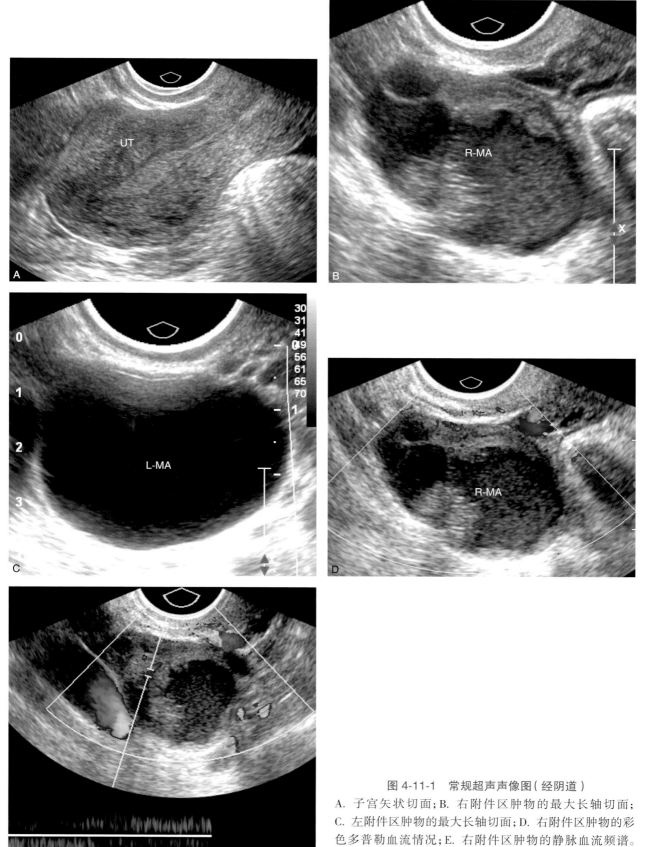

图 4-11-1 常规超声声像图 (经阴道)
A. 子宫矢状切面 ; B. 右附件区肿物的最大长轴切面 ;
C. 左附件区肿物的最大长轴切面 ; D. 右附件区肿物的彩
色多普勒血流情况 ; E. 右附件区肿物的静脉血流频谱。
UT : 子宫 ; R-MA : 右侧肿物 ; L-MA : 左侧肿物。

第四次超声检查（入院前 11d）：

经静脉超声造影见图 4-11-2 及 ER 4-11-1。右附件区团块超声造影：注入造影剂后 15s，右附件区团块边缘出现造影剂（图 4-11-2A 箭头所示）；注入造影剂后 18s，右附件区团块造影剂分布不均匀，可见造影剂进入右附件区肿物内壁的稍强回声突起内（图 4-11-2B 箭头所示）；注入造影剂后 31s，稍强回声内造影剂浓度达峰值，呈低增强，仅见少量造影剂进入其内（图 4-11-2C 箭头所示）；注入造影剂后 120s，稍强回声内造影剂消退早于子宫肌层，团块内仅剩稀疏造影剂（图 4-11-2D 箭头所示）。

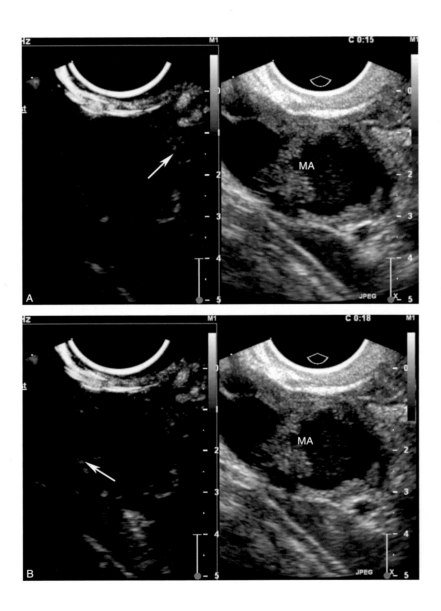

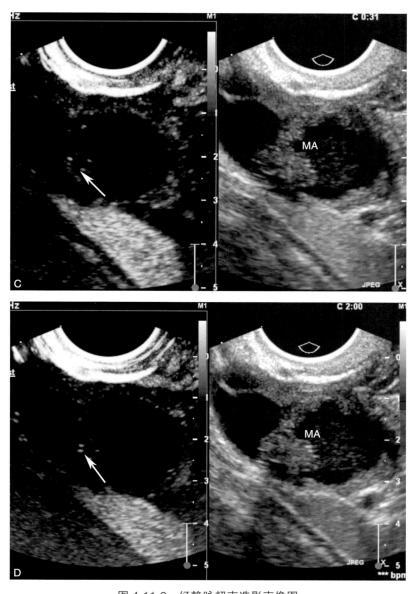

图 4-11-2　经静脉超声造影声像图

A. 注入造影剂后 15s；B. 注入造影剂后 18s；C. 注入造影剂后 31s；D. 注入造影剂后 120s。MA：肿物。

ER 4-11-1　经静脉超声造影动态图

经静脉超声造影提示：

右附件区囊性占位（考虑附件肿瘤性病变，良性或交界性肿瘤待排除）；左卵巢旁囊性占位（疑输卵管系膜囊肿）；疑子宫肌瘤。

【临床诊断或术后诊断】

术中发现：子宫未见明显肌瘤样结节。左卵巢、右输卵管无明显异常。左输卵管系膜上见大小约为4cm×4cm 的囊肿，壁薄，囊液清亮。右卵巢增大，其内见多个大小不等的囊肿，最大者约 4cm×5cm，囊内壁满布乳头样增生，囊内含清亮黏液，最小者最大径约为 0.3cm。盆腔情况：乙状结肠与盆侧壁膜性粘连。

术后诊断：右卵巢交界性黏液性乳头状囊腺瘤；左输卵管系膜囊肿。

【经静脉超声造影图像解读】

此病例为卵巢交界性黏液性囊腺瘤，经静脉超声造影有如下特点：①囊肿的囊壁有造影剂进入，但始增时间通常晚于子宫肌层，呈"慢进"；②囊内的稍强回声突起内有少量造影剂进入，表现为造影剂低增强（以子宫肌层为参考物），说明囊内突起的微血管的血供少于子宫肌层的微血管血供；③肿瘤的囊性成分内始终无造影剂进入，呈充盈缺损状态，说明其内无微血管分布。通常来说，卵巢交界性肿瘤内的稍强回声突起内都有不同程度的造影剂增强表现，但一般仅为低增强，不会出现高增强，这与交界性肿瘤内的相对乏血管特性有关。

对卵巢肿物囊内壁突起的观察很重要；不仅要注意观察突起的有无，还要注意突起的形态、个数和血供。卵巢囊腺瘤的突起常表现为多个有血供的乳头状突起，且其乳头状突起内的血供常较少；经静脉超声造影能很好地观察其血供特点，有助于诊断该病。反之，乳头状突起内的血供丰富常为囊腺癌的表现，则经静脉超声造影有助于肿物的良恶性鉴别。

【疾病相关知识】

交界性肿瘤是一种在良性和恶性之间的肿瘤，是指组织形态和生物学行为介于良性与恶性之间的肿瘤。WHO 对卵巢交界性肿瘤的定义为：在生长方式和细胞学特征方面介于明显良性和明显恶性的同类肿瘤之间，无损毁性间质浸润，且与同样临床分期的卵巢癌相比，卵巢交界性肿瘤恶性程度较低。卵巢交界性肿瘤主要病理类型为浆液性和黏液性，也有子宫内膜样、透明细胞等分类。卵巢交界性黏液性囊腺瘤以盆腔肿块及腹水为常见，也可出现腹痛或腹胀。卵巢交界性黏液性囊腺瘤声像图表现为：①肿瘤切面呈圆形或椭圆形，可有多房或单房；②囊壁尚光滑，但囊壁内可有大小不一的局限性斑块状强回声或乳头状强回声结构突向囊内，但轮廓光滑；③肿瘤的囊壁可有少量血流，囊内乳头状回声常规超声检查常无明显血流。

【特别提示】

卵巢交界性黏液性囊腺瘤需与炎性卵巢囊肿、卵巢子宫内膜异位症、卵巢黄体囊肿、陈旧性宫外孕包块等相鉴别。①炎性卵巢囊肿的临床特点为：患者下腹疼痛、体温升高、下腹胀气、腹肌紧张等，声像图多为与周围组织粘连的混合性肿块。②卵巢子宫内膜异位症的临床特点为：一般多有痛经，呈渐进性加剧，声像图多为与周围组织粘连挤压而呈不规则肿块。③卵巢黄体囊肿的临床特点为：伴随早孕期出现，一般在妊娠 3 个月后可自然消失，声像图为卵巢切面内出现的无回声区囊肿。④陈旧性宫外孕包块的临床特点为：多有停经史，尿或血清 hCG 为阳性，声像图多为混合性包块，有时包块内隐约可见胎囊结构。

（王静欣）

病例 4-12 卵巢交界性子宫内膜样囊腺瘤伴多灶性癌变

【临床资料】

患者，47岁，已婚。患者因"腹痛2个月余，加重5d"入院。

既往史：高血压数年，在院外间断口服吲达帕胺，余无特殊。

月经史：初潮14岁，3~4d/28~30d，经量正常。末次月经：1年前。

生育史：$G_4P_1^{+3}$。

查体：T 36.8℃，P 106次/min，R 22次/min，BP 136/94mmHg，内科查体无特殊。

专科查体：左附件可扪及一约15cm×13cm×10cm囊性包块，边界清楚，触痛明显。右附件未扪及异常。

【实验室及其他影像学检查】

腹盆部CT平扫（入院后2d）显示：①盆腹腔偏左部有巨大液性肿块，肿块与左侧卵巢血管关系密切，考虑左附件来源肿瘤可能性大；②右附件未见占位；③子宫直肠陷窝少许积液，左侧腹膜增厚，种植转移待排除；④盆腹腔及腹膜后淋巴结未见增大。

肿瘤标志物：糖类抗原19-9（CA19-9）7.8U/ml（参考值：<22U/ml），CA12-5 5.7U/ml（参考值：<35U/ml），人附睾蛋白4 41.27pmol/L（参考值：0~90pmol/L）。

【超声检查】

第一次超声检查（入院当天）：

子宫前位，子宫前后径为3.9cm，内膜厚0.25cm（单层），宫内节育器居中，肌壁回声均匀，未探及明显异常血流信号。左侧附件区查见大小约为13.5cm×9.8cm×12.6cm的分隔状囊性占位，部分囊内充满网絮状稍强回声，部分囊液尚清亮，周边探及血流信号。右附件区未见确切占位。盆腔见暗区，深约1.8cm。超声检查结果：左附件区囊性占位，宫内节育器位置正常，盆腔积液。

第二次超声检查（入院后1d）：

经阴道超声检查见图4-12-1。子宫前位，大小为4.1cm×5.0cm×4.9cm，内膜厚0.4cm（单层），宫内节育器居中，肌壁回声均匀，未探及明显异常血流信号。左侧附件区查见大小约为12.6cm×9.0cm×13.2cm

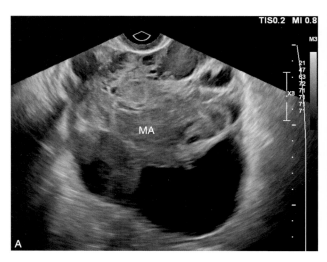
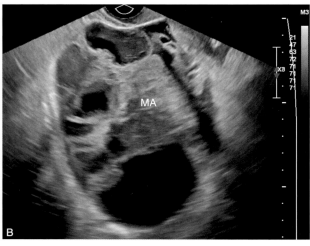

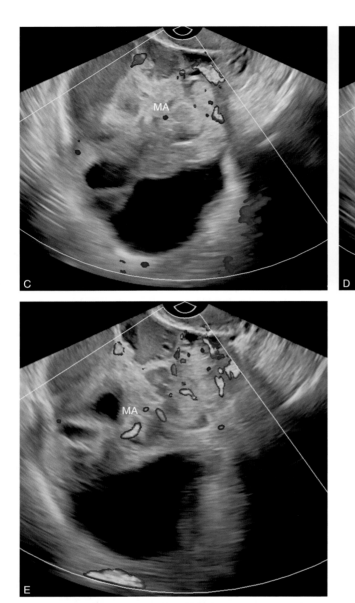

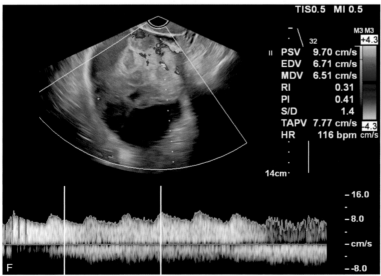

图 4-12-1　常规超声声像图

A、B. 左附件肿物二维超声最大长轴切面图像（经阴道），可见该肿物为囊实混合性占位；C、D、E. 左附件区肿物不同切面的彩色多普勒血流情况（经阴道）；F. 左附件区肿物的血流频谱，RI=0.31。MA：肿物；PSV：峰值血流速度；EDV：舒张末期血流速度；MDV：最小舒张期血流速度；RI：阻力指数；PI：搏动指数；S/D：收缩期和舒张期血流比值；TAPV：时间平均峰值流速；HR：心率。

的分隔状囊实性占位,分隔不光滑,实性部分及囊壁探及血流信号,RI=0.31。右附件区未见确切占位。盆腔查见液性暗区,深约1.8cm。超声检查结果:左附件区囊性占位,宫内节育器位置正常,盆腔积液。

第三次超声检查(入院后1d):

经静脉超声造影见图4-12-2及ER 4-12-1。注入造影剂后18s,左附件区肿物出现造影剂(图4-12-2A箭头所示),先于子宫肌层增强;注入造影剂后23s,造影剂分布不均匀,可见较多造影剂进入左附件区肿物实性部分,造影剂呈树枝状分布(图4-12-2B箭头所示);注入造影剂后33s,肿物内造影剂增强强度达峰值,呈高增强(图4-12-2C箭头所示),增强不均匀,实性部分内可见造影剂充盈缺损;注入造影剂后60s,团块内造影剂消退,与子宫同步消退(图4-12-2D箭头所示)。

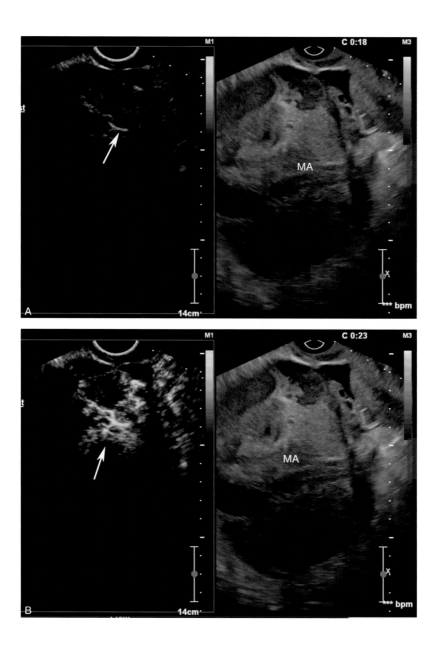

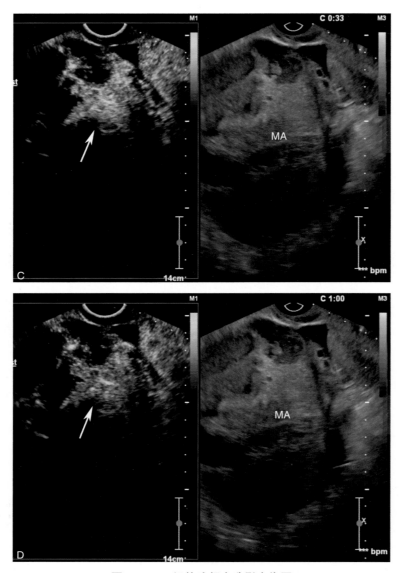

图 4-12-2 经静脉超声造影声像图

A. 注入造影剂后 18s；B. 注入造影剂后 23s；C. 注入造影剂后 33s；D. 注入造影剂后 60s。MA：肿物。

ER 4-12-1 经静脉超声造影动态图

经静脉超声造影提示：

左附件区囊实性占位（疑附件恶性肿瘤，上皮来源可能性大），盆腔少量积液，宫内节育器位置正常。

【临床诊断或术后诊断】

术中所见：乙状结肠与盆侧壁致密粘连，子宫外观未见异常。左卵巢：可见大小约为 15cm×15cm×10cm 的囊实性包块，边界清楚，包膜完整，与直肠前壁及大网膜致密粘连，直肠表面及膀胱腹膜返折见广泛陈旧性粘连带。右卵巢及盆腔其余部位未见明显异常。

术后诊断:(左卵巢)交界性子宫内膜样囊腺瘤伴多灶性癌变。

【经静脉超声造影图像解读】

该病例为卵巢交界性子宫内膜样囊腺瘤伴多灶性癌变,即是属于附件恶性肿瘤病例,经静脉超声造影有如下特点:①肿物先于子宫肌层出现造影剂增强,呈"快进";②肿物内的实性成分内有造影剂进入,提示实性成分内有滋养血管存在;③造影剂增强强度呈高增强,提示实性成分内的微血管较多(与子宫肌层相比),且分布不均匀,通常呈树枝样分布;④肿物的实性成分内可见造影剂充盈缺损区域,说明此处无滋养血管存在,可能是瘤体内的出血坏死灶;⑤肿物内非实性成分部位可见大片造影剂充盈缺损,确认肿物内有囊性区域。

经静脉超声造影能显示肿物血流灌注的特征,有助于鉴别卵巢肿物的良恶性。但在鉴别卵巢肿物的良性和交界性,以及鉴别交界性和恶性方面有一定局限性,需更加注意患者年龄、肿瘤标志物等情况。

【疾病相关知识】

卵巢交界性子宫内膜样囊腺瘤属于卵巢交界性肿瘤中的一种类型。卵巢交界性肿瘤(borderline ovarian tumer,BOT)占卵巢上皮性肿瘤的 15%~20%,其病理特点:上皮细胞呈复层,增生活跃,脱离原位;肿瘤细胞异型性和核分裂象介于良恶性之间;但无基质破坏和间质浸润。

卵巢交界性肿瘤可有不规则乳头、不规则的壁和/或向外生长的乳头,增加了与卵巢恶性肿瘤鉴别的难度,如在微乳头型浆液性 BOT 或宫颈管型黏液性 BOT 中存在外生乳头时,与恶性肿瘤在超声图像难以鉴别。

【特别提示】

本病应与其他囊实性的良性卵巢肿物(例如卵巢囊腺瘤等)进行鉴别。有时与卵巢囊腺癌和卵巢交界性肿瘤鉴别困难,需结合临床、实验室及病理学确诊。患者年龄较大或已绝经、有肿瘤家族史、超声提示肿物实性部分较大、血流丰富等则要考虑为卵巢癌的可能性大。

(王静欣)

病例 4-13　卵巢黏液性腺纤维瘤

【临床资料】

患者,35 岁,已婚。因外院超声检查"发现左附件区占位 4 个月"入院。

既往史:无特殊。

月经史:初潮 14 岁,5d/30~37d,月经量中等,无痛经史。末次月经:入院前 8d。

生育史:$G_2P_1^{+1}$。

查体:T 36.6℃,P 80 次/min,R 20 次/min,BP 100/66mmHg。内科查体无阳性发现。

专科查体:宫颈中度肥大光滑,无触血;左附件区扪及最大径约 6cm 包块,边界较清,质中,活动,无压痛。

【实验室及其他影像学检查】

输血全套、血常规、肝肾功、血脂、凝血功能、肿瘤标志物、宫颈脱落细胞、白带常规、胸部 X 线检查及心电图等均未见异常。

【超声检查】

第一次超声检查（入院前 13d）：

经阴道超声检查见图 4-13-1 及 ER 4-13-1。子宫后位，宫体大小为 3.7cm×4.9cm×4.8cm，内膜居中，厚 0.3cm（单层），肌壁回声均匀，未探及明显异常血流。左附件区查见大小为 4.1cm×3.2cm×3.9cm 的弱回声团，其内可见散在的多个点片状强回声，最大者的最大径为 0.3cm，其旁可见部分卵巢组织回声，团块

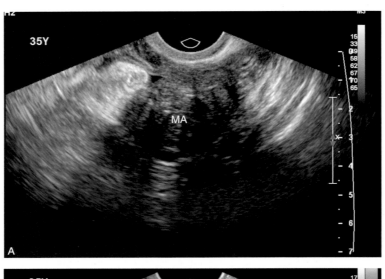

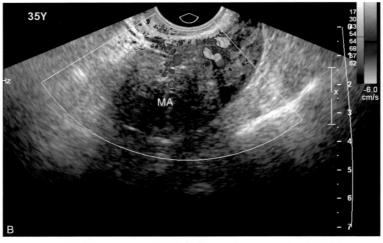

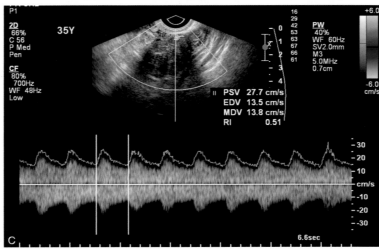

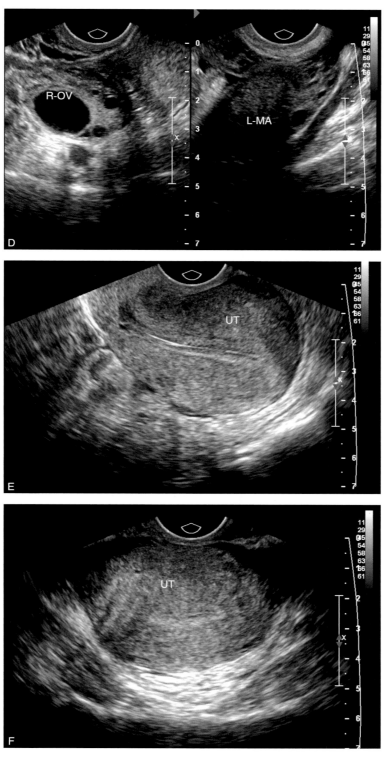

图 4-13-1　常规超声声像图

A. 左附件区肿物,呈弱回声团;B. 左附件区肿物彩色多普勒血流情况;
C. 左附件区肿物血流频谱,RI=0.51;D. 双侧附件对比检查,右侧卵巢
正常;E. 子宫矢状切面显示正常;F. 子宫横切面显示正常。UT:子宫;
MA:肿物;R-OV:右卵巢;L-MA:左附件区肿物;PSV:峰值血流速度;
EDV:舒张末期血流速度;MDV:最小舒张期血流速度;RI:阻力指数。

ER 4-13-1   二维常规超声动态图

周边及其内探及血流信号。右附件区未见确切占位。盆腹腔未见明显积液。超声检查结果：左附件区弱回声。

第二次超声检查（入院前 9d）：

经静脉超声造影见图 4-13-2 及 ER 4-13-2。注入造影剂后 20s，左附件区肿物周边出现造影剂（图 4-13-2A 箭头所示），晚于子宫肌层增强；注入造影剂后 27s，可见造影剂在附件区肿物内分布较均匀，呈"网格状"分布（图 4-13-2B 箭头所示）；注入造影剂后 36s，肿物内呈低增强（图 4-13-2C 箭头所示）；注入造影剂后 59s，消退期团块内造影剂呈"网格状"分布，且团块内造影剂聚集较稀疏（图 4-13-2D 箭头所示）。

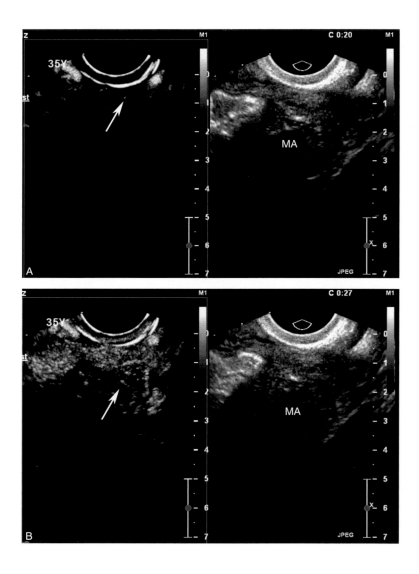

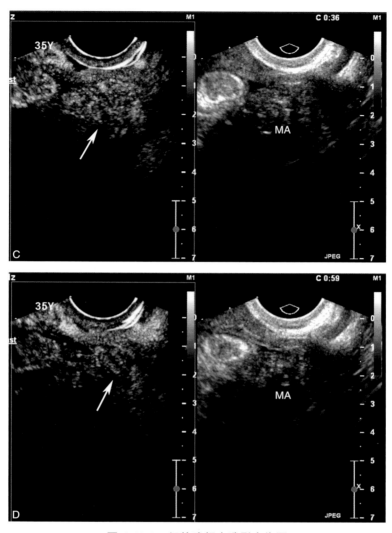

图 4-13-2　经静脉超声造影声像图

A. 注入造影剂后 20s；B. 注入造影剂后 27s；C. 注入造影剂后 36s；D. 注入造影剂后 59s。MA：肿物。

ER 4-13-2　经静脉超声造影动态图

经静脉超声造影提示：

左附件区占位（疑来源于左附件的良性肿瘤，卵巢纤维瘤可能性大）。

【临床诊断或术后诊断】

术中所见：子宫前位，大小形态无明显异常。左卵巢增大约 6.0cm，质硬，表面光滑，剥除左侧卵巢内实性包块，约 4.0cm，质硬。左输卵管、右卵巢、右输卵管未见明显异常。

术后诊断：左侧卵巢黏液性腺纤维瘤。

【经静脉超声造影图像解读】

此病例为卵巢黏液性腺纤维瘤,表现为实性的卵巢良性肿瘤,经静脉超声造影有如下特点:①在增强早期,病灶造影剂出现较晚,晚于子宫肌层增强;②造影剂在附件区肿物内呈"网格状"分布,且造影剂分布较均匀;③肿物呈低增强(与子宫肌层比较),肿物内造影剂聚集较为稀疏;④在增强晚期,肿物内造影剂消退,造影剂仍呈"网格状"分布,且消退快于肌壁。综上,该团块表现为"慢进快出"的低增强,可考虑团块为非高代谢状态,故团块良性可能性大;但运用超声造影进行肿物具体的病理诊断是困难的。

【疾病相关知识】

卵巢腺纤维瘤来源于卵巢的表面上皮和间质组织,属于少见的上皮性肿瘤,浆液性腺纤维瘤最常见,其次为黏液性腺纤维瘤。卵巢腺纤维瘤的患病率低,占全部卵巢肿瘤的 1.0%~1.3%。其发病年龄跨度较大,多在 23~70 岁之间,发病高峰为 40~49 岁,约 50% 发生于 50 岁以上的绝经妇女。多数为单侧。患者临床缺乏特殊症状,多因体检或偶感腹部不适检查发现。肿瘤可表现为囊实性、实性和囊性,边界清楚。根据细胞分化程度分良性,交界性及恶性三类。

卵巢腺纤维瘤超声特点:卵巢腺纤维瘤超声图像多样,与组织中纤维成分比例有关。纤维成分多,超声声像图与卵巢纤维瘤相似,单侧、中等大小、囊壁不清、内回声为实性、均质,后方回声衰减,可有钙斑伴声影。

【特别提示】

卵巢腺纤维瘤不同于卵巢纤维瘤,卵巢纤维瘤起源于卵巢性腺间质,属于性索间质细胞肿瘤,呈实性。卵巢腺纤维瘤表现多样,当卵巢腺纤维瘤呈实性时,两者超声不易鉴别。

造影剂在实性肿物内呈"网格状"分布的特点与肿物病理组织成分有关,常见于组织成分含有梭形细胞的肿物,如卵巢纤维瘤、子宫肌瘤等。

该卵巢黏液性腺纤维瘤病例表现为实性,从经静脉超声造影图像看与卵巢纤维瘤极相似,故当遇到有此类造影表现的附件实性肿物时,要注意排除卵巢黏液性腺纤维瘤。

（庞厚清）

病例 4-14　卵巢腺癌（卵巢子宫内膜异位症恶变）

【临床资料】

患者,48 岁,已婚。因"体检发现左附件囊肿 2 年"入院。

既往史:1994 年行剖宫产术;2008 年于我院行经腹行子宫肌瘤切除术。

月经史:初潮 12 岁,6~7d/30d,末次月经:入院前 9d。

生育史:$G_2P_1^{+1}$。

查体:T 36.7℃,P 82 次/min,R 20 次/min,BP 120/75mmHg。内科查体无阳性发现。

专科查体:宫体前位,如孕 2 个月大小,粘连固定,活动度差,质中,无压痛。左附件增厚。右附件增厚。

【实验室及其他影像学检查】

肿瘤标志物(入院后 3d):CA12-5 37.7U/ml(参考值:<35U/ml),CA19-9 60U/ml(参考值:<22U/ml)。

【超声检查】

第一次超声检查（入院前 1 个月）：

经阴道超声检查见图 4-14-1。子宫前位，宫体前后径为 4.9cm，内膜居中，厚 0.2cm（单层），前肌壁间查见大小为 4.1cm×3.3cm×3.5cm 的弱回声团，宫底肌壁间查见最大径为 1.4cm 的弱回声，左侧肌壁间查见最大径为 1.6cm 的弱回声，周边探及血流信号。余肌壁回声欠均匀。子宫前上方查见大小为 8.1cm×6.7cm×8.1cm 囊性占位，囊内可见点状强回声及大小为 4.7cm×3.4cm×4.5cm 的稍强回声，外形

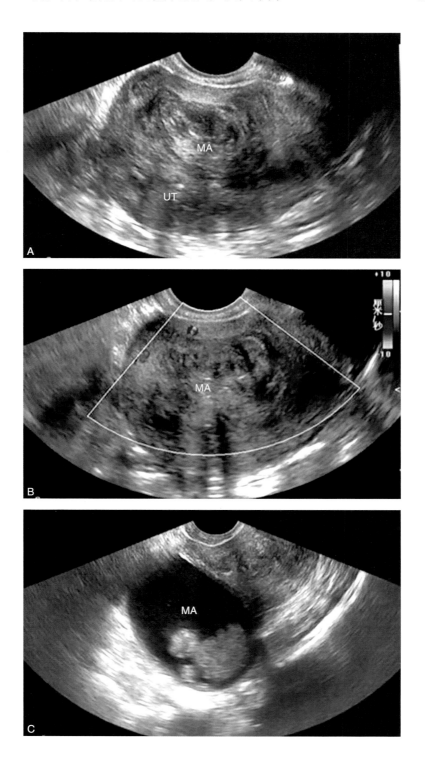

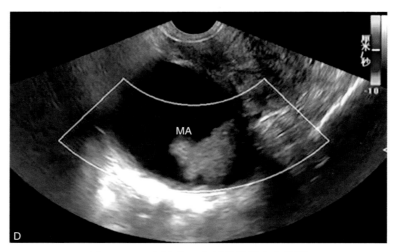

图 4-14-1 入院前 1 个月常规超声声像图
A. 子宫长轴二维图像；B. 子宫长轴彩色多普勒图像；C. 子宫前上方肿物最大长轴切面（经阴道）；D. 子宫前上方肿物彩色多普勒血流情况。
UT：子宫；MA：肿物。

不规则，其内未探及明显血流信号。盆腹腔未见明显积液。超声检查结果：子宫前上方囊性占位（请结合临床及肿瘤标志物），子宫肌瘤。

第二次超声检查（入院前 2d）：

经阴道超声检查见图 4-14-2。子宫前位，宫体大小为 4.8cm×6.2cm×6.2cm，内膜居中，厚 0.2cm（单层），肌壁间及浆膜下查见多个弱回声团，最大者 3.5cm×2.5cm×2.6cm，最小弱回声团的最大径为 0.5cm，周边可探及血流信号。子宫前上方查见大小为 10.0cm×6.7cm×8.1cm 的囊性占位，内有点状强回声及稍强回声团，稍强回声团大小约为 4.8cm×3.0cm×4.2cm，外形不规则，其内未探及明显血流信号。盆腹腔未见明显积液。超声检查结果：子宫前上方囊性占位（请结合临床及肿瘤标志物），子宫肌瘤。

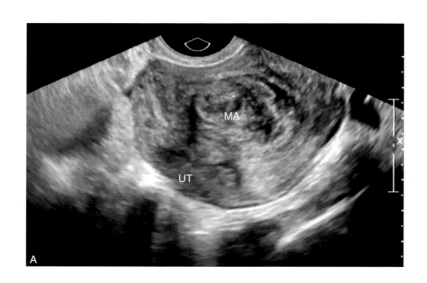

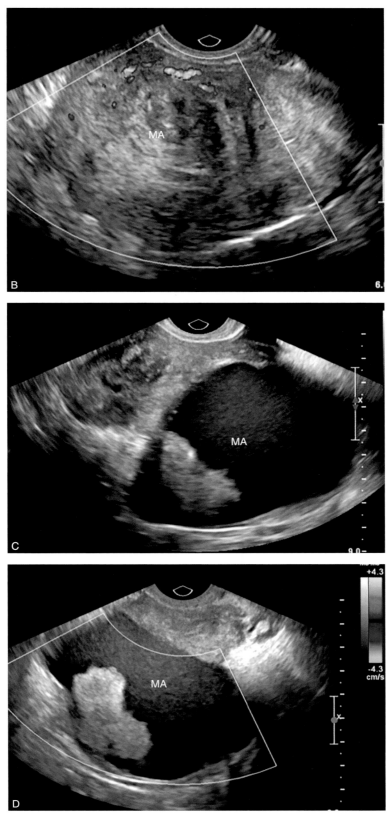

图 4-14-2 入院前 2d 常规超声声像图
A. 子宫二维图像；B. 子宫彩色多普勒图像；C. 子宫前上方肿物最大长轴切面（经阴道）；D. 子宫前上方肿物彩色多普勒血流情况。UT：子宫；MA：肿物。

第三次超声检查（入院前 2d）：

经静脉超声造影（经腹部）见图 4-14-3 及 ER 4-14-1。注入造影剂后 8s，囊肿囊壁出现造影剂（图 4-14-3A 箭头所示），与子宫肌层同步增强；注入造影剂后 9s，囊肿内的稍强回声开始出现造影剂（图 4-14-3B 箭头所示）；注入造影剂后 12s，造影剂较均匀分布于囊肿内的稍强回声内（图 4-14-3C 箭头所示）；注入造影剂后 18s，稍强回声呈等增强（图 4-14-3D 箭头所示）；注入造影剂后 31s，可见造影剂消退（图 4-14-3E 箭头所示），与子宫肌层同步；注入造影剂后 35s，另一切面显示稍强回声内造影剂分布情况（图 4-14-3F 箭头所示）。

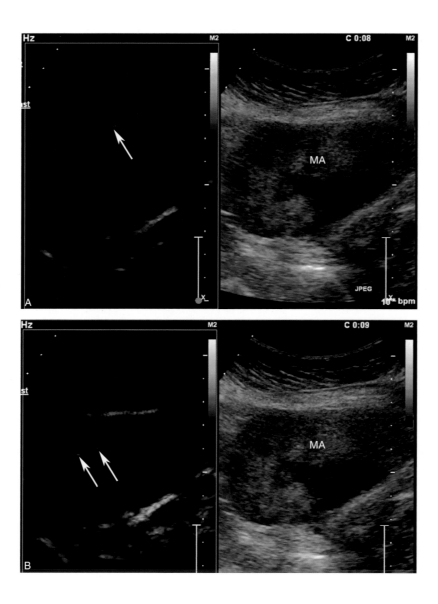

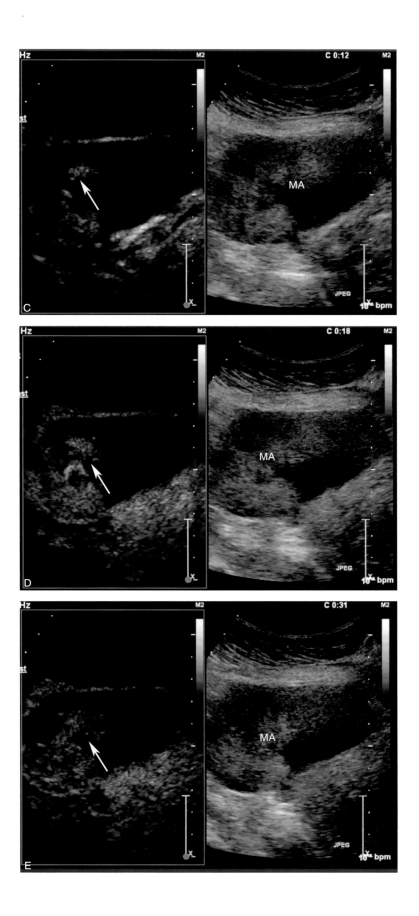

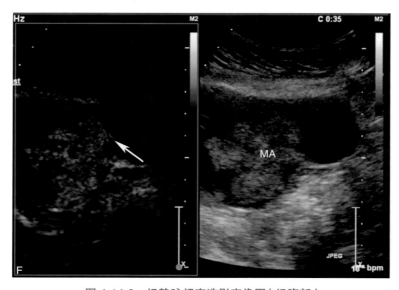

图 4-14-3　经静脉超声造影声像图（经腹部）

A. 注入造影剂后 8s；B. 注入造影剂后 9s；C. 注入造影剂后 12s；D. 注入造影剂后 18s；E. 注入造影剂后 31s；F. 注入造影剂后 35s。MA：肿物。

ER 4-14-1　经静脉超声造影动态图（经腹部）

第四次超声检查（入院前 2d）：

经阴道超声检查见图 4-14-4 及 ER 4-14-2。注入造影剂后 7s，囊性占位的囊壁出现造影剂（图 4-14-4A 箭头所示），与子宫肌层同步增强；注入造影剂后 8s，囊肿内的稍强回声内开始出现造影剂（图 4-14-4B 箭头所示）；注入造影剂后 12s，造影剂较均匀分布于囊肿内的稍强回声内部（图 4-14-4C 箭头所示）；注入造影剂后 18s，稍强回声内呈等增强（图 4-14-4D 箭头所示）；注入造影剂后 31s，可见造影剂消退（图 4-14-4E 箭头所示），与子宫肌层同步。

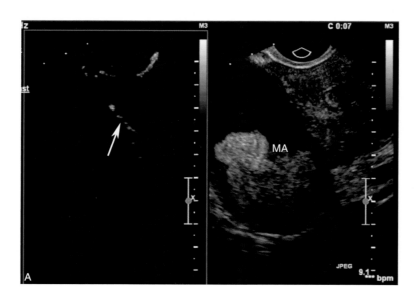

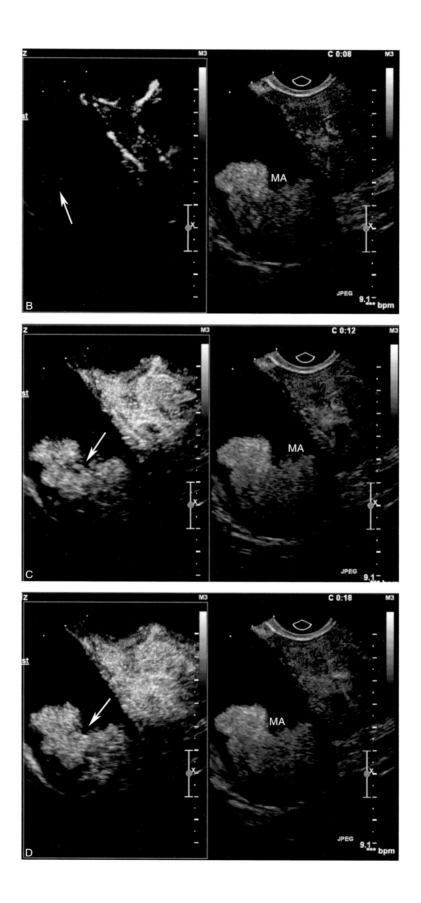

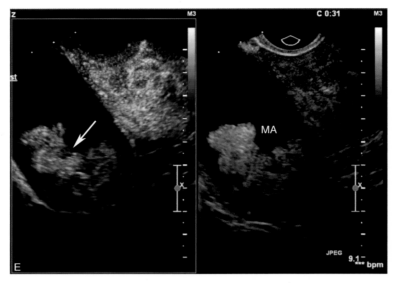

图 4-14-4　经静脉超声造影声像图（经阴道）

A. 注入造影剂后 7s；B. 注入造影剂后 8s；C. 注入造影剂后 12s；D. 注入造影剂后 18s；E. 注入造影剂后 31s。MA：肿物。

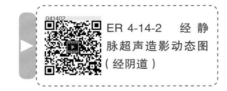

ER 4-14-2　经静脉超声造影动态图（经阴道）

经静脉超声造影提示（经腹部及经阴道）：

子宫前上方囊性占位（肿瘤性病变可能性大，恶性或交界性肿物待排除）；子宫肌瘤。

【临床诊断或术后诊断】

术中所见：子宫前位，增大如孕 50 天大小，表面光滑。左卵巢增大，见一大小为 13cm×12cm×10cm 的囊肿，表面光滑，囊壁完整，分隔，与子宫后壁、直肠前壁、盆侧壁、盆底广泛致密粘连；左卵巢囊肿内见咖啡色液体及大小为 5cm×5cm×4cm 的"菜花样"质脆新生物，取部分左卵巢囊肿送术中冰冻切片分析。左侧宫旁组织、左侧骶韧带、左侧输尿管与左卵巢粘连。

术毕剖视子宫见：宫腔后壁见一最大径为 3.5cm 的黏膜下肌瘤，另见数个直径为 0.3~0.5cm 的肌壁间及浆膜下肌瘤样结节。

术后诊断：（左卵巢子）宫内膜囊肿恶变形成高分化混合型腺癌，包括子宫内膜样腺癌、黏液腺癌（肠型）和透明细胞癌 3 种成分，其各种成分占比分别约为 80%、15%、5%。

【经静脉超声造影图像解读】

此病例是以子宫内膜样腺癌为主的卵巢子宫内膜异位症恶变病例，经静脉超声造影有如下特点：①在增强早期，囊肿囊壁的造影剂与子宫肌层同步增强，囊肿内稍强回声的造影剂出现稍晚于囊壁出现；②造影剂在稍强回声内分布较均匀；③稍强回声内造影剂呈等增强（与子宫肌层比较）；④在增强晚期，肿物内造影剂消退与肌壁同步。综上，卵巢肿物内有造影剂进入（表现为造影剂分布的伸入型），且团块表现为"同进同退"的等增强,考虑团块内有新生物组织,故恶性的肿瘤性团块可能性大;但仅运用超声造影进行肿物具体的病理诊断是困难的。

本病例采用了两种造影途径,两者比较,经阴道途径在观察造影剂的出现消退、分布及强度上,获得信息更及时、图像更清晰以及获得信息更准确。在可能的情况下,尽量采用经阴道途径进行经静脉超声造影检查。

【疾病相关知识】

卵巢子宫内膜样腺癌约占上皮性肿瘤的10%,患病率仅次于卵巢高级别浆液性癌。卵巢子宫内膜样腺癌可原发于卵巢,也可由子宫内膜样腺癌转移或卵巢子宫内膜异位病灶恶变而来。卵巢子宫内膜样腺癌多发生于围绝经期或绝经后女性,临床表现和实验室检查常无明显特异性,肿瘤标志物CA12-5常不同程度升高,当卵巢肿块伴不规则阴道出血时,除应考虑功能性卵巢肿瘤及卵巢子宫内膜异位症外,还可考虑卵巢子宫内膜样腺癌的可能。

卵巢子宫内膜样腺癌的超声特点:多为单侧,类圆形肿块,体积较大。肿块内部多为囊实混合性或实性,囊性部分可为清亮液体或稀薄的黏性液体,也可为陈旧性出血,超声声像图表现多类似于卵巢子宫内膜异位症,内伴细小点状回声。实性部分回声不均匀,可检测到血流信号。卵巢子宫内膜样腺癌的超声声像图表现多样,没有特异表现,但超声很容易发现其恶性特征,如肿块多较大(大于5cm),形态不规则,边界模糊,内部回声杂乱,囊肿内有实性或乳头状结构,CDFI可能观察到肿块实性部分分布着丰富的血管树或血管网,血管分支复杂,走行迂曲不规则。

【特别提示】

卵巢子宫内膜样腺癌应注意与如下疾病相鉴别:卵巢高级别浆液性癌、卵巢透明细胞癌、卵巢转移性肿瘤、卵巢交界性浆液性囊腺瘤等其他类似表现的卵巢肿物。高级别浆液性囊腺癌易双侧发病,形态不规则,多为囊实性或实性为主肿块,常发生腹膜种植转移;出现大量腹腔积液及腹膜种植灶是卵巢上皮性癌的一个重要特征,多见于高级别浆液性囊腺癌,而这一征象在卵巢子宫内膜样腺癌中较为少见。卵巢透明细胞癌影像学表现与卵巢子宫内膜样腺癌相似,术前鉴别诊断较困难。卵巢转移性肿瘤临床上多有原发肿瘤病史,大多数双侧发病,胃来源的转移瘤常为实性肿块,肠道来源的转移瘤多为囊性或囊实性肿块,内部回声不均匀。卵巢交界性浆液性囊腺瘤多以囊性为主伴附壁结节,交界性黏液性囊腺瘤典型表现为多发囊性肿块为主,囊壁及分隔增厚伴附壁结节(≥5mm)。

(罗　红　杨　帆　祁晓英)

病例 4-15　卵巢癌术后复发

【临床资料】

患者,女性,54岁,因"卵巢低分化腺鳞癌Ⅲc期子宫全切术后第四次复发,发现CA12-5升高"入院。

既往史:无特殊。

月经史:初潮15岁,5d/28d,经量正常,周期规律,无痛经史。末次月经:6年前。

生育史:$G_2P_1^{+1}$。

查体:T 36.4℃,P 80次/min,R 20次/min,BP 136/88mmHg。内科查体无阳性发现。

专科查体:外阴发育正常,阴道通畅、断端愈合良好,右侧附件区增厚。

【实验室及其他影像学检查】

肿瘤标志物（入院前 20d）检测结果提示：CA12-5 3 799.9U/ml（参考值：<35U/ml），CA19-9 18.8U/ml（参考值 <30.9U/ml）。

外院正电子发射计算机体层显像仪（positron emission tomography and computed tomography，PET/CT）（入院前 1 个月）结果提示：盆腔内多发糖代谢增高结节影，考虑肿瘤盆腔转移，下腔静脉左前方及胰头后方糖代谢增高淋巴结影，肿瘤转移可能性大。

【超声检查】

第一次超声检查（入院前 2d）：

经阴道超声检查见图 4-15-1 及 ER 4-15-1、ER 4-15-2。子宫全切术后。结直肠前方查见长条形不均质弱回声团，大小约为 4.9cm×2.1cm×2.9cm，外形不规则，与肠壁界限不清，团块周边及其内探及丰富血流信号，血流 RI=0.57。盆腔未见明显积液。超声检查结果：结直肠前方弱回声（请结合临床）。

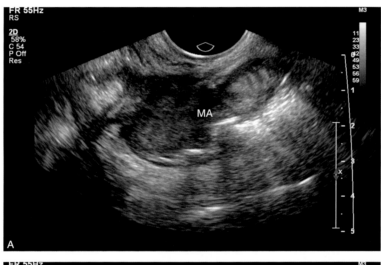

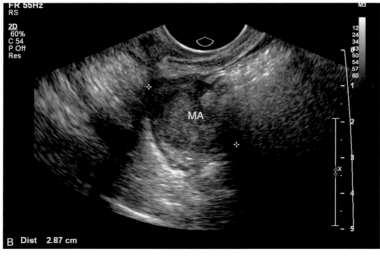

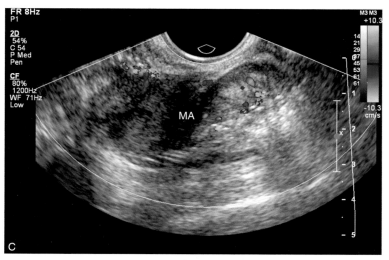

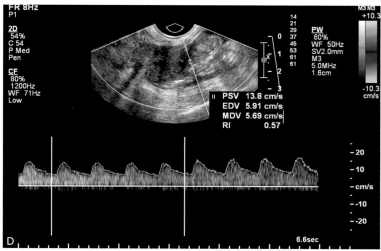

图 4-15-1　常规超声声像图

A. 直肠前方不均质实性回声团纵切面（经阴道）；B. 直肠前方不均质实性回声团横切面；C. 直肠前方不均质实性回声团的彩色多普勒血流情况；D. 直肠前方不均质实性回声团的彩色多普勒血流频谱，RI=0.57。MA：肿物；PSV：峰值血流速度；EDV：舒张末期血流速度；MDV：最小舒张期血流速度；RI：阻力指数。

 ER 4-15-1　二维常规超声动态图（长轴）

 ER 4-15-2　二维常规超声动态图（短轴）

第二次超声检查（入院前 2d）：

经静脉超声造影见图 4-15-2 及 ER 4-15-3。注入造影剂后 12s，团块内开始出现造影剂增强（图 4-15-2A 箭头所示），早于周围肠管组织；注入造影剂后 16s，造影剂于肿物内分布较均匀，呈等到高增强（图 4-15-2B 箭头所示）；注入造影剂后 23s，肿物内造影剂消退（图 4-15-2C 箭头所示），晚于周围组织，病灶与周围界限尚清，增强区域范围约 5.1cm×3.0cm×2.9cm；注入造影剂后 30s，造影剂缓慢消退（图 4-15-2D 箭头所示），消退速度慢于周围组织。

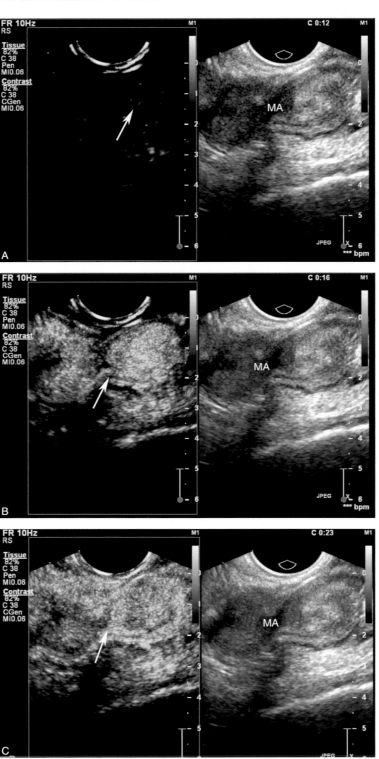

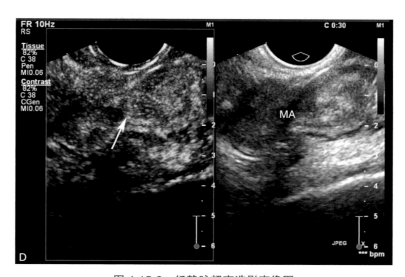

图 4-15-2　经静脉超声造影声像图

A. 注入造影剂后 12s；B. 注入造影剂后 16s；C. 注入造影剂后 23s；D. 注入造影剂后 30s。MA：肿物。

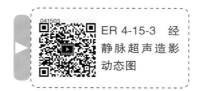

ER 4-15-3　经静脉超声造影动态图

经静脉超声造影提示：

结直肠前方弱回声（新生物，疑肿瘤复发病灶）。

【临床诊断】

卵巢癌Ⅲc 期术后第四次复发。

【经静脉超声造影图像解读】

此病例为较典型的卵巢癌术后复发病例，经静脉超声造影表现有如下特点：①造影剂先于肿物周围组织出现，呈"快进"；②造影剂在肿物内分布较均匀；③峰值强度略高于周围组织，呈等到高增强；④造影剂消退速度较慢，持续时间长，晚于周围组织，呈"慢出"。综上，该病灶造影图像提示肿物内为高灌注状态、血供丰富、微血管密度较大，符合恶性肿瘤造影表现。

由于卵巢恶性肿瘤不同于良性肿块的血管形态和灌注特征，其表现为肿瘤内血管数目多、血管及其分支紊乱、管径增粗、扭曲、呈"树枝状"及不规则形态伸入瘤内，动静脉瘘存在，血管基底膜通透性增高，故经静脉超声造影时其增强时间早于子宫体及周围组织，呈快速高增强，峰值强度明显高于子宫体（子宫切除患者，参照物为周围组织），消退时间延长；因此经静脉超声可较好地显示常规超声显示困难或无法显示的肿瘤内微血管血流灌注状态，评估肿瘤的代谢状态，结合常规超声特点能提高肿瘤的诊断率。

【疾病相关知识】

卵巢癌是最常见的女性生殖系统恶性肿瘤之一,经过规范化的治疗后,卵巢癌的复发率仍然很高,其复发风险与手术分期密切相关,晚期卵巢癌的总体复发率为 60%~80%。复发通常在治疗后 18 个月内发生,即使在 I 期或 II 期患者中,复发率也高达 20%~25%。对于复发患者,再次手术可最大限度地切除复发或转移病灶,提高残留病灶对术后化疗的敏感性,延长生存期,提高患者生存质量。因此对复发肿瘤病灶的早期发现和准确诊断至关重要。

妇科查体联合血清 CA12-5 及超声检查是卵巢癌患者术后随访及监测的主要方法。与常规超声检查相比较,经静脉超声造影在生殖系统恶性肿瘤的诊断与鉴别诊断中也起到了重要作用。

【特别提示】

复发性卵巢恶性肿瘤应注意与子宫切除术后常见的盆腔良性肿物相鉴别,例如淋巴囊肿、盆腔包裹性积液等,淋巴囊肿是盆腔恶性肿瘤术后较为常见并发症,其超声表现为多位于髂窝及髂血管周围的囊性肿物,囊壁较薄、光滑,内透声佳,囊壁多无血流信号显示。盆腔手术后患者可出现包裹性积液,其超声表现为盆腔内的囊性肿物,囊壁较厚,囊内透声欠佳,合并感染时患者可伴腹痛、发热,外周血白细胞增高等;复发性卵巢癌除影像学检查或体格检查提示盆腔内肿物外,多伴有肿瘤标志物升高,以及胸腔积液、腹腔积液等,部分患者可出现肠梗阻。

(罗　红　杨　帆　陈诗雨)

病例 4-16　输卵管癌累及左卵巢

【临床资料】

患者,51 岁,已婚。因外院体检"发现 CA12-5 增高 1 个月"就诊。

既往史:4d 前于我院诊断"甲状腺功能减退",予以口服左甲状腺素治疗。

月经史:初潮 15 岁,6~7d/30d,经量正常,周期规律,无痛经史。末次月经 2 年前。

生育史:$G_3P_1^{+2}$。

查体:T 36.8℃,P 80 次/min,R 20 次/min,BP 100/69mmHg。

专科查体:第二性征,女性。外阴已婚已产式,发育正常,萎缩,光滑,无触血;宫颈管内无出血;宫体前位,萎缩,质中等,表面光滑无压痛,双附件未扪及异常。

【实验室及其他影像学检查】

CT 检查(入院前 1 个月余):左侧附件结节样增厚,大小约 4.1cm×2.5cm×2.6cm,强化见不均匀强化,宫旁结构显示欠清,左侧宫旁血管明显增粗、迂曲、膀胱壁局部稍增厚,腹膜结节样增厚强化,大网膜污秽样增厚,结节最大者最大径约 1.2cm,盆腔内见少量积液。

肿瘤标志物(入院前 1 个月余):CA12-5 3 330U/ml(参考值:<35U/ml)。

【超声检查】

第一次超声检查(入院前 1 个月余):

经阴道超声检查见图 4-16-1。子宫前位,宫体大小为 4.0cm×4.9cm×4.6cm,内膜居中,厚 0.15cm(单层），肌壁回声均匀，未探及明显异常血流。右卵巢大小为 2.0cm×1.2cm×2.0cm，内未探及明显异常血流信号。左卵巢大小为 3.0cm×1.5cm×2.5cm，内未探及明显异常血流信号。盆腔内查见游离液性暗区，深约 1.8cm。超声检查结果：盆腔少量积液。

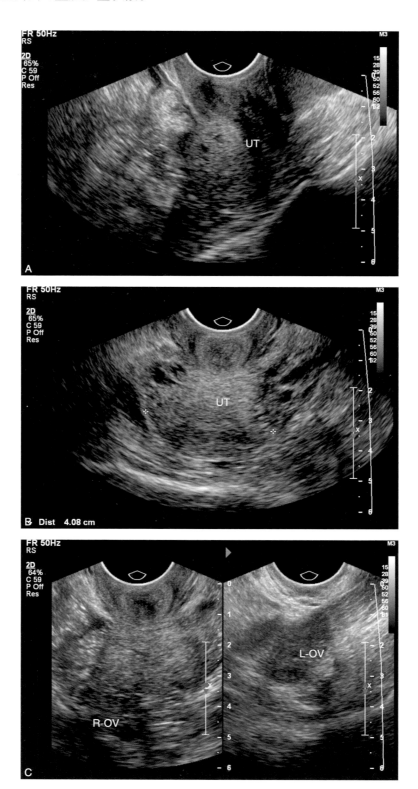

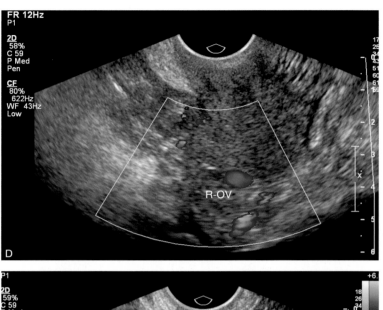

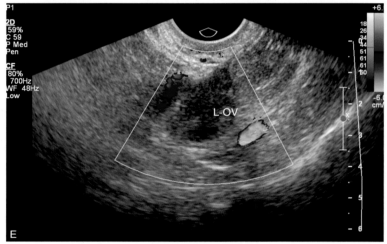

图 4-16-1　常规超声声像图

A. 前位子宫矢状切面（经阴道）；B. 子宫横切面（经阴道）；C. 双侧卵巢
纵切面；D. 右卵巢彩色多普勒血流情况；E. 左卵巢彩色多普勒血流情
况。UT：子宫；R-OV：右卵巢；L-OV：左卵巢。

第二次超声检查（入院前 20d）：

经静脉超声造影见图 4-16-2 及 ER 4-16-1、ER 4-16-2。右卵巢的超声造影表现：注入造影剂后
22s，右卵巢出现增强（图 4-16-2A 箭头所示），晚于子宫肌层；注入造影剂后 43s，造影剂于右卵巢内呈
低增强（图 4-16-2B 箭头所示），造影剂均匀分布，消退时早于子宫。左卵巢的超声造影表现：注入造
影剂后 18s，左卵巢出现增强（图 4-16-2C 箭头所示），与子宫肌层同步增强；注入造影剂后 28s，左卵巢
上造影剂分布不均匀，左卵巢内出现椭圆形高增强的造影剂聚集区域（图 4-16-2D 箭头所示），大小为
1.3cm×0.9cm×0.9cm；注入造影剂后 31s，左卵巢内造影剂聚集区域消退（图 4-16-2E 箭头所示），晚于左
卵巢其他部位及子宫。

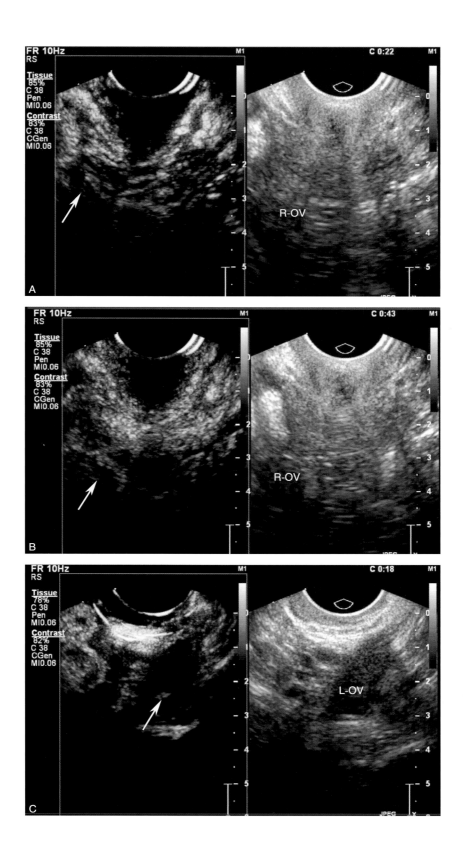

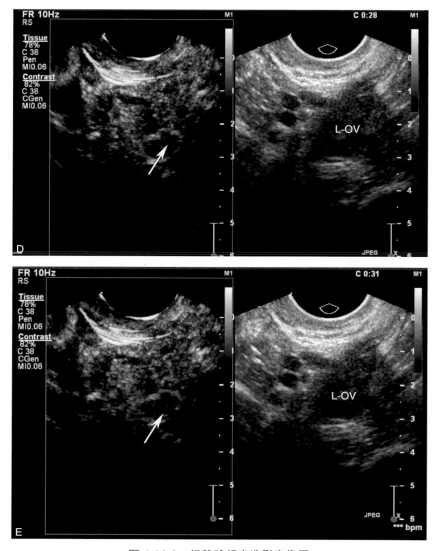

图 4-16-2　经静脉超声造影声像图

A. 右卵巢注入造影剂后 22s；B. 右卵巢注入造影剂后 43s；C. 左卵巢注入造影剂后 18s；D. 左卵巢注入造影剂后 28s；E. 左卵巢注入造影剂后 31s。R-OV：右卵巢；L-OV：左卵巢。

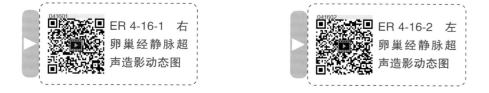

ER 4-16-1　右卵巢经静脉超声造影动态图

ER 4-16-2　左卵巢经静脉超声造影动态图

经静脉超声造影提示：

左卵巢上造影剂聚集区域（该处血供较丰富，小病灶的卵巢癌不能排除，请结合肿瘤标志物及临床）。

【临床诊断或术后诊断】

术中所见：腹腔积液 80ml，淡血性液体；大网膜呈散在饼状增厚结节，最大者最大径约为 2cm，左侧盆壁见一结节约 0.5cm,子宫后下壁、子宫直肠陷凹内见大片粟粒样结节;左卵巢萎缩,表面见最大径约为 1cm 的小结节,右卵巢萎缩,外观未见明显异常;左侧输卵管伞端见菜花样增生物,最大径约为 1cm,管腔稍僵硬,右侧输卵管外观未见明显异常;双侧阔韧带、子宫骶韧带、双侧宫旁组织、双侧阴道旁组织未见明显异常;肝、肾、胃、膈面、脾脏、阑尾未见明显异常。

术后病理:(左输卵管)高级别浆液性腺癌,输卵管腺癌累及左卵巢表面、阑尾、大网膜腹壁结节、左右盆侧壁手术切缘。输卵管腺癌未累及右附件,未转移至双侧盆腔淋巴结。

术后诊断:输卵管浆液性腺癌Ⅲc 期,累及左卵巢。

【经静脉超声造影图像解读】

此病例为输卵管癌累及左卵巢病例,经静脉超声造影有如下特点:①原发病灶的造影表现不明显;②与右卵巢对比,左卵巢上有造影剂的异常聚集;③左卵巢造影剂与子宫同步出现,呈等增强;④左卵巢上造影剂分布不均匀,于左卵巢上查见大小为 1.3cm×0.9cm×0.9cm 的造影剂聚集区域,该聚集区略呈椭圆形;⑤左卵巢内造影剂聚集区域消退,晚于左卵巢其他部位及子宫。综上,左卵巢上可见造影剂异常聚集区域,该区域呈等增强,消退较慢,均提示该左卵巢上病灶内血供较丰富、代谢较旺盛。结合临床及肿瘤标志物,考虑恶性肿瘤病灶。

分析肿瘤原发部位左输卵管未发现病灶的可能原因:原发病灶小,只有 1cm;同时输卵管在超声造影检查中易被周围肠管组织遮盖,而不易显示。

【疾病相关知识】

原发于输卵管的输卵管癌(primary fallopian tube cancer,PFTC)是一种较为罕见的女性生殖系统恶性肿瘤,文献报道其患病率为 0.1%~2.8%。该病好发于绝经后妇女,发病年龄多为 45~60 岁,高峰年龄为 50~60 岁。起病隐匿,缺乏特异性的临床表现及诊断策略,术前诊断较为困难,文献报道术前正确诊断率仅为 2%~6%,早期患者多无明显症状,有症状的患者多表现为:下腹部疼痛(病变输卵管蠕动时引起的绞痛,或因输卵管扩张导致的钝痛)、阴道血性或水样分泌物、盆腔内肿物,称为输卵管癌"三联征"。CA12-5 升高对该病的诊断有一定帮助,约 80% 的 PFTC 患者血清 CA12-5 升高。

PFTC 大体可表现为明显肿物型和隐匿型两种类型。其超声表现与肿物的部位、大小、内液体成分的含量相关,前者主要超声表现为附件区"腊肠样"的囊性或囊实性占位,内可见无回声或低回声内的乳头样突起,为肿物压迫输卵管,管壁增厚,输卵管阻塞导致输卵管积水。后者最常见形态是位于伞端的癌灶,病变来源于伞端,肿物不明显或体积较小,管壁无明显增厚,管腔无明显扩张,输卵管可保持正常形状,却常伴卵巢肿物或盆腔广泛播散。大多数 PFTC 无特异性超声表现,其表现与其他盆腔疾病如输卵管积水、脓肿、卵巢肿瘤、异位妊娠等相似。

【特别提示】

PFTC 应注意与盆腔炎性疾病和卵巢癌相鉴别:输卵管积水超声表现为"腊肠样"无回声的囊性占位,囊壁光滑清晰,无乳头状突起,囊壁血流信号稀少;输卵管脓肿临床常有发热、腹痛,超声表现为管壁较厚,内可见细密点状回声,管壁有血流信号,经抗炎治疗可好转。卵巢癌合并腹腔积液较输卵管癌更多见,而且腹腔积液量较多,临床上无阴道排液、腹痛及盆腔肿块典型三联征表现,超声检查无法探及正常卵巢声像图。

(罗 红 杨 帆 陈诗雨)

病例 4-17 　盆腔血管畸形

【临床资料】

患者，61 岁，已婚。因"绝经 15 余年，阴道大量流血 2 次"入院。

既往史：2015 年 9 月车祸致锁骨骨折。

月经史：初潮 15 岁，2~3d/28~30d，经量正常，周期规律，无痛经史。末次月经：16 年前。

生育史：$G_5P_1^{+4}$。

查体：T 36.8℃，P 80 次 /min，R 20 次 /min，BP 110/70mmHg。内科查体无阳性发现。

专科查体：阴道通畅，黏膜色泽呈老年性改变，分泌物不多；宫颈已萎缩、无触血，宫颈管内无出血；宫体前位，已萎缩，形态正常，质软，表面光滑，无压痛。双附件未扪及异常。

【实验室及其他影像学检查】

血常规、肝肾功、凝血功能、尿常规、尿糖、胸部 X 线检查及心电图等均未有阳性发现。

【超声检查】

第一次超声检查（入院当天）：

经阴道超声检查见图 4-17-1 及 ER 4-17-1、ER 4-17-2。子宫前位，宫体大小为 2.9cm×3.9cm×5.3cm，内膜居中，厚 0.1cm（单层），肌壁回声极不均匀，查见多个裂隙状管状无回声，最宽内径达 0.25cm，内充满血流信号，探及动脉血流频谱。左侧宫旁查见范围约为 5.4cm×2.4cm×2.5cm 的管网状无回声，最宽内径约 1.5cm，该管网状结构与子宫肌层血管相连，内充满血流信号，探及动脉血流频谱。右侧宫旁查见范围约 7.6cm×4.6cm×3.9cm 的管网状无回声，与子宫肌层紧贴，最宽内径约 3.0cm，该管网状结构与子宫肌层血管相连，内充满血流信号，探及动脉血流频谱。盆腔未见明显积液。超声检查结果：双侧宫旁管网状无回声（疑扩张血管），子宫肌层管状无回声。

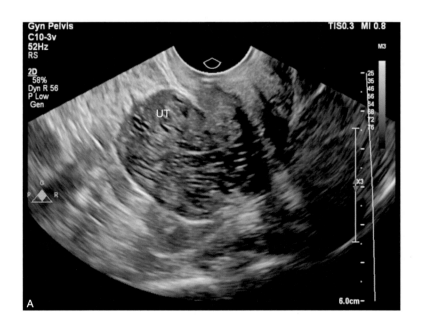

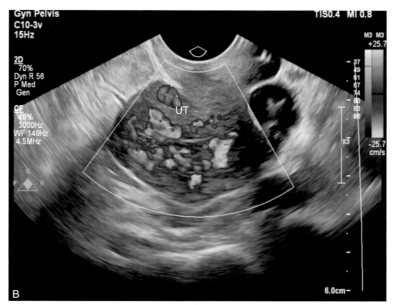

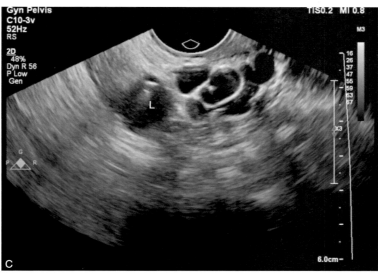

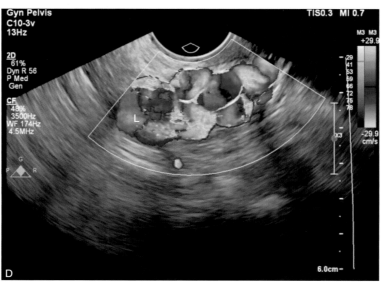

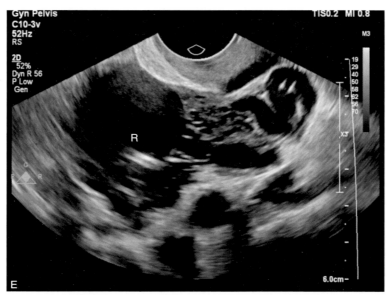

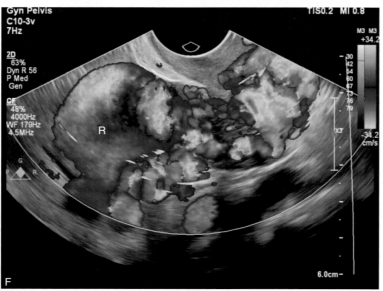

图 4-17-1　常规超声声像图

A. 子宫矢状切面（经阴道），显示肌壁间裂隙状无回声；B. 彩色多普勒血流成像显示子宫肌层间无回声内充满血流信号；C. 左侧宫旁管网状无回声；D. 左侧宫旁彩色多普勒血流信号；E. 右侧宫旁管网状无回声；F. 右侧宫旁彩色多普勒血流信号。UT：子宫；R：右宫旁；L：左宫旁。

ER 4-17-1　二维常规超声动态图

ER 4-17-2　彩色多普勒血流动态图

第二次超声检查（入院当天）：

经静脉超声造影见图 4-17-2 及 ER 4-17-3。注入造影剂后 16s，左侧管状无回声内开始出现造影剂增强（图 4-17-2A 箭头所示），明显早于周边其他组织增强；注入造影剂后 19s，左侧管状无回声内造影剂呈快速均匀增强（图 4-17-2B 箭头所示），边界清晰，走行迂曲；注入造影剂后 22s，左侧管状无回声造影剂增强水平明显高于周边其他组织，为均匀高增强（图 4-17-2C 箭头所示）；注入造影剂后 51s，子宫横断面显示子宫肌层管状无回声内造影剂呈均匀高增强，边界清晰，走行迂曲，且肌壁间的管状高增强与双侧宫旁的管状高增强相通（图 4-17-2D 箭头所示）；注入造影剂后 59s，右侧管状无回声内造影剂呈均匀增强（图 4-17-2E 箭头所示），边界清晰，走行迂曲；注入造影剂后 62s，右侧管状无回声内局部可见球囊状扩张的造影剂高增强区（图 4-17-2F 箭头所示），边界清晰；注入造影剂后 76s，子宫矢状切面显示子宫肌层管状无回声内造影剂呈均匀增强（图 4-17-2G 箭头所示），边界清晰，走行迂曲，消退明显慢于周围组织。

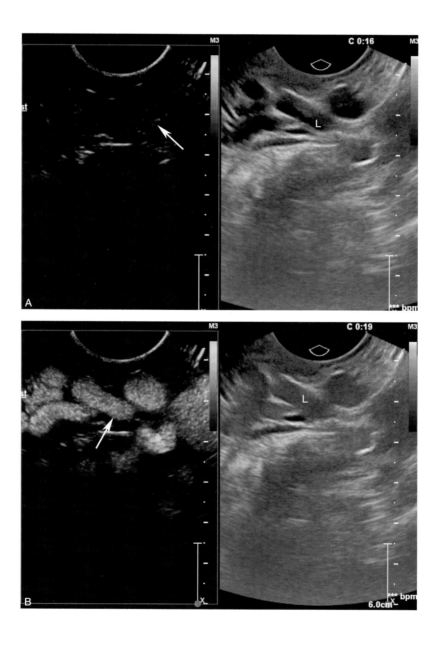

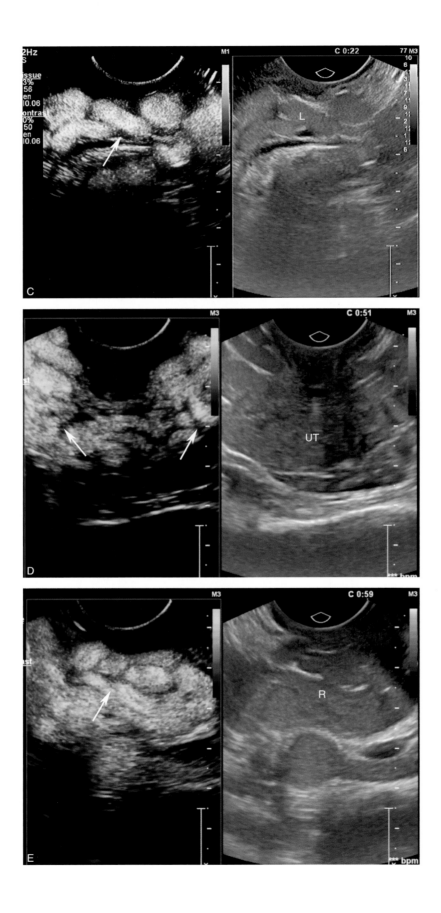

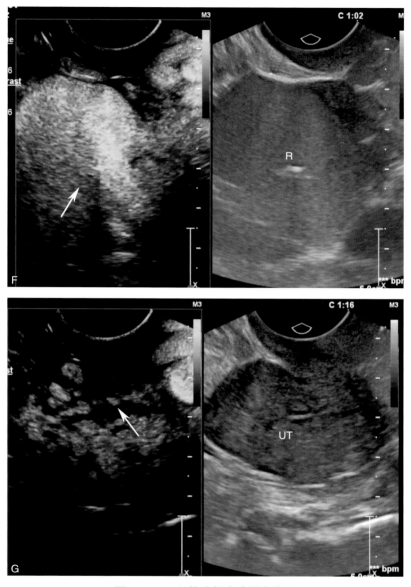

图 4-17-2　经静脉超声造影声像图

A. 注入造影剂后 16s；B. 注入造影剂后 19s；C. 注入造影剂后 22s；D. 注入造影剂后 51s；E. 注入造影剂后 59s；F. 注入造影剂后 62s；G. 注入造影剂后 76s。UT：子宫；R：右宫旁；L：左宫旁。

ER 4-17-3　经静脉超声造影动态图

经静脉超声造影提示：

双侧宫旁管网状无回声（疑盆腔血管畸形，病因待定）。

【临床诊断或术后诊断】

术中见：子宫前位，已萎缩，子宫体见扩张血管，尤以右侧为重，左附件、左侧宫旁、左侧子宫动静脉外观见血管扩张似蚯蚓状，形成一大小约为 3cm×4cm×3cm 的包块。右侧宫旁、子宫动静脉、输卵管系膜血管、卵巢悬韧带（又称骨盆漏斗韧带）血管极度扩张（最粗约 3cm），血管弯曲盘绕形成一约 8cm 包块，扪及包块猫喘样搏动感，右侧漏斗骨盆血管以上血管增粗向上延伸的界限不清，血管缠绕，形态扭曲，血管壁菲薄。

术后诊断：盆腔血管畸形（先天性）。

【经静脉超声造影图像解读】

此为盆腔血管畸形病例，经静脉超声造影有如下特点：①注入造影剂后可见子宫动脉及其分支的畸形血管最先增强，先于子宫肌层及其他盆腔结构增强；②呈快速高增强，具有动脉的搏动性；③增强区域内呈均匀管状增强，边界清楚，清晰显示血管及血流走行，显示血管明显增多、增粗、扭曲、结构紊乱，呈囊状或管样扩张；④消退缓慢，晚于子宫肌层。

经静脉超声造影与作为诊断盆腔血管畸形金标准的数字减影血管造影具有相似的特点：均经静脉途径进行造影增强；造影剂对比增强显示血管来源、管腔及血管走行。与数字减影血管造影相比，经静脉超声造影可实时、动态地多切面观察。

【疾病相关知识】

盆腔血管畸形（arteriovenous malformation，AVM）是较为少见的一类疾病，主要包括子宫、宫旁以及其他盆腔动静脉畸形，是导致阴道大出血少见却严重的原因之一。盆腔血管畸形可分为先天性和后天性。先天性盆腔血管畸形常由于胚胎期正常血管停止发育所致，可累及其他相邻器官，或伴发全身多部位血管畸形，极为罕见。涉及子宫的盆腔血管畸形典型的症状是无痛性阴道出血，以间歇性出血及突发大量出血多见。部分患者可伴头晕、乏力、胸闷等失血性贫血表现。

数字减影血管造影是诊断盆腔血管畸形的金标准，但彩色多普勒超声由于其方便快捷，是诊断盆腔血管畸形的首选影像学方法，特别是经阴道途径。盆腔血管畸形超声表现：宫旁、子宫肌层内多发的、扭曲的管状囊性无回声区，似海绵状结构，边界清；彩色多普勒血流显示病变部位充满血流信号，呈五彩花色血流；彩色多普勒频谱显示可为低阻高速的动脉血流、静脉"动脉化"和静脉血流；三维彩色多普勒能量图能够更清晰地呈现盆腔血管畸形的异常血管网。但超声检查也有其局限性，即难以精确显示盆腔的侵犯范围。

【特别提示】

盆腔血管畸形应注意与以下疾病相鉴别：子宫内膜癌、附件囊性肿物、滋养细胞肿瘤、盆腔静脉曲张等。盆腔血管畸形与子宫内膜癌鉴别，需结合超声及诊刮结果，子宫内膜癌超声表现为内膜增厚、回声不均匀，诊刮结果能明确病理性质；与附件囊性肿物鉴别，需结合彩色多普勒血流检查，附件囊性肿物的血流仅限于囊壁及实性部分；与滋养细胞肿瘤发生肌壁及宫旁浸润鉴别，需结合人绒毛膜促性腺激素β亚单位（β-hCG）进行鉴别，滋养细胞肿瘤的血β-hCG异常增高；与盆腔静脉曲张相鉴别，盆腔静脉曲张多有下腹坠痛、腰背部疼痛等症状，盆腔静脉曲张的彩色多普勒血流检查无回声区内为彩色较暗淡的血流，频谱检测为流速较低的静脉血流。

（田　甜）

小结

1. 子宫腺肌病常见造影表现
- 时相：与子宫肌层比较"慢进同出"或"同进快出"。
- 强度：呈低增强或等增强，偶可见内有无增强。
- 分布：其内造影剂分布不均匀，内见散在多处造影剂稀疏区域（子宫腺肌病病灶的超声造影特征）。
- 形态：增强区域常呈团块状；增强早期病灶周边可见半环状增强。

特别提示：部分病例增强早期病灶周边可见半环状增强，此表现与子宫肌瘤的表现有重叠，分析此征象与子宫肌层肿物占位效应致推挤周围组织有关。

2. 良性附件囊性肿物常见造影表现
- 时相：与子宫肌层比较"同进同出""慢进慢出"等。
- 强度：呈等增强或低增强。
- 分布：造影剂分布不均匀，造影剂仅分布于囊壁和隔膜上。
- 形态：与囊肿形态一致，囊壁或隔膜光滑。

特别提示：经静脉超声造影可进一步明确此类常规超声表现似实性肿物的囊实性物理性质。

3. 良性附件囊实性肿物常见造影表现
- 时相：与子宫肌层比较"同进同出""慢进慢出"等。
- 强度：囊壁呈等增强或低增强；囊内实性部分呈低增强。
- 分布：造影剂分布不均匀，造影剂仅分布于囊壁和实性部分。
- 形态：与肿物形态一致。

特别提示：对囊实性肿物进行经静脉超声造影时，对囊内实性部分的造影强度观察非常重要。

4. 良性附件实性肿物常见造影表现
- 时相：与子宫肌层比较"慢进快出"。
- 强度：呈低增强。
- 分布：造影剂分布较均匀，肿物内造影剂呈"网格状"稀疏分布。
- 形态：与肿物形态一致。

5. 恶性（或交界性）附件囊实性肿物常见造影表现
- 时相：与子宫肌层比较"快进慢出""快进同出"。
- 强度：实性部分呈高增强或等增强。
- 分布：造影剂分布不均匀，造影剂分布于囊壁和实性部分。
- 形态：实性部分造影剂形态不规则。

特别提示：实性部分内造影剂充盈缺损区域，与肿物内的出血坏死灶有关；经静脉超声造影有助于鉴别附件肿物的良恶性，但肿物的良恶性造影表现有重叠，需注意结合患者年龄、肿瘤标志物等。

6. 恶性附件实性肿物常见造影表现
- 时相：与子宫肌层比较"快进慢出"。
- 强度：呈等增强或高增强。
- 分布：通常肿物内造影剂分布均匀，肿物内偶可见无增强区。

- 形态：与肿物形态一致。

7. 盆腔血管异常常见造影表现

（1）动脉血管异常

- 时相：与子宫肌层比较"快进慢出"。
- 强度：呈高增强。
- 分布：血管异常区域造影剂分布均匀。
- 形态：常呈不规则形态。

特别提示：增强早期，增强的速度极快，这是动脉血管异常的特征性表现；部分病例可观察到造影血管的搏动性；动脉异常包括先天性动脉血管畸形、假性动脉瘤、动静脉瘘等；可显示异常血管增粗、扭曲、结构紊乱，呈囊状或管样扩张等表现。

（2）静脉血管异常

- 时相：与子宫肌层比较"同进慢出"。
- 强度：高增强。
- 分布：血管异常区域造影剂分布均匀。
- 形态：常呈不规则形态增强。

特别提示：静脉血管异常常为扩张的静脉血管等；可显示异常血管增粗、扭曲、结构紊乱，呈囊状或管样扩张等表现。

（罗　红　杨　帆）

第 五 章

妊娠相关疾病的超声造影病例

病例 5-1 不全流产

【临床资料】

患者,30 岁,已婚。因"停经 36d,阴道流血 2d"入院。

月经史:初潮 15 岁,3~4d/26~27d。末次月经:入院前 1 个月。

生育史:$G_4P_0^{+3}$。3 次人工流产史。

查体:T 36.8℃,P 77 次 /min,R 20 次 /min,BP 112/68mmHg,内科查体无阳性发现。

专科查体:阴道通畅,无畸形,见少许暗红色血迹。宫颈:不肥大,光滑,宫颈外口见一约 2cm 陈旧性血凝块,宫体前位,饱满,质软,表面光滑,无压痛。左附件未扪及异常。右附件未扪及异常。

【实验室及其他影像学检查】

血清 hCG（入院当天）:2 696.6mIU/ml。血清 hCG（入院当天,上次检查 6h 后）:1 772.3mIU/ml。余血常规、肝肾功、血脂、凝血功能、胸部 X 线检查及心电图等均未有阳性发现。

【超声检查】

第一次超声检查（入院当天）:

经阴道超声检查见图 5-1-1。子宫前位,宫体大小为 4.1cm×4.9cm×4.6cm,内膜居中,厚 0.7cm（单层）,宫腔内未见确切孕囊,内膜回声欠均匀,肌壁回声均匀,未探及明显异常血流信号。宫颈管内查见大小为 2.9cm×1.2cm×1.7cm 的不均质稍强回声,内可见 1.1cm×1.4cm×0.7cm 无回声,周边略呈环形增强,内未见确切胎芽,卵黄囊隐约可见,未探及明显血流信号。宫颈管内口开放。双附件区未见确切占位。盆腔查见液性暗区,深约 1.8cm,超声检查结果:宫颈管内稍强回声,盆腔积液。

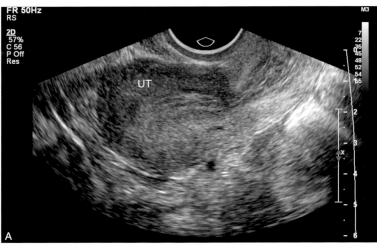

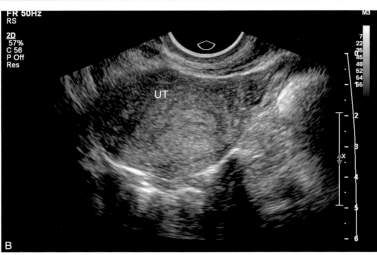

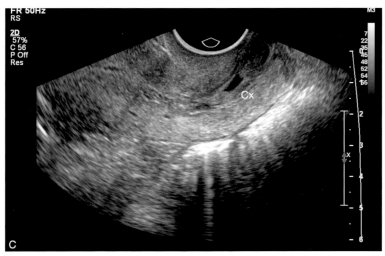

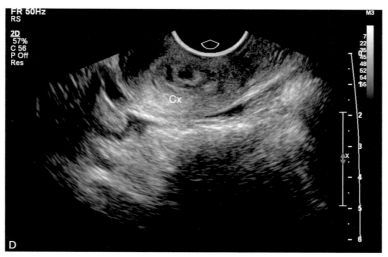

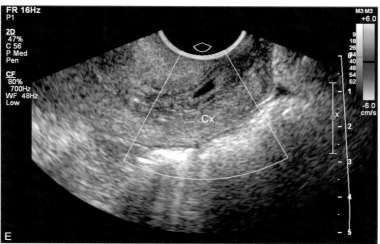

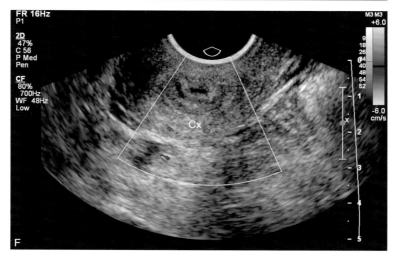

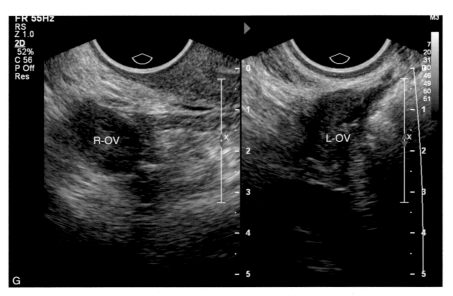

图 5-1-1   常规超声声像图

A. 子宫矢状切面（经阴道）；B. 子宫横切面（经阴道）；C. 宫颈无回声矢状切面（经阴道）；D. 宫颈无回声横切面（经阴道）；E. 宫颈无回声矢状切面彩色多普勒（经阴道）；F. 宫颈无回声横切面彩色多普勒（经阴道）；G. 双卵巢二维图。UT：子宫；Cx：宫颈；R-OV：右卵巢；L-OV：左卵巢。

第二次超声检查（入院后 4d）：

经静脉超声造影见图 5-1-2 及 ER 5-1-1。注入造影剂后 10s，宫颈肌壁出现造影剂（图 5-1-2A 箭头所示）；注入造影剂后 16s，宫颈管内稍强回声未见造影剂进入（图 5-1-2B 箭头所示）；注入造影剂后 32s，可见造影剂自宫腔下段近宫颈内口水平进入团块上段（图 5-1-2C 箭头所示），呈等到高增强（与自身子宫肌层比较），宫颈管壁最薄处厚约 0.47cm，始终未见造影剂自宫颈壁进入宫颈管内稍强回声。

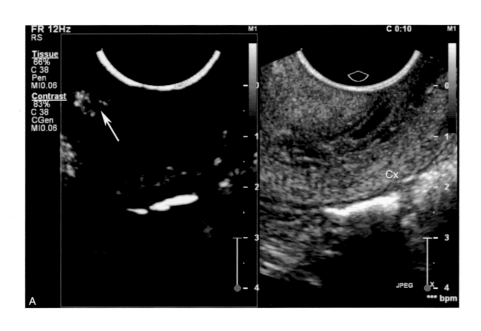

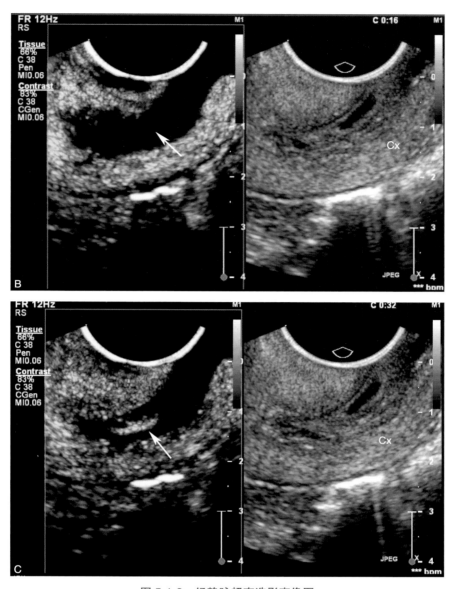

图 5-1-2　经静脉超声造影声像图

A. 注入造影剂后 10s；B. 注入造影剂后 16s；C. 注入造影剂后 32s。Cx：宫颈。

ER 5-1-1　经静脉超声造影动态图

经静脉超声造影提示：

宫颈管内不均质稍强回声（疑不全流产，疑孕囊着床部分位于宫腔下段近宫颈内口水平）。

【临床诊断或术后诊断】

术中见：子宫后位，如孕 40 天大小；术前探宫腔深 8.5cm，吸出绒毛、机化妊娠组织、血凝块 10g，感宫腔形态规则；术毕探宫腔深 8.5cm，子宫收缩好，阴道出血少。清除组织送病理检查，手术顺利，麻醉满意，术中患者生命体征平稳。失血量：2ml，未输血。

术后诊断：不全流产。

【经静脉超声造影图像解读】

此病例为不全流产，妊娠物流至宫颈管的经静脉超声造影有如下特点：①可见造影剂自宫腔下段近宫颈内口水平进入稍强回声团块上段，提示孕囊与宫腔下段近宫颈内口水平处有血供交通，即提示原孕囊着床部分位于宫腔下段近宫颈内口水平；②孕囊增强呈等到高增强（与自身子宫肌层比较），增强强度与孕囊的绒毛组织有关，绒毛组织的增强程度一般为高增强；③始终未见造影剂自宫颈进入宫颈管内稍强回声，即稍强回声与宫颈之间没有血供交通，从而排除宫颈妊娠的可能；④宫颈内稍强回声中下段始终未见造影剂进入，考虑此部分为血凝块等无血供组织。经静脉超声造影可以显示组织的血流灌注情况，直观显示孕囊着床部位，参看切口妊娠病例（参看病例5-8）。

【疾病相关知识】

不全流产是指流产后仍有部分胚胎组织残留于宫腔内，病因大致为：①不良妊娠结局时，妊娠组织未完全排出体外，仍有部分妊娠组织残留于宫腔内；②口服抗早孕药物终止妊娠，妊娠组织未完全排出体外，仍有部分妊娠组织残留于宫腔内；③人工流产后胚胎物质残留于宫腔。大致可分为团块型（有血流型和无血流型）及子宫内膜不规则增厚型。有血流型病理特点：妊娠残留的绒毛组织继续生长侵蚀肌壁，肌壁内小血管增生扩张侵入绒毛内，受雌激素的影响，出现血供丰富，分泌旺盛，血管表浅，尿妊娠试验阳性。无血流型病理特点：表现为蜕膜组织残留或绒毛组织变性机化坏死为主，尿妊娠试验多为阴性。

超声表现：可以发现宫腔内或宫颈管内形状不规则大小不一的团状异常回声，可为稍高、稍低、等回声或混合回声，与肌壁分界不清。彩色多普勒血流呈两种征象：①局部显示盘曲迂回走行的丰富血流区，脉冲多普勒可探及包络毛糙的低阻力动脉血流频谱；②局部肌壁内可见星点状或短棒状血流信号，而宫腔内无丰富血流区，脉冲多普勒可见包络较光滑且低阻力的动脉血流频谱。

【特别提示】

不全流产与稽留流产较难鉴别，根据患者的病程与临床表现，并结合超声声像图显示可以作出诊断，后者子宫较停经孕周小，宫腔内回声杂乱，部分可见皱缩变形的妊娠囊，可见丰富血流信号，阻力指数较不全流产高等声像图特点。

不全流产当下移至子宫下段和宫颈管时，需要与着床在此处的异位妊娠（如子宫峡部妊娠和宫颈妊娠）进行鉴别。经静脉超声造影可以显示血流灌注情况，直观显示孕囊着床部位，从而有助于这几种疾病的鉴别。

（罗红　杨帆　胡莎）

病例5-2　宫颈不全流产

【临床资料】

患者，39岁，已婚。因"停经40余天，外院超声检查怀疑宫颈妊娠"就诊。

既往史：系统性红斑狼疮、干燥综合征。

家族史：无特殊。

月经史：初潮 14 岁，6~7d/30~33d，经量正常，周期规律，无痛经史。末次月经：就诊前 40 余天。

生育史：$G_6P_1^{+4}$。

查体：T 36.6℃，P 80 次 /min，R 20 次 /min，BP 142/86mmHg。内科查体无阳性发现。

专科查体：拒查。

【实验室及其他影像学检查】

血清 hCG（就诊当天）：1 594.0mIU/ml。

输血全套检查、血常规、肝肾功、血脂、凝血功能、肿瘤标志物、宫颈脱落细胞、白带常规、胸部 X 线检查及心电图等均未有阳性发现。

【超声检查】

第一次超声检查（就诊当天）：

子宫后位，宫体前后径为 5.3cm，内膜厚 0.5cm（单层），肌壁回声均匀，未探及明显异常血流信号。宫颈管内查见大小为 3.6cm×2.4cm×3.8cm 杂乱的稍强回声，内可见形态不规则的无回声，最大径约 3.6cm，无回声区内未见确切胎芽及卵黄囊回声。双附件区未见确切占位。超声检查结果：宫颈管内稍强回声。

第二次超声检查（就诊后 1d）：

经阴道超声检查见图 5-2-1。子宫后位，宫体大小为 5.8cm×7.4cm×7.4cm，内膜厚 0.55cm（单层），肌壁回声均匀，未探及明显异常血流信号。宫腔中下段及宫颈管内查见杂乱的稍强回声，大小为 8.2cm×1.3cm×

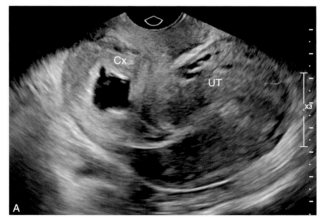

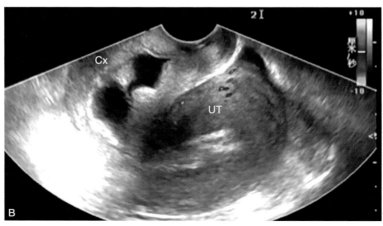

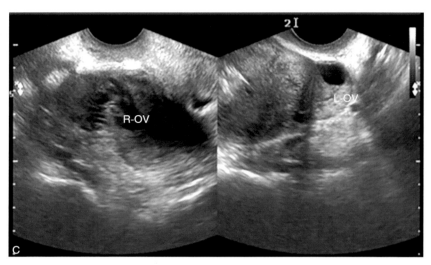

图 5-2-1　常规超声声像图

A. 后位子宫的矢状切面（经阴道）；B. 宫颈团块的彩色多普勒血流情况；C. 双卵巢查见，双附件区未见确切占位。UT：子宫；Cx：宫颈；R-OV：右卵巢；L-OV：左卵巢。

1.8cm，内可见形态不规则的无回声，最大径约 5.9cm，无回声区内未见确切胎芽及卵黄囊回声。双附件区未见确切占位。超声检查结果：宫腔中下段及宫颈管内稍强回声（宫颈妊娠或子宫峡部妊娠不能排除）。

第三次超声检查（就诊后 1d）：

经静脉超声造影见图 5-2-2 及 ER 5-2-1。注入造影剂后 10s，宫颈肌壁出现增强（图 5-2-2A 箭头所示）；注入造影剂后 23s，宫颈稍强回声内及其周围始终未见造影剂进入（图 5-2-2B 箭头所示）；注入造影剂后 31s，宫颈稍强回声内及其周围始终未见造影剂进入（图 5-2-2C 箭头所示）；注入造影剂后 91s，造影剂消退期（图 5-2-2D 箭头所示）。

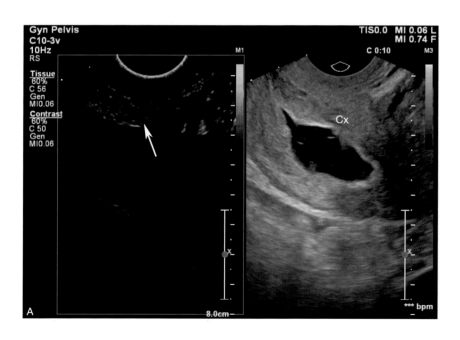

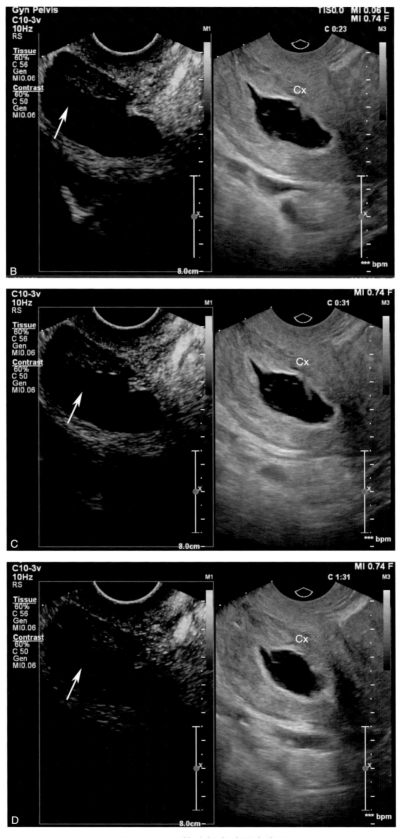

图 5-2-2　经静脉超声造影声像图

A. 注入造影剂后 10s；B. 注入造影剂后 23s；C. 注入造影剂后 31s；D. 注入造影剂后 91s。Cx：宫颈。

ER 5-2-1　经静脉超声造影动态图

经静脉超声造影提示：

宫腔中下段及宫颈管内稍强回声（多系不全流产）。

【临床诊断或术后诊断】

行清宫术，术中顺利。术后病理：查见绒毛及蜕膜组织。

临床诊断：不全流产。

【经静脉超声造影图像解读】

此为妊娠物流至宫颈的不全流产病例，经静脉超声造影有如下特点：①注入造影剂10s后宫颈肌壁出现增强，宫腔中下段稍强回声内及周围未见造影剂增强；②宫腔中下段稍强回声内及其周围持续观察，始终未见造影剂进入。综上，该病例病灶超声造影始终表现呈无增强，符合不全流产的病理特点。

当宫颈妊娠内胎芽停止发育后，通常情况下绒毛的血管活性仍然存在，造影仍会表现出宫颈妊娠的造影特点。

【疾病相关知识】

不全流产是指流产后仍有部分胚胎组织残留于宫腔内，是药物流产或人工流产常见的并发症之一。宫颈管内不全流产的超声表现为：子宫内膜较薄，回声均匀，宫颈内口常开放，宫颈管内可见稍高、稍低、等回声或混合回声团块，宫颈管内容物与宫腔异常回声相连，宫颈管内团块与子宫颈肌壁分界较清楚，未探及明显血流信号。

【特别提示】

宫颈不全流产应注意与子宫黏膜下肌瘤、子宫内膜息肉、宫颈妊娠、妊娠滋养细胞疾病等相鉴别。子宫黏膜下肌瘤及子宫内膜息肉与肌壁分界清楚，其内可探及星点状血流信号，子宫黏膜下肌瘤较大时周边可探及环状血流，子宫内膜息肉较大时可探及与子宫肌层相连的血管蒂回声。宫颈妊娠局限于宫颈，宫颈增大，宫颈内口关闭，周边可探及滋养层血流信号。妊娠滋养细胞疾病侵蚀子宫肌层的病灶常表现为血流丰富，病灶内常可探及动静脉瘘性血流频谱，超声造影有助于疾病的诊断和鉴别诊断。

（宋清芸）

病例 5-3　宫腔内残留物伴子宫肌瘤

【临床资料】

患者，33岁，已婚。因"人工流产术后24d，B超提示宫内组织残留10余天"入院。

既往史：无特殊。

月经史：初潮 14 岁，4d/35d，经量正常，周期规律，无痛经史。末次月经：入院前 3 个月。

生育史：$G_6P_0^{+6}$。

查体：T 36.8℃，P 72 次 /min，R 20 次 /min，BP 105/61mmHg。内科查体无阳性发现。

专科查体：宫体后位，增大如孕 50 余天大小，质软，表面光滑，无压痛。双附件区未扪及异常。

【实验室及其他影像学检查】

血常规、肝功、肾功、凝血功能均无特殊。

胸部 X 线检查：心肺未见异常。

【超声检查】

第一次超声检查（入院前 7d）：

子宫前位，宫体前后径为 5.9cm，宫腔内查见大小约 3.0cm×2.3cm×3.0cm 的稍强回声团，与前壁分界不清，内探及丰富血流信号，探及动脉频谱。余肌壁回声均匀，未探及明显异常血流信号。双附件区未见确切占位。超声检查结果：宫腔内稍强回声。

第二次超声检查（入院前 1d）：

经阴道超声检查见图 5-3-1 及 ER 5-3-1、ER 5-3-2、ER 5-3-3。子宫前位，宫体大小为 5.6cm×7.5cm×8.1cm，宫腔内查见大小为 2.6cm×1.6cm×2.8cm 的稍强回声，内见不规则无回声，最宽 0.28cm，周边及其内探及

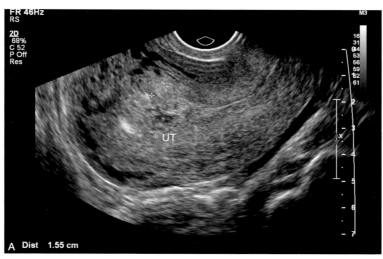

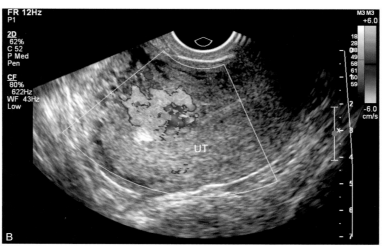

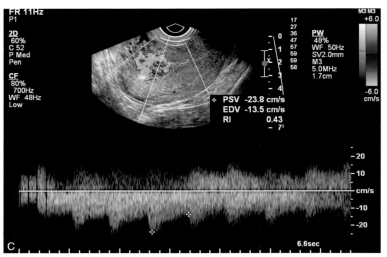

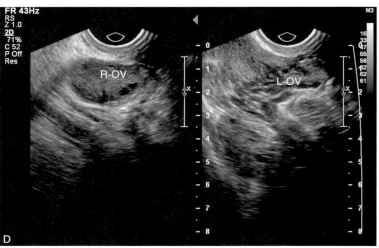

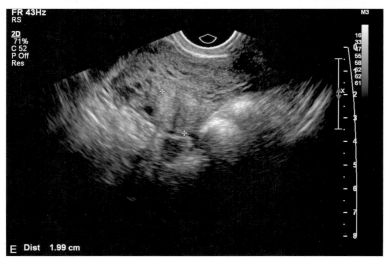

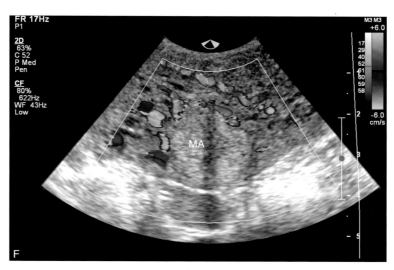

图 5-3-1　常规超声声像图

A. 前位子宫的矢状切面（经阴道）显示宫腔内稍强回声；B. CDFI 显示宫腔内稍强回声的彩色多普勒血流情况（经阴道）；C. 稍强回声内血流频谱，RI=0.43；D. 双卵巢声像；E. 子宫右侧肌壁间稍强回声团（++ 所示）；F. 子宫右侧肌壁间稍强回声的彩色多普勒血流情况。UT：子宫；MA：肿物；R-OV：右卵巢；L-OV：左卵巢；PSV：峰值血流速度；EDV：舒张末期血流速度；RI：阻力指数。

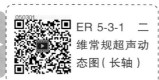

ER 5-3-1　二维常规超声动态图（长轴）

ER 5-3-2　二维常规超声动态图（短轴）

ER 5-3-3　彩色多普勒血流动态图

丰富血流信号，探及动脉血流频谱；右侧肌壁间查见大小为 2.2cm×1.9cm×2.0cm 的稍强回声团，边界较清，周边探及血流信号。双附件区未见确切占位。超声检查结果：宫腔内稍强回声，子宫肌瘤。

第三次超声检查（入院前 1d）：

经静脉超声造影见图 5-3-2 及 ER 5-3-4。注入造影剂后 14s，宫腔稍强回声团块开始增强（图 5-3-2A 箭头所示），早于子宫肌层；注入造影剂后 19s，宫腔稍强回声团块增强达峰值，呈高增强（图 5-3-2B 箭头所示）；右侧肌壁间稍强回声内出现造影剂（图 5-3-2B 三角形所示），与肌壁同时出现，呈低增强；注入造影剂后 26s，宫腔稍强回声团块内及右侧壁稍强回声内造影剂开始消退，宫腔稍强回声团块的造影剂消退晚于肌层（图 5-3-2C 箭头所示）；右侧肌壁间稍强回声内造影剂分布稀疏（图 5-3-2C 三角形所示），且造影剂消退早于肌层。

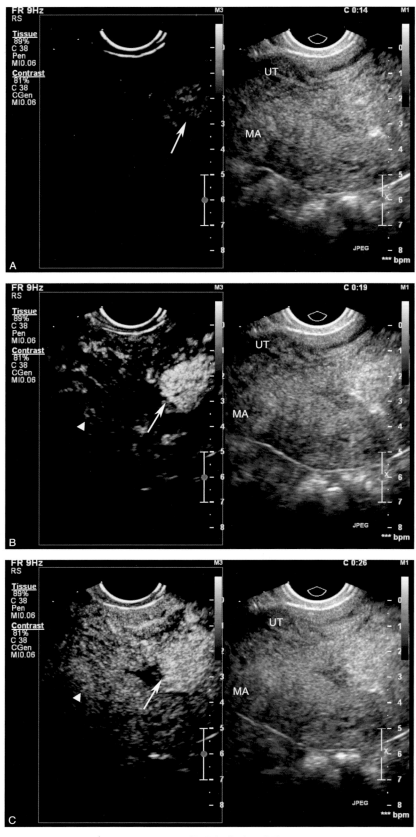

图 5-3-2　经静脉超声造影声像图

A. 注入造影剂后 14s；B. 注入造影剂后 19s；C. 注入造影剂后 26s。UT：子宫；
MA：右侧肌壁间稍强回声。

ER 5-3-4　经静脉超声造影动态图

经静脉超声造影提示：

宫腔内占位（疑宫内残留物）；子宫肌瘤（少血供型）。

【临床诊断或术后诊断】

术中所见（宫腔镜）：宫颈肥大、轻度糜烂,宫颈管未见异常。宫腔内可见一大小约2cm的褐色机化组织,与子宫前壁粘连,血管迂曲怒张。术中冰冻切片分析:（宫腔）查见胎盘绒毛组织伴变性坏死。

术后诊断:宫内残留,子宫肌瘤。

【经静脉超声造影图像解读】

此超声造影病例有两个病灶:一为宫腔内残留物,另一个为子宫肌瘤。

宫腔内残留物病灶,经静脉超声造影有如下特点:①病灶先于子宫肌层出现造影剂增强,呈"快进";②病灶造影剂增强程度高于子宫自身肌层,为高增强,说明病灶内微血管血供多于子宫肌层的微血管血供,病灶为富血供组织;③病灶内造影剂分布不均匀,内可见小片造影剂充盈缺损区域,此区域多为坏死组织或血凝块;④病灶造影剂消退时间晚于子宫自身肌层,呈"慢出"。宫内残留的造影增强呈"快进慢出"的高增强,提示病灶为富血供组织,造影表现与绒毛组织的残留有关。

子宫肌瘤病灶,经静脉超声造影有如下特点:①病灶与子宫肌层同时出现造影剂增强,呈"同进";②病灶造影剂增强程度低于子宫自身肌层,为低增强,病灶内造影剂呈较均匀的稀疏分布,说明病灶内微血管血供少于子宫肌层的微血管血供,病灶为少血供组织;③病灶造影剂消退时间早于子宫自身肌层,呈"快出"。

【疾病相关知识】

宫腔内残留物是人工流产术中常见并发症,也可发生于中期引产、足月自然分娩、足月剖宫产后。部分蜕膜、绒毛及胎盘组织残留在子宫腔内,可引起患者阴道出血时间延长和出血量增加,严重者出现失血性休克,还可能继发感染,引起急性子宫内膜炎、急性输卵管炎及急性盆腔炎等,易导致宫腔粘连,输卵管粘连及积液、不孕不育等后遗症。

宫内组织残留的超声表现:声像图表现多样,可为高回声、低回声、等回声或不均质回声异常团块,边界不清,与子宫肌层分界不清,部分患者的不均质回声团内及与其相邻的子宫肌层内均可以探及斑片状或网状的血流信号,并可探及低阻力的滋养层血流频谱。因为绒毛组织有侵蚀周围组织的特性,使局部组织的血管增生,血流丰富,故宫腔内残留物内部及周围出现此种血流信号。有研究报道,经阴道彩色多普勒超声对药物流产后宫腔内残留物及其与子宫肌层附着处的斑片状或网状血流信号、频谱多普勒的显示率为95.45%,血流信号对诊断绒毛组织残留有重要的提示作用。

彩色多普勒超声虽然能显示子宫肌层及宫内组织物较大血管的血流信号,但它对流速低、流量小的血流不敏感。特别是仅有很少量残留组织物者,彩色多普勒超声往往难以清晰显示其内部血流情况,且取得满意频谱的耗时较长,易受多种因素的影响,如角度依赖、运动噪音干扰等。经静脉超声造影可以显示微血管水平的血流灌注,从而显示病灶的动态微血流灌注情况。无血流灌注的组织在超声造影下表现为无增强。故经静超声脉造影能够明确地将有血供组织与无血供组织（例如坏死组织、凝血块等）区分开，为正确诊断提供更多诊断信息。超声造影可对残留组织物的供血血管位置以及残留物的多少提供更多信息。对于无血供组织物残留、少量组织物残留伴较多变性坏死组织和／或凝血块者，常规超声误诊率较高（31.6％），而超声造影表现为仅有少量造影剂灌注或无造影剂灌注。

子宫肌瘤的疾病相关知识参看病例 3-7、病例 3-8、病例 3-16、病例 3-18。

【特别提示】

宫腔内残留物需要与以下疾病相鉴别：子宫黏膜下肌瘤、子宫内膜增生、子宫内膜息肉、妊娠滋养细胞疾病等。鉴别要点如下。

（1）病灶回声及其与子宫肌层分界：宫内残留物多为不均质回声或稍高回声，与子宫肌层分界不清；子宫内膜病变的病灶位于内膜层，多为稍高回声，与子宫肌层分界清楚；子宫黏膜下肌瘤形态较规则，推挤内膜腔，多为低回声，边界较清楚；葡萄胎表现为宫腔内蜂窝状回声，与子宫肌层分界清楚，而侵蚀性葡萄胎则可能与子宫肌层分界不清。

（2）病灶的 CDFI 表现：宫腔内残留物可在病灶及相邻的子宫肌层内显示片状或网状血流；子宫内膜轻度增生多无血流信号、重度增生可探及点状或条状血流；较小的子宫内膜息肉多无血流显示，较大的可显示条状滋养血管；子宫黏膜下肌瘤多可显示蒂部的条状血流或团块周边半环状血流；葡萄胎一般无血流显示，侵蚀性葡萄胎病灶内部可见丰富的血流信号，同时可能出现肌壁浸润灶。

（3）临床病史及实验室检查：宫腔内残留物者有明确的妊娠及流产史，血清 hCG 水平升高；子宫内膜病变及子宫黏膜下肌瘤无停经史及流产史，血清 hCG 水平正常；葡萄胎有停经史，血清 hCG 水平异常升高，侵蚀性葡萄胎常来自前次良性葡萄胎妊娠半年内，有葡萄胎病史，血清 hCG 水平异常升高。超声造影表现有助于宫内残留物与宫内其他占位性疾病鉴别。

关于子宫肌瘤的疾病相关知识和特别提示病例 3-7、病例 3-8、病例 3-16、病例 3-18。

（何　敏）

病例 5-4　宫腔内残留物伴动静脉瘘形成（一）

【临床资料】

患者，27 岁，已婚。因"外院清宫术后阴道不规则流血 2 个月"入院。

既往史：无特殊。

月经史：初潮 13 岁，4~5d/30d，经量正常，周期规律，无痛经史。末次月经：4 个月前。

生育史：G_1P_0。

查体：T 36.7℃，P 113 次 /min，R 21 次 /min，BP 128/79mmHg。内科查体无阳性发现。

专科查体：阴道通畅，少许血迹，黏膜色泽正常。宫颈：不肥大、光滑、无触血，宫颈管内可见少许血液流出。宫体：前位，形态大小正常，质软，表面光滑，无压痛。双附件未扪及异常。

【实验室及其他影像学检查】

血清 hCG（入院前 1 个月外院）：446.6mIU/ml；血清 hCG（入院前 1 个月我院）：165.7mIU/ml；血清 hCG（入院当天）：27.4mIU/ml。

尿常规：尿蛋白＋，血常规、肝肾功、凝血功能、胸部 X 线检查及心电图等均未有阳性发现。

【超声检查】

第一次超声检查（入院前 3d）：

经阴道超声检查见图 5-4-1 及 ER 5-4-1。子宫前位，宫体大小为 4.5cm×6.1cm×6.5cm，宫腔内查见杂乱稍强回声，大小为 3.6cm×3.8cm×3.6cm，与肌壁分界不清，内有多个无回声区，无回声区内充满血流信号，局部可探及动静脉瘘血流频谱。双附件区未见确切占位。盆腔未见明显积液。超声检查结果：宫腔内稍强回声。

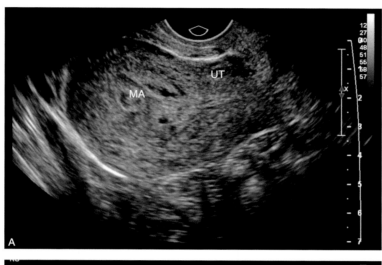

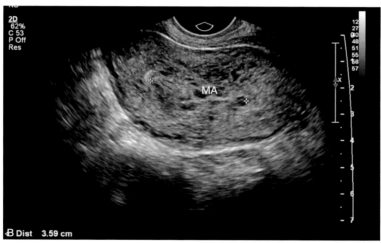

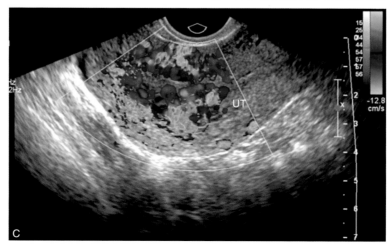

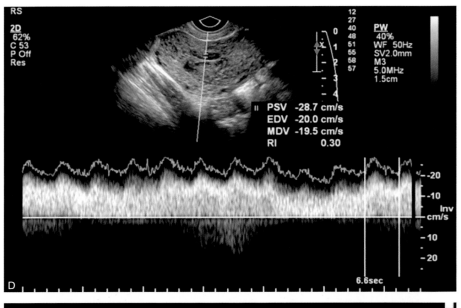

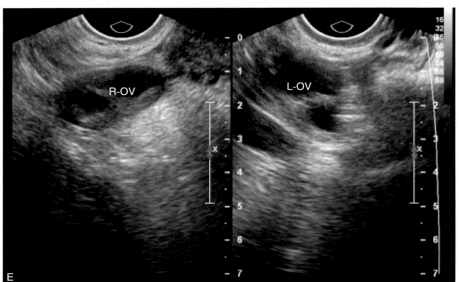

图 5-4-1   常规超声声像图

A. 前位子宫的矢状切面（经阴道）；B. 子宫横切面（经阴道），显示宫腔内不均质稍强回声团；C. 子宫的彩色多普勒血流情况，显示宫腔内团块血流信号丰富；D. 宫腔占位内部的血流频谱，为低阻血流频谱，RI=0.30；E. 双卵巢图像。UT：子宫；MA：肿物；R-OV：右卵巢；L-OV：左卵巢；PSV：峰值血流速度；EDV：舒张末期血流速度；MDV：最小舒张期血流速度；RI：阻力指数。

ER 5-4-1   二维常规超声动态图

第二次超声检查（入院前 3d）：

经静脉超声造影见图 5-4-2 及 ER 5-4-2。注入造影剂后 11s，宫腔内稍强回声与子宫肌层同步增强（图 5-4-2A 箭头所示），可见造影剂最先自子宫后壁肌层向病灶内灌注；注入造影剂后 14s，可见宫腔内团块造影剂分布不均匀，呈不规则的团状高增强（图 5-4-2B 箭头所示），内部可见多个不规则无增强区，最大者 2.1cm×0.7cm，增强水平高于子宫肌层；注入造影剂后 24s，造影剂达峰，可见宫腔内团块造影剂分布不均匀（图 5-4-2C 箭头所示），而肌壁增强较均匀，团块局部与肌壁界限不清；注入造影剂后 57s，造影剂消退慢于子宫肌层（图 5-4-2D 箭头所示），病灶与肌壁界限大部分较清晰。

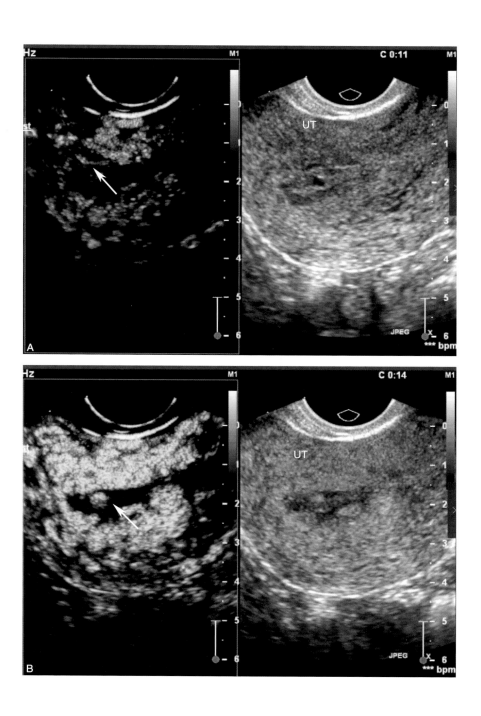

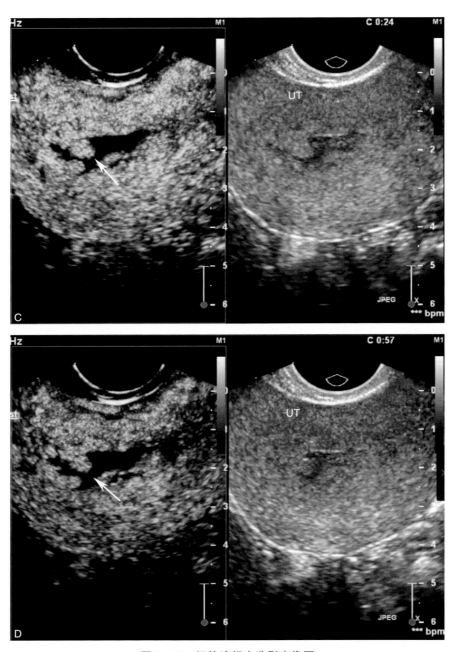

图 5-4-2　经静脉超声造影声像图

A. 注入造影剂后 11s；B. 注入造影剂后 14s；C. 注入造影剂后 24s；D. 注入造影剂后 57s。UT：子宫。

ER 5-4-2　经静脉超声造影动态图

经静脉超声造影提示：

子宫占位（疑宫内残留物，疑残留物与宫壁粘连，疑病灶内局部动静脉瘘形成）。

【临床诊断或术后诊断】

术中见：宫腔镜显示宫底、子宫前后侧壁、左侧子宫角均可见机化组织。

术中冰冻切片分析：（宫内）血凝块内查见少许退变、机化的胎盘绒毛组织。

术后诊断：宫内妊娠残留物。

【经静脉超声造影图像解读】

此为宫内妊娠残留物病例，经静脉超声造影有如下特点：①超声造影表现为造影剂自残留物附着处子宫宫壁处向病灶内灌注，病灶与子宫肌层同步增强；②病灶呈不规则的团状高增强，增强水平高于子宫肌层；③内部血凝块或无活性组织处呈无增强；④消退期，可清晰显示出整个残留物范围，与肌壁的界限大部分较清晰，未见子宫肌层变薄征象，团块局部与肌壁界限不清，考虑与残留物粘连有关。残留物内的造影剂"同进慢出"高增强区域考虑与病灶内动静脉瘘有关。

经静脉超声造影能清晰显示宫腔妊娠残留物的边界、轮廓、大小及范围，清楚了解残留物内部有无血流灌注以及灌注量的多少，造影剂进入的部位还可准确反映残留物附着部位，同时还可了解病灶有无侵犯肌层及其程度。

【疾病相关知识】

参看病例 5-3。

【特别提示】

参看病例 5-3。

（田　甜）

病例 5-5　宫腔内残留物伴钙化

【临床资料】

患者，26 岁，已婚。"引产术后超声提示宫腔占位 9 个月余，月经量减少 8 个月余"入院。

既往史：无特殊。

月经史：初潮 14 岁，5~6d/28d。末次月经：入院前 9d。

生育史：$G_2P_0^{+2}$。10 个月前于外院行引产 1 次，引产术后因"胎盘残留，胎盘植入"行介入栓塞术后清宫术。

专科检查：阴道通畅，无畸形，黏膜色泽正常，分泌物多、白色稀糊样、无异味。宫体后位，形态大小正常，质软，表面光滑，无压痛。左附件未扪及异常。右附件未扪及异常。

【实验室及其他影像学检查】

血清 hCG 阴性，余无特殊。

【超声检查】

第一次超声检查（入院前1个月）:

子宫后位,宫体大小为3.8cm×3.9cm×4.1cm,内膜厚0.15cm（单层）,右宫角处肌壁间查见大小为1.9cm×1.7cm×2.1cm的不均质回声,周边可见半环状强回声,后方衰减明显,边界欠清,团块与宫腔紧贴,分界不清,周边探及血流信号。双附件区未见确切占位。超声检查结果:右宫角处占位。

第二次超声检查（入院前1d）:

经阴道超声检查见图5-5-1。子宫后位,宫体大小为4.1cm×5.0cm×5.3cm,内膜厚0.15cm（单层）,宫腔内查见2~3个强回声,最大者的最大径为0.4cm,后方伴声影,未探及明显血流信号,宫腔上段偏右近右宫角处查见大小为1.4cm×2.3cm×1.6cm的不均质强回声,后方伴声影,肌壁回声均匀,未探及明显异常血流信号。双附件区未见确切占位。超声检查结果:宫腔上段偏右近右宫角处占位,宫腔内强回声（疑钙化灶）。

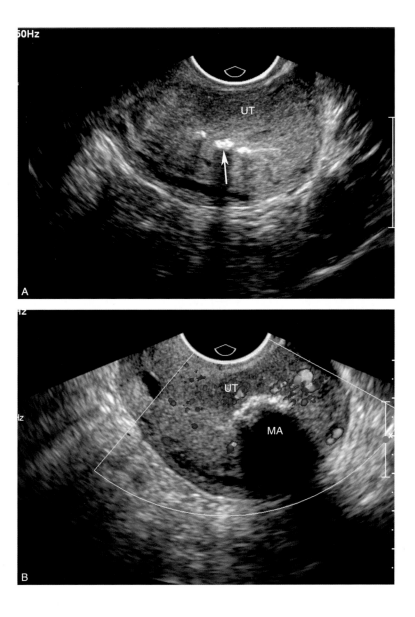

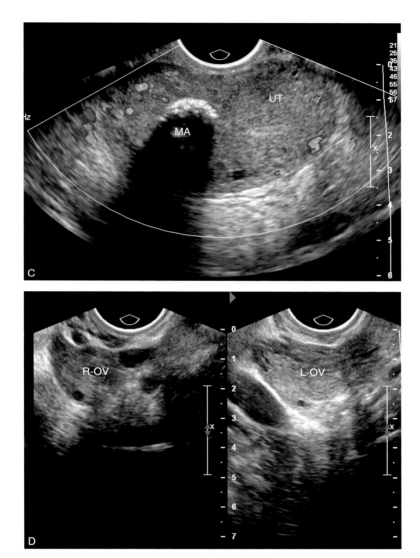

图 5-5-1　常规超声声像图

A. 后位子宫的矢状切面显示宫腔内强回声（箭头所示）；B. 子宫矢状切面显示强回声周边及内部未见血流信号；C. 子宫横切面显示强回声周边及内部未见血流信号；D. 双卵巢显示。UT：子宫；MA：肿物；R-OV：右卵巢；L-OV：左卵巢。

第三次超声检查（入院后 2d）：

经静脉超声造影见图 5-5-2 及 ER 5-5-1。注入造影剂后 12s，子宫肌层开始出现造影剂增强（图 5-5-2A 箭头所示）；注入造影剂后 15s，子宫肌层均匀增强，而宫腔上段偏右近右宫角处不均质强回声团未见造影剂增强（图 5-5-2B 箭头所示）；注入造影剂后 20s，不均质强回声团仍未见造影剂增强（图 5-5-2C 箭头所示）；注入造影剂后 28s，不均质强回声团仍未见造影剂增强（图 5-5-2D 箭头所示）；注入造影剂后 42s，造影剂消退中，不均质强回声团仍未见造影剂增强（图 5-5-2E 箭头所示），强回声团与宫腔线相通。

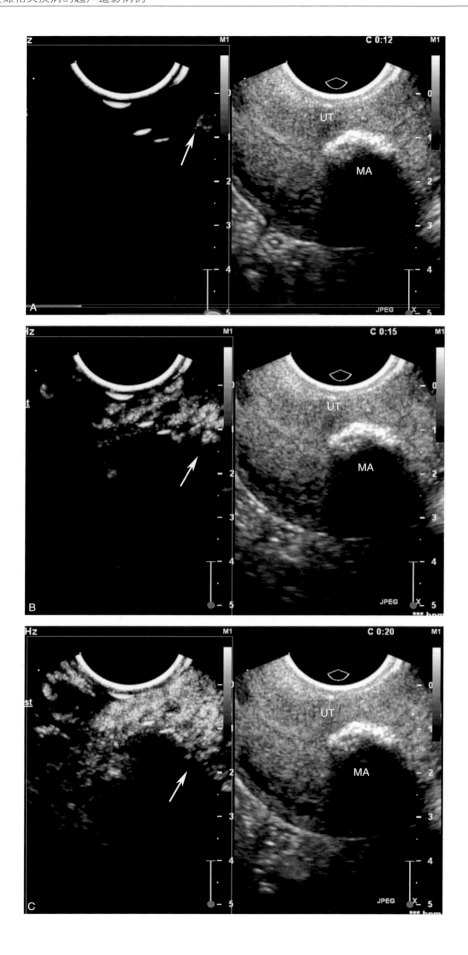

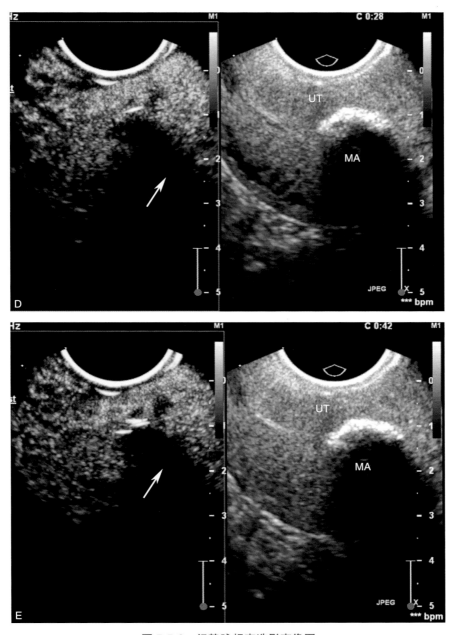

图 5-5-2　经静脉超声造影声像图

A. 注入造影剂后 12s；B. 注入造影剂后 15s；C. 注入造影剂后 20s；D. 注入造影剂后 28s；E. 注入造影剂后 42s。UT：子宫；MA：肿物。

ER 5-5-1　经静脉超声造影动态图

经静脉超声造影提示：

宫腔上段偏右近右宫角处占位（考虑残留物伴机化，请结合临床及病史），宫腔内强回声（疑钙化灶）。

【临床诊断或术后诊断】

术中所见：术前宫腔深 7cm，形态失常，仅见左侧宫角及左侧输卵管开口，右侧宫角、宫底、右侧宫壁及后壁见广泛瘢痕增生，分离瘢痕粘连带后可见右侧宫壁及后壁近宫角处多个残留妊娠组织病灶，最大者约 1.2cm×0.8cm×0.6cm，病灶质硬，机化，部分伴钙化。切除残留妊娠组织后可见右侧宫角及右侧输卵管开口。

术后病理：（宫内组织）查见平滑肌组织及大量钙化组织。

术后诊断：引产后妊娠组织残留，宫腔粘连。

【经静脉超声造影图像解读】

此为宫内妊娠残留物伴钙化的病例，经静脉超声造影有如下特点：①宫腔上段偏右近右宫角处不均质强回声团始终未见造影剂增强，此与术中宫腔镜所见一致，病灶质硬、机化、部分伴钙化，实为无血供的残留组织；②在增强晚期，造影剂开始消退，此时宫腔线的轮廓勾勒较清楚，可观察到强回声团与宫腔线相通，此征象更进一步证实了钙化病灶位于宫腔内。经静脉超声造影可用于观察宫内残留物的血供情况，有助于下一步的诊治。

【疾病相关知识】

宫腔内残留物多为引产后子宫腔内残留的蜕膜、血块，甚至部分胎盘组织，常表现为混合型回声，其内可有或无血流信号。随着时间延长，宫腔残留物不断机化，超声则表现为回声增强，与子宫肌层界限不清，其内常不能探及血流信号。

该病例术后病理查见平滑肌组织，考虑与该患者行介入栓塞术有关，介入后造成了部分子宫肌层的坏死。

【特别提示】

宫内残留需要与子宫黏膜下肌瘤相鉴别，后者以宫腔内弱回声为主，边界较清，周边可探及血流信号，与妊娠无明显关系。

（田　雨）

病例 5-6　宫腔内残留物（原孕囊着床位置低）

【临床资料】

患者，39 岁。因"停经 8^{+6} 周，持续阴道流血 1 个月，阴道出血增多 5d"入院。

既往疾病史：18 年前行剖宫产，曾行 2 次人工流产术。

月经史：初潮 12 岁，4d/20d。末次月经：入院前 2 个月。

生育史：$G_4P_1^{+2}$。

查体：T 37.0℃，P 84 次/min，R 20 次/min，BP 107/69mmHg，内科查体无阳性发现。

专科查体：阴道少量暗红色血性分泌物。宫体：前位，偏大，无压痛。左附件未扪及异常，右附件未扪及异常。子宫下段切口处无压痛。

【实验室及其他影像学检查】

血清 hCG（入院当天）：3 780.9mIU/ml，余血常规、肝肾功、血脂、凝血功能、胸部 X 线检查及心电图等均未有阳性发现。

【超声检查】

第一次超声检查（入院前 1d）：

经阴道超声检查见图 5-6-1。宫腔中下段至宫颈管上段查见大小为 2.3cm×1.3cm×2.1cm 的不均质弱回声团，略突向前壁下段切口处，团块内可见多个无回声区，无回声区内探及丰富血流信号，探及动静脉频谱；团块与切口左侧缘肌壁分界不清，切口处局部肌壁最薄处厚约 0.18cm。超声检查结果：宫腔中下段至宫颈管上段弱回声（请结合临床及血清 hCG 水平）。

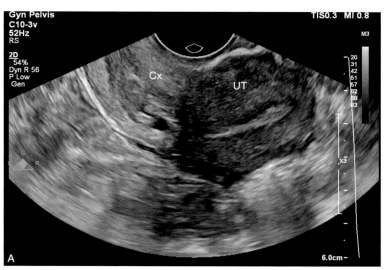

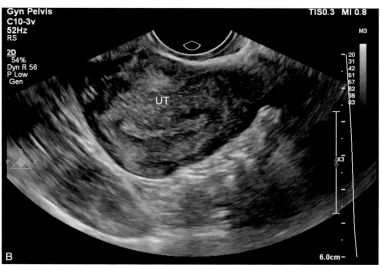

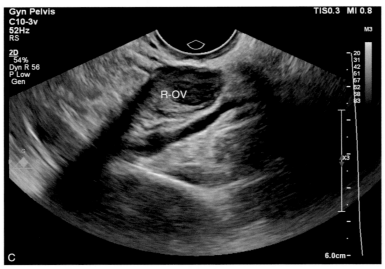

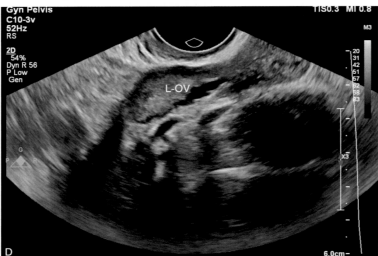

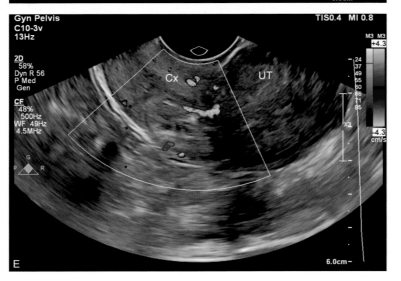

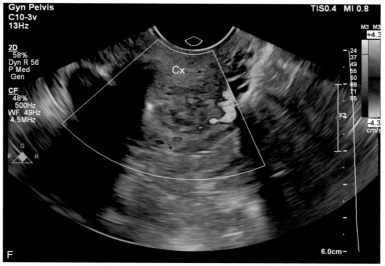

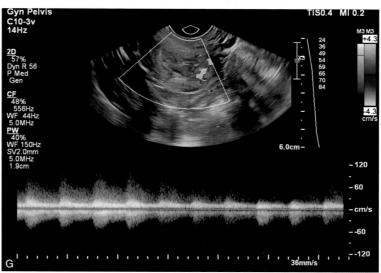

图 5-6-1　常规超声声像图

A. 子宫矢状切面二维图（经阴道），宫腔中下段稍弱回声；B. 子宫横切面二维图（经阴道），显示上段宫腔未见确切占位；C. 右卵巢二维图；D. 左卵巢二维图；E. 宫腔中下段稍强回声矢状切面彩色多普勒血流情况（经阴道）；F. 宫腔中下段稍强回声横切面彩色多普勒血流情况（经阴道）；G. 宫腔中下段稍强回声的血流频谱。UT：子宫；Cx：宫颈；R-OV：右卵巢；L-OV：左卵巢。

第二次超声检查（入院当天）：

经静脉超声造影见图 5-6-2 及 ER 5-6-1。注入造影剂后 10s，宫腔下段至宫颈管上段不均质弱回声团周边出现增强（图 5-6-2A 箭头所示），早于肌壁；注入造影剂后 16s，可见造影剂自左侧壁下段进入该团块（图 5-6-2B 箭头所示），局部血供丰富，呈高增强；注入造影剂后 29s，团块内查见造影剂充盈缺损，团块周边可见造影剂充盈（图 5-6-2C 箭头所示）；注入造影剂后 38s，团块内造影剂处于消退中（图 5-6-2D 箭头所示），切口处局部肌壁最薄处厚约 0.18cm。

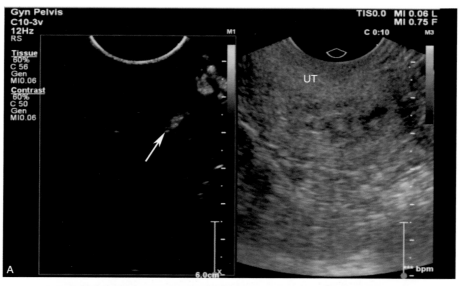

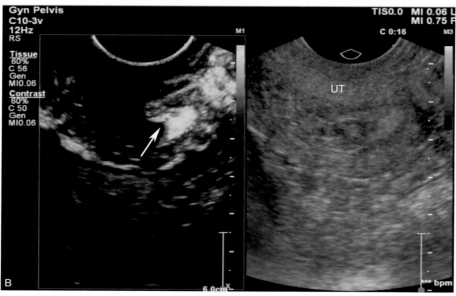

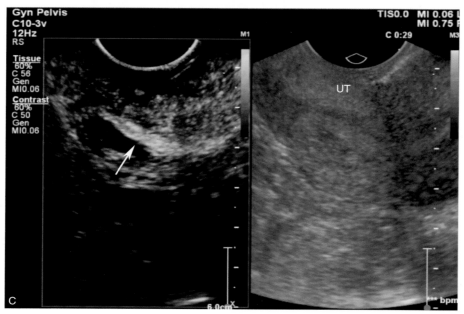

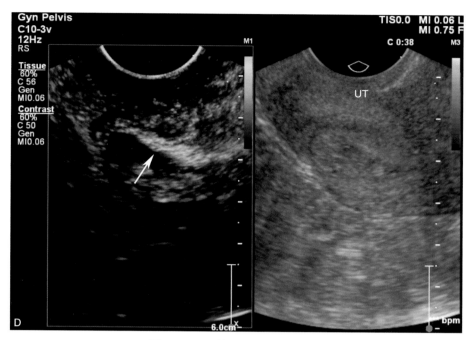

图 5-6-2　经静脉超声造影声像图

A. 注入造影剂后 10s；B. 注入造影剂后 16s；C. 注入造影剂后 29s；D. 注入造影剂后 38s。UT：子宫。

ER 5-6-1　经静脉超声造影动态图

经静脉超声造影提示：

宫腔下段及宫颈管上段稍弱回声（疑残留物，孕囊着床于宫腔左侧壁下段，着床部位与切口紧邻）。

第三次超声检查（清宫术后，入院后 8d）：

子宫前位，宫体大小为 3.7cm×4.7cm×4.0cm，内膜居中，厚 0.2cm（单层），宫内未见确切占位，前壁下段切口处查见大小为 0.5cm×0.3cm×0.7cm 的液性暗区，与宫腔相通，未探及血流信号，余肌壁回声均匀。双附件区未见确切占位。超声诊断：子宫前壁下段切口处液性暗区（疑切口憩室）。

【临床诊断或术后诊断】

清宫术中见：子宫水平偏后位，如孕 40 天大小；术前探宫腔深 8.5cm，吸出机化妊娠组织约 5g，感宫腔形态较规则，子宫前壁下段切口处有凹陷；术毕探宫腔深 7.5cm，子宫收缩好，阴道出血少，清除组织送术中冰冻切片分析及病理检查。

术中冰冻切片分析：宫内查见胎盘绒毛及蜕膜组织。

术后诊断:宫内妊娠残留,瘢痕子宫,可疑子宫切口憩室,轻度贫血。

【经静脉超声造影图像解读】

此为非切口妊娠的宫内残留病例,经静脉超声造影有如下特点:①造影剂早于子宫肌层出现,呈"快进";②可见造影剂自左侧壁下段(与切口紧邻)进入该团块,提示原孕囊着床部位非原子宫剖宫产切口;③团块内呈高增强(与子宫肌层比较),提示为富血供的妊娠绒毛组织,较彩色多普勒更敏感地显示了富微血供的病灶组织的范围和形态;④团块内查见造影剂充盈缺损,团块周边可见造影剂充盈,考虑与弱回声内无血供的血凝块等组织有关;⑤团块内造影剂消退慢,呈"慢出"。综上,超声造影敏感显示了残留绒毛组织、准确定位其病灶着床位置。

【疾病相关知识】

宫内妊娠残留物主要是指孕妇宫内妊娠结束后,其子宫中仍存有附属物黏附,通常在孕周较大进行药物流产、人工流产时操作人员对相关操作不熟练、宫腔瘢痕、中期进行引产造成胎膜和胎盘粘连及宫腔形态变化异常等情况下发生。

宫内妊娠残留物的超声特点:可以发现宫腔内或宫颈管内形状不规则、大小不一的团状异常回声,可为稍高、稍低、等回声或混合回声;彩色多普勒成像很容易发现其高速低阻血流;彩色频谱多普勒表现为单向或双向增宽频谱、舒张期流速增高,RI 减低的滋养细胞血流频谱;其相应的临床表现为阴道流血或血清 hCG 水平升高。

【特别提示】

超声能够清晰显示宫腔内情况及相应肌壁间的血流信号,此血流信号有助于了解有无侵入子宫组织的妊娠残留物,如有持续性阴道流血或血清 hCG 水平升高应高度怀疑妊娠物残留,妊娠残留物较小时二维超声易出现假阴性。当二维超声未发现宫内有明确异常时,也不能排除宫腔内无妊娠残留物;彩色多普勒有利于发现小的残留病灶。但对于细小血管及低速血流,经静脉超声造影能更敏感显示微血流,更有利于残留妊娠组织的检出。

(罗 红 杨 帆 胡 莎)

病例 5-7 宫腔内残留物伴动静脉瘘形成(二)

【临床资料】

患者,38 岁,已婚。因"人工流产术后 1 个月余,阴道出血半天"入院。

既往史:无特殊。

月经史:初潮 13 岁,5d/30d,经量正常,周期规律,无痛经史。末次月经:3 个月前。

生育史:$G_7P_1^{+6}$。

查体:T 36.7℃,P 65 次/min,R 20 次/min,BP 111/76mmHg。内科查体无阳性发现。

专科查体:阴道内见中量鲜红色血液。宫颈不肥大,光滑,无触血,宫颈管内有出血。宫体:后位,偏大,质中,表面光滑,无压痛。

【实验室及其他影像学检查】

血清 hCG（入院当天）: 213.8mIU/ml。

【超声检查】

第一次超声检查（入院后 1d）:

经阴道超声检查见图 5-7-1 及 ER 5-7-1。子宫后位,宫体前后径为 3.7cm,宫腔内查见大小约为 2.6cm×2.4cm×2.6cm 的不均质稍强回声团,内见多个无回声暗区,无回声暗区内充满血流信号,内探及动静脉频谱,动脉呈低阻血流频谱,RI=0.57,团块与后肌壁分界不清,部分肌壁间探及丰富血流信号。前肌壁间查见最大径约 1.0cm 弱回声,周边探及血流信号。双附件区未见确切占位。盆腔查见液性暗区,深约2.9cm。超声检查结果: 宫腔内稍强回声,子宫肌瘤,盆腔积液。

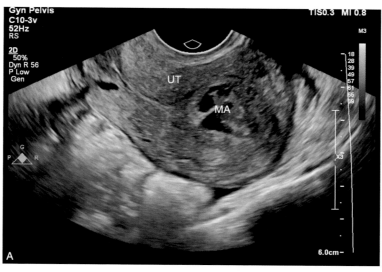

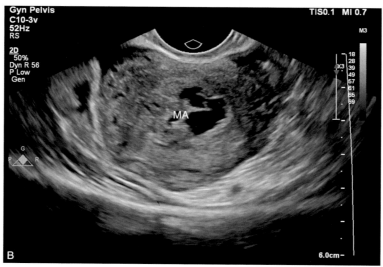

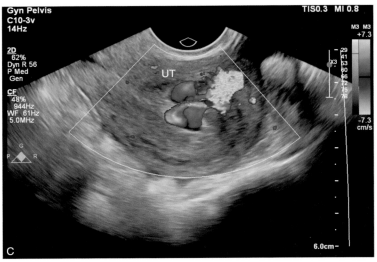

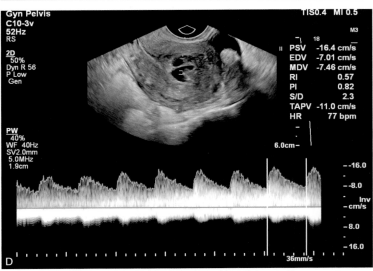

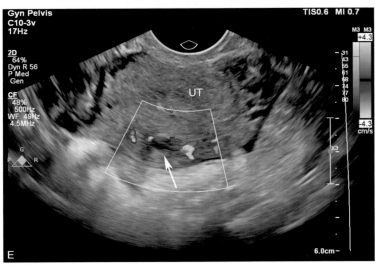

图 5-7-1   常规超声声像图

A. 后位子宫的矢状切面；B. 子宫横切面；C. 子宫肌层病灶的彩色多普勒血流情况；D. 子宫肌层病灶的频谱多普勒血流情况，RI=0.57；E. 子宫前壁肌瘤的彩色多普勒血流情况。UT：子宫；MA：肿物；PSV：峰值血流速度；EDV：舒张末期血流速度；MDV：最小舒张期血流速度；RI：阻力指数；PI：搏动指数；S/D：收缩期和舒张期血流比值；TAPV：时间平均峰值流速；HR：心率。

ER 5-7-1 二维常规超声动态图

第二次超声检查（入院后2d）：

经静脉超声造影见图5-7-2及ER 5-7-2。注入造影剂后13s，宫腔内不均质稍强回声团出现造影剂（图5-7-2A箭头所示），早于子宫肌层；注入造影剂后15s，病灶内造影剂分布不均匀（图5-7-2B箭头所示），内见造影剂缺失区域，造影剂分布与后肌壁关系密切；注入造影剂后22s，造影剂强度达峰值，呈高增强（图5-7-2C箭头所示），且病灶内造影剂分布不均匀，可见快速增强的高增强区与前壁偏宫底肌壁缓慢等增强区间有造影剂相连；注入造影剂后32s，造影剂消退中，病灶消退慢于子宫肌层（图5-7-2D箭头所示），呈"慢出"；注入造影剂后51s，另一切面观察造影剂消退中，病灶消退明显慢于子宫肌层（图5-7-2E箭头所示）。

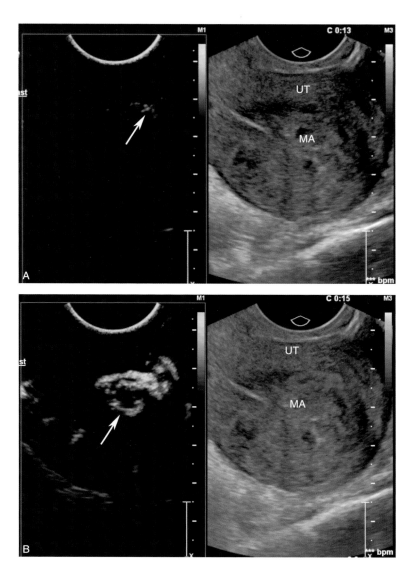

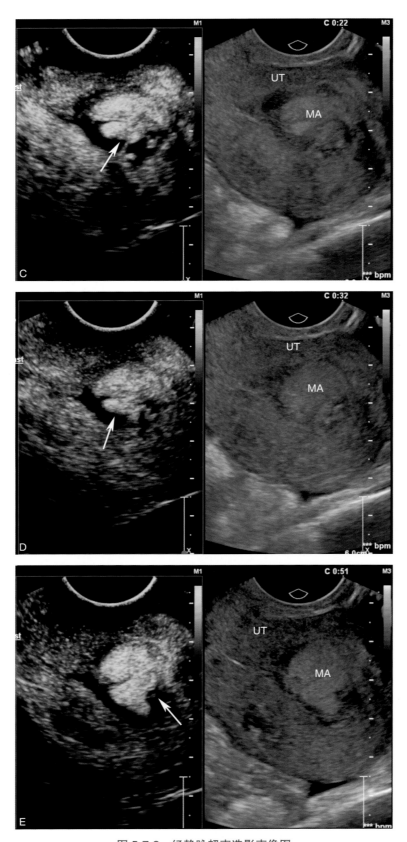

图 5-7-2 经静脉超声造影声像图

A. 注入造影剂后 13s；B. 注入造影剂后 15s；C. 注入造影剂后 22s；D. 注入造影剂后 32s；E. 注入造影剂后 51s。UT：子宫。MA：肿物。

ER 5-7-2　经静脉超声造影动态图

经静脉超声造影提示：

宫腔内稍强回声团（疑残留物伴动静脉瘘，原孕囊着床于子宫后壁）；疑子宫肌瘤。

【临床诊断或术后诊断】

术中所见：子宫后位，如孕 40 天大小，术前探宫腔深 9cm，吸刮出子宫内膜、血凝块 10g，感宫腔形态规则；术毕探宫腔深 7cm，子宫收缩好，阴道出血少，清除组织送病理检查。

术后病理：（宫内吸出组织）查见退变胎盘绒毛组织。

术后诊断：宫腔残留。

【经静脉超声造影图像解读】

此病例为宫内残留伴动静脉瘘病例，经静脉超声造影有如下特点：①宫腔内稍强回声早于子宫肌层出现增强，呈"快进"；②病灶内呈高增强，提示有丰富的微血供；③增强范围内可见多个造影剂缺失区，多与病灶内的血凝块有关；④宫腔内稍强回声团块内的造影剂分布与后肌壁间的造影剂关系密切，分析与原孕囊着床有关；⑤病灶内造影剂消退晚于子宫肌层，呈"慢出"。

此病例病灶内动静脉瘘在常规超声表现为不均质稍强回声团内见多个无回声暗区，无回声暗区内充满血流信号，内探及动静脉频谱，动脉呈低阻血流频谱；在静脉注射造影剂后，该处无回声区内在增强早期迅速增强，且呈高增强，而消退时该无回声区造影剂消退极其缓慢，并观察到快速增强的高增强区与前壁偏宫底肌壁缓慢等增强区间有造影剂相连（此征象较典型，但并非每个动静脉瘘病例都能观察到此征象）。

【疾病相关知识】

宫内残留物参看病例 5-3。

【特别提示】

宫内残留物参看病例 5-3。

（王　晶）

病例 5-8　剖宫产后子宫切口瘢痕妊娠（孕囊型）

【临床资料】

患者，38 岁，因"停经 58d，阴道流血 5d"入院。

既往史：剖宫产术，术后患者因麻醉管嵌入椎管，行椎管异物取出术，8 年前在我院行腹腔镜卵巢囊肿切除术。

月经史：初潮 13 岁，5d/30d。末次月经：入院前 1 个月余。

生育史：G_2P_1，剖宫产 1 次

查体：T 36.8℃，P 80 次/min，R 20 次/min，BP 100/60mmHg。内科查体无阳性发现。

专科查体：阴道分泌物多，白色稀糊样，无异味。宫体：前位，如孕 40 天大小，质软，表面光滑，无压痛。左附件未扪及异常，右附件未扪及异常。

【实验室及其他影像学检查】

血清 hCG（入院后 2d）：4 739.8mIU/ml，余血常规、肝肾功、血脂、凝血功能、胸部 X 线检查及心电图等均未有阳性发现。

【超声检查】

第一次超声检查（入院后 1d）：

经阴道超声检查见图 5-8-1。子宫后位，宫体前后径为 5.1cm，前壁下段切口后方查见孕囊，大小为 1.5cm×1.9cm×1.6cm，内见最大径 0.6cm 卵黄囊样回声，孕囊形态不规则，周边未探及明显血流信号，该处肌壁最薄处厚约 0.24cm，余肌壁回声尚均匀。双附件区未见确切占位。超声检查结果：子宫前壁下段切口后方孕囊（切口妊娠待排除）。

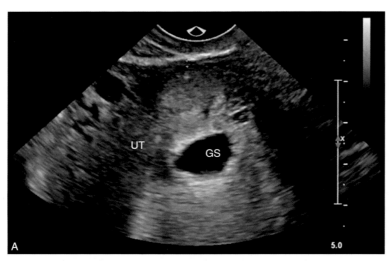

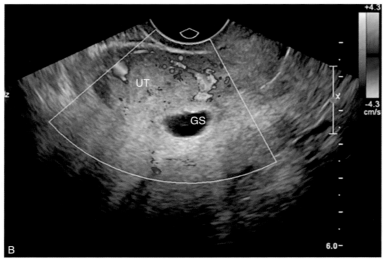

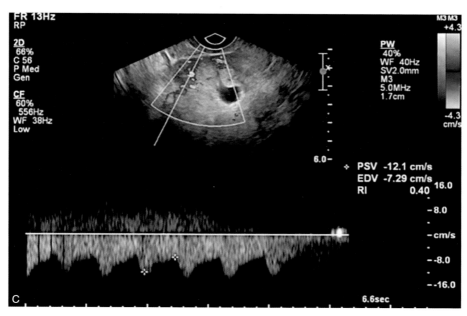

图 5-8-1　常规超声声像图

A. 子宫矢状切面二维图(经阴道),子宫前壁下段切口后方孕囊;B. 子宫矢状切面彩色多普勒血流情况(经阴道);C. 孕囊周边的血流频谱。UT:子宫;GS:孕囊;PSV:峰值血流速度;EDV:舒张末期血流速度;RI:阻力指数。

第二次超声检查(入院后 2d):

经阴道超声检查见图 5-8-2 及 ER 5-8-1。注入造影剂后 14s,子宫前壁下段切口处孕囊样无回声周边开始出现增强(图 5-8-2A 箭头所示),先于子宫肌层增强;注入造影剂后 16s,子宫前壁下段切口处孕囊回声周边增强,呈"半环征"(图 5-8-2B 箭头所示);注入造影剂后 19s,孕囊周边持续增强,呈高增强(图 5-8-2C 箭头所示),可见孕囊内呈无增强;注入造影剂后 30s,孕囊造影剂处于消退中(图 5-8-2D 箭头所示),其消退晚于子宫肌层,前壁下段肌壁最薄处厚约 0.17cm。

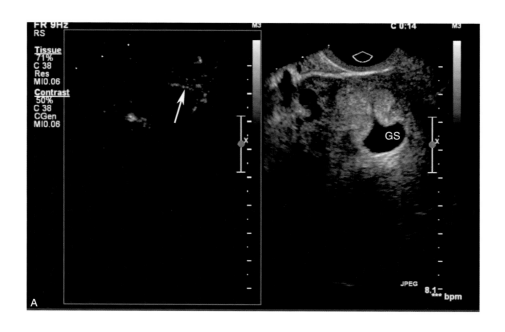

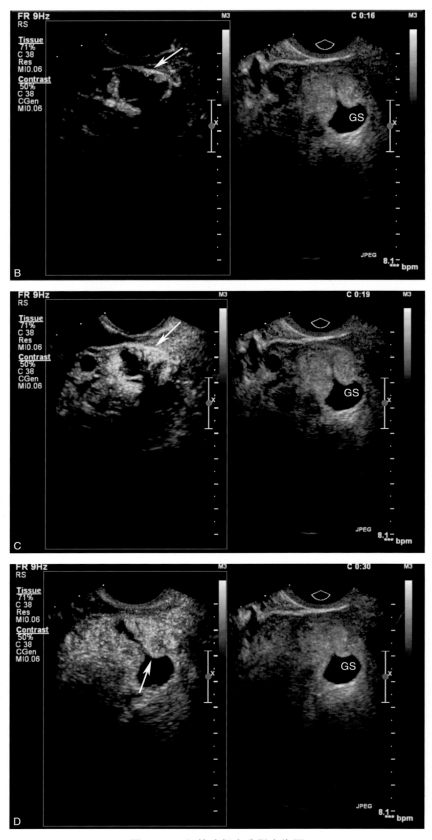

图 5-8-2　经静脉超声造影声像图

A. 注入造影剂后 14s；B. 注入造影剂后 16s；C. 注入造影剂后 19s；D. 注入造影剂后 30s。GS：孕囊。

ER 5-8-1 经静脉超声造影动态图

经静脉超声造影提示：

子宫前壁下段切口后方孕囊（多为切口妊娠，请结合临床及血清 hCG 水平）。

【临床诊断或术后诊断】

术中见：子宫前位，如孕 40 天大小；术前探宫腔深 8+cm，吸出机化妊娠组织、血凝块 10g，感宫腔形态规则；术毕探宫腔深 8cm，子宫收缩好，阴道出血少。清除组织送病理检查。

术后诊断：子宫切口妊娠，瘢痕子宫。

【经静脉超声造影图像解读】

此病例为典型的孕囊型剖宫产后子宫切口瘢痕妊娠，经静脉超声造影有如下特点：①早增强，在紧贴子宫瘢痕位置的孕囊处首先出现造影剂增强，造影剂出现时间早于子宫肌层，呈"快进"；②高增强，造影剂在孕囊病灶处的增强强度强于子宫肌层；③"半环征"，造影剂分布不均匀，在造影早期（造影剂达峰前）可于孕囊着床的原子宫瘢痕部位见"半环状"弧形高增强，此征象与孕囊着床位置有关；④慢消退，孕囊病灶处造影剂廓清消退时间晚于子宫肌层，呈"慢出"。切口妊娠有典型的经静脉超声造影表现，即是增强早期的半环状高增强，此征象反映了孕囊的着床部位，有利于切口妊娠的正确诊断和与其他疾病的鉴别诊断。

【疾病相关知识】

剖宫产后子宫切口瘢痕妊娠（cesareanscar pregnancy，CSP）简称子宫切口妊娠，是一种较为少见的异位妊娠，是剖宫产术后远期并发症之一。其病理实质为孕囊绒毛着床于剖宫产术后的原子宫切口瘢痕处，原剖宫产术后切口愈合不良或因炎症感染形成微小憩室，当再次妊娠时，如胚胎着床于此处就形成 CSP，CSP 发生率为 1/2 216~1/1 800，随着剖宫产率增加，其发生率呈上升趋势。

CSP 可根据超声检查的图像表现分为孕囊型和团块型 2 种类型。CSP 的超声诊断标准为：①宫腔及宫颈管内无妊娠囊回声，内膜清晰可见；②妊娠囊位于子宫前壁峡部，由剖宫产术后瘢痕组织包绕，与宫腔隔离；③妊娠囊与膀胱间存在或不存在薄的肌层组织；④妊娠囊内可有胎芽及胎心，或无确切胎芽。根据此诊断标准，可能出现较多"异病同图"的情况，而不能区分真正的 CSP。例如，着床于子宫后壁或侧壁下段，位置较低的孕囊；宫内早孕发生不全或难免流产时下移的孕囊；正常着床位置的宫内早孕，随着孕囊长大，部分孕囊可能向下移突入原子宫切口薄弱处等。因此，常规超声检查诊断 CSP 有较高漏诊及误诊率。究其主要原因，在于常规超声检查不能准确显示孕囊的着床位置，以及孕囊病灶与子宫浆膜层、肌层的关系。

【特别提示】

子宫切口妊娠应注意与以下疾病相鉴别：子宫下段妊娠、宫颈妊娠、宫内妊娠难免或不全流产。

子宫下段妊娠表现为妊娠囊位于子宫下段，下缘未达切口处，切口处肌壁形态尚规则。经静脉超声造影图像表现为孕囊着床部位的"半环状"弧形高增强出现在非原子宫瘢痕切口部位,即表示孕囊着床部位的"半环征"出现在子宫后壁或侧壁的下段,而团块型CSP"半环征"出现在原子宫剖宫产术瘢痕处。

宫颈妊娠表现为宫颈膨大,妊娠囊位于宫颈管内,宫颈管内可见妊娠囊或混合回声包块,宫颈肌层变薄,切口处形态、肌壁等未见明显异常,而切口妊娠位于前壁下段切口后方,原切口处肌壁变薄、形态异常,血流信号较丰富。宫颈妊娠经静脉超声造影表现为孕囊着床的"半环状"弧形高增强出现在宫颈处。

宫内妊娠难免或不全流产表现为既往检查曾提示孕囊位于宫腔内,患者多伴有腹痛、阴道流血,复查时切口后方查见妊娠囊或妊娠组织,形态不规则,与子宫前壁峡部切口处分界清楚,周边血流信号不丰富或无血流信号,动态观察妊娠囊位置可变化。难免流产的经静脉超声造影表现为孕囊周边及其内部始终未见造影剂增强,即无孕囊着床的"半环征"出现。在有些难免流产病例中,孕囊下移至子宫下段,经静脉超声造影可以观察到子宫体部的孕囊原附着部位首先出现造影剂增强,而子宫下段不增强或延迟增强,这些超声造影表现均可较好地与CSP进行鉴别诊断。

(罗　红　杨　帆　胡　莎)

病例 5-9　剖宫产后子宫切口瘢痕妊娠(不典型团块型)

【临床资料】

患者,32岁,已婚。因"人工流产术后1个月余,超声发现子宫前壁下段肌壁间占位"入院。

既往史:10年前于外院足月行剖宫产术,8年前因输卵管妊娠于我院行腹腔镜下异位妊娠病灶清除术。

家族史:无特殊。

月经史:初潮15岁,6d/28d,经量正常,周期规律,无痛经史。末次月经:入院前3个月。

生育史:$G_7P_1^{+5}$,剖宫产1次。

查体:T 36.5℃,P 80次/min,R 20次/min,BP 116/72mmHg。内科查体无阳性发现。

专科查体:外阴发育正常,阴道畅通,宫颈光滑,宫颈管内无出血,子宫增大,如孕1个月余大小,轻压痛,双附件区未扪及异常。

【实验室及其他影像学检查】

血清hCG(入院前1d):27 203.5mIU/ml,血常规、肝肾功、血脂、凝血功能、宫颈脱落细胞、白带常规、胸部X线检查及心电图等均未有阳性发现。

【超声检查】

第一次超声检查(入院后2d):

经阴道超声检查见图5-9-1及ER 5-9-1、ER 5-9-2。子宫水平位,宫体大小为5.7cm×7.0cm×8.3cm,内膜居中,厚0.35cm(单层),前壁下段查见不均质稍强回声,大小为5.7cm×5.4cm×7.2cm,团块周边及其内查见丰富血流信号,呈低阻,RI=0.3,内查见多个无回声区,最大者最大径为1.9cm,部分无回声内充满血流信号,探及动脉及静脉血流信号,前壁下段肌壁菲薄,似仅见浆膜层,子宫前壁下段略显外凸。双附件区未见确切占位。超声检查结果:子宫前壁稍强回声团(团块型切口妊娠待排除)。

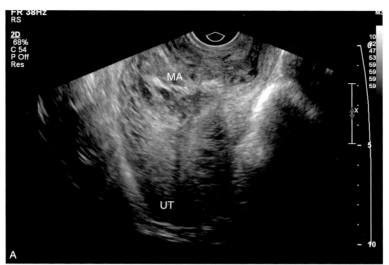

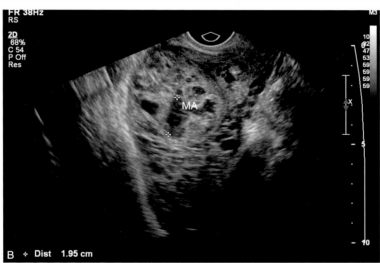

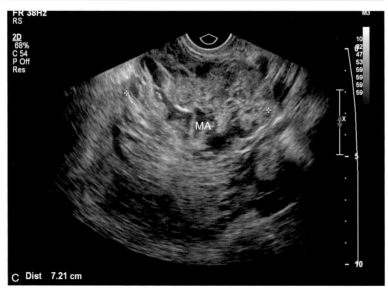

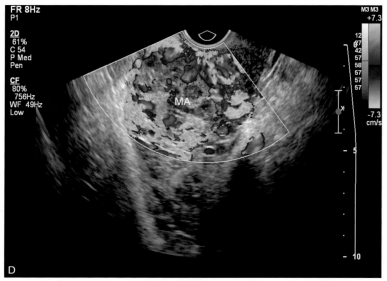

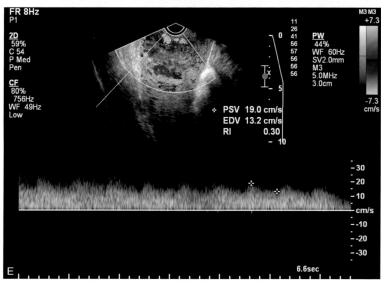

图 5-9-1　常规超声声像图

A. 子宫纵切面（经阴道），子宫前壁下段查见不均质稍强回声；B. 子宫前壁下段纵切面，稍强回声内查见多个无回声区，最大者最大径为 1.9cm；C. 子宫前壁下段横切面，见不均质稍强回声；D. 前壁下段肿物多普勒血流信号，团块周边及其内查见丰富血流信号；E. 前壁下段肿物彩色多普勒血流频谱，血流呈低阻，RI=0.3。UT：子宫；MA：肿物；PSV：峰值血流速度；EDV：舒张末期血流速度；RI：阻力指数。

 ER 5-9-1　二维常规超声动态图（长轴）

 ER 5-9-2　二维常规超声动态图（短轴）

第二次超声检查（入院后 2d ）:

经阴道超声检查见图 5-9-2 及 ER 5-9-3。注入造影剂后 13s，病灶周边出现造影剂增强（图 5-9-2A 箭头所示），早于正常子宫肌层组织；注入造影剂后 19s，病灶内造影剂强度达峰值（图 5-9-2B 箭头所示），呈高增强，内可见造影剂分布不均匀，有不规则的造影剂缺失区域，造影剂缺失区域的最大径为 2.4cm；注入造影剂后 25s，病灶内造影剂持续增强（图 5-9-2C 箭头所示），病灶与周围组织分界不清；注入造影剂后 30s，团块位于肌壁间，与正常肌壁界限不清，病灶内造影剂消退（图 5-9-2D 箭头所示），晚于子宫肌层；注入造影剂后 41s，病灶内造影剂消退（图 5-9-2E 箭头所示），较子宫肌层消退缓慢。

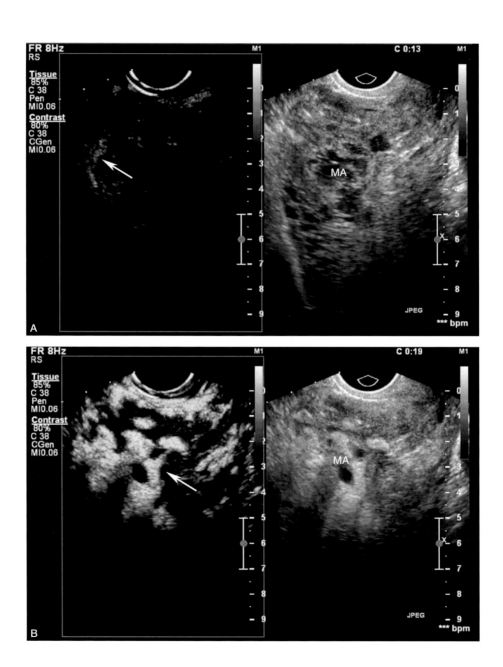

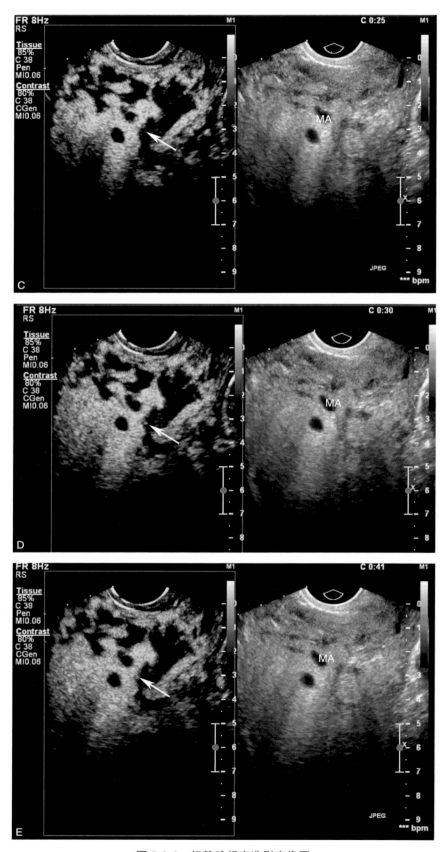

图 5-9-2 经静脉超声造影声像图

A. 注入造影剂后 13s；B. 注入造影剂后 19s；C. 注入造影剂后 25s；D. 注入造影剂后 30s；E. 注入造影剂后 41s。MA：肿物。

ER 5-9-3　经静脉超声造影动态图

经静脉超声造影提示：

子宫前壁稍强回声团（团块型切口妊娠）。

【临床诊断或术后诊断】

术后病理:(切口组织)查见胎盘绒毛。

术后诊断:子宫切口妊娠。

【经静脉超声造影图像解读】

此病例为不典型的团块型切口妊娠病例,经静脉超声造影有如下特点:①造影剂早于子宫肌层出现,病灶区域造影剂快速显影,呈"快进";②造影剂增强强度高于周围正常肌壁组织,呈高增强;③造影剂消退较慢,晚于子宫肌层,呈"慢出";④造影情况下,病灶与周围肌壁组织分界不清;⑤病灶内可见多个造影剂缺失区域。综上,造影图像显示该团块血供丰富,为高灌注状态;病灶内的造影剂缺失区域与病灶内出血及血凝块形成有关。

典型子宫切口妊娠的经静脉超声造影图像表现为早增强、高增强、"半环征"和慢消退。经静脉超声造影成像可以判断孕囊着床位置,同时还可以观察病灶与子宫肌层和浆膜层的关系,从而提高诊断准确率,为临床治疗提供可靠的参考。但此例为不典型的团块型切口妊娠病例,经静脉超声造影仅表现为早增强、高增强和慢消退。该病例经静脉超声造影图像结合手术史及目前血清 hCG 水平支持子宫切口妊娠诊断。

【疾病相关知识】

团块型 CSP 常是孕囊型 CSP 的病灶在发生流产、刮宫术或临床其他处理治疗后形成。

参看病例 5-8。

【特别提示】

依据超声造影表现对团块型 CSP 和滋养细胞疾病肌壁浸润病灶进行鉴别诊断较困难,因两者均表现为"快进慢出"的不均匀高增强,鉴别需结合临床及实验室结果(尤其是血清 hCG 水平)。

余需鉴别疾病参看病例 5-8。

（罗 红　杨 帆　陈诗雨）

病例 5-10　剖宫产后子宫切口瘢痕妊娠（团块型）

【临床资料】

患者,32 岁,已婚。因"停经 15^{+5} 周,阴道不规则流血 20 余天"入院。

月经史:初潮 12 岁,5~6d/23~24d。末次月经:入院前 3 个月。

生育史:$G_4P_2^{+1}$,剖宫产 2 次。11 年前因"巨大儿"在外院行剖宫产下活女婴,重 4 300g,2 年前因

"瘢痕子宫"外院行剖宫产产下活女婴,重 3 500g。

查体:T 36.7℃,P 104 次 /min,R 20 次 /min,BP 109/75mmHg,内科查体无阳性发现。

专科查体:阴道通畅,有少量暗红色血液积聚。宫颈:不肥大,光滑,无触血,宫颈管内无出血。宫体:前位,如孕 50 天大小。左附件未扪及异常,右附件未扪及异常。

【实验室及其他影像学检查】

血清 hCG(入院当天):454.6mIU/ml,余血常规、肝肾功、血脂、凝血功能、胸部 X 线检查及心电图等均未有阳性发现。

磁共振成像(magnetic resonance imaging,MRI):子宫峡部前壁切口区域异常信号影,囊性为主;突向子宫腔及浆膜下,峡部前壁切口变薄,最薄处仅见浆膜层,浆膜层局部与膀胱后壁脂肪间隙欠清,结合病史考虑切口瘢痕妊娠可能性大;请结合临床。

【超声检查】

第一次超声检查(入院后 1d):

经阴道超声检查见图 5-10-1。子宫前壁下段切口处查见大小为 4.3cm×2.9cm×4.4cm 的不均质稍弱回声,团块内可见不规则液性暗区,暗区内可见红细胞自显影现象,团块周边探及丰富血流信号,该处肌壁最薄处厚约 0.2cm,浆膜层尚连续。双附件区未见确切占位。超声检查结果:子宫前壁下段切口处稍弱回声。

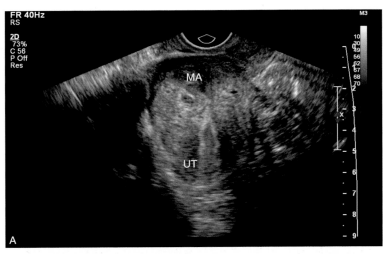

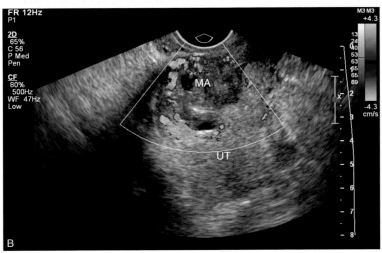

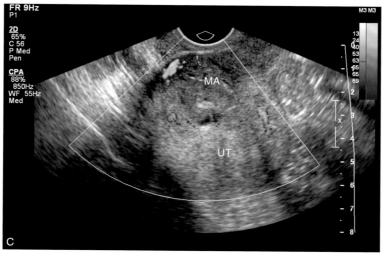

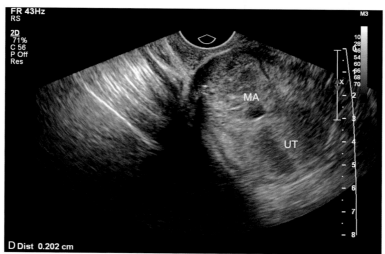

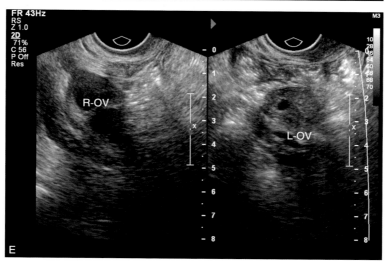

图 5-10-1　常规超声声像图

A. 子宫前壁下段切口处稍弱回声的二维矢状切面（经阴道）；B. 子宫前壁下段切口处稍弱回声的彩色多普勒（经阴道）；C. 子宫前壁下段切口处稍弱回声的彩色多普勒能量图（经阴道）；D. 子宫前壁下段肌壁最薄处的厚度（经阴道）；E. 双卵巢二维图。UT：子宫；MA：肿物；R-OV：右卵巢；L-OV：左卵巢。

第二次超声检查（入院后 2d）：

经静脉超声造影见图 5-10-2 及 ER 5-10-1。注入造影剂后 16s，子宫切口处稍弱回声于原切口紧贴处出现造影剂（图 5-10-2A 箭头所示），先于子宫肌层增强；注入造影剂后 20s，可见团块内造影剂呈高增强（图 5-10-2B 箭头所示）；注入造影剂后 26s，团块内可见大片的造影剂缺失区域，周边区域可见长条形增强区域（图 5-10-2C 箭头所示），范围约 0.9cm×2.0cm×3.6cm；注入造影剂后 44s，稍弱回声团块处于消退期（图 5-10-2D 箭头所示），消退慢于子宫肌层。

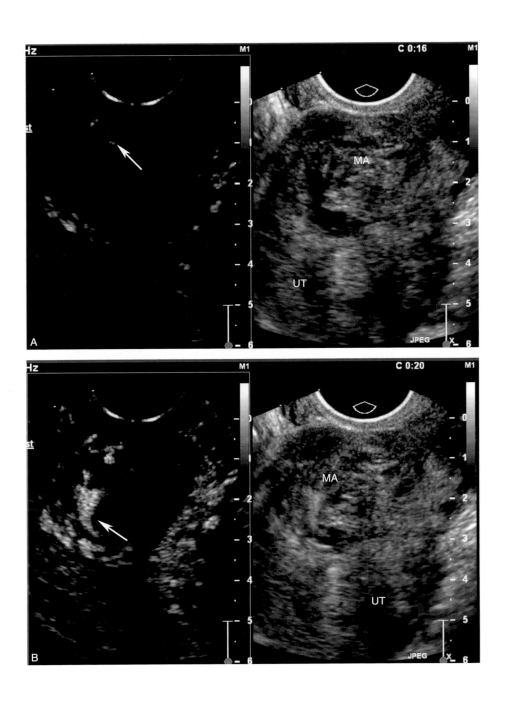

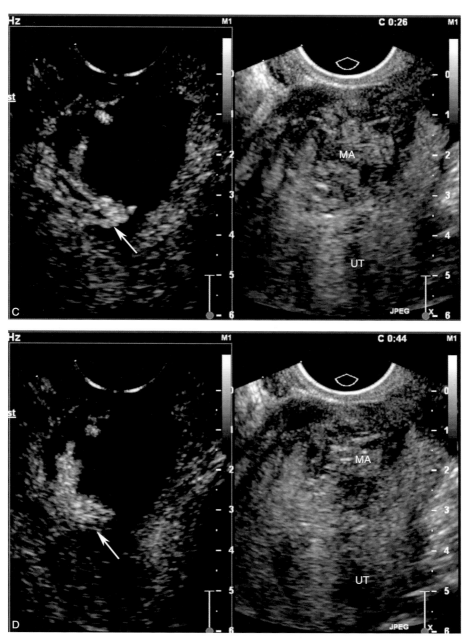

图 5-10-2　经静脉超声造影声像图

A. 注入造影剂后 16s；B. 注入造影剂后 20s；C. 注入造影剂后 26s；D. 注入造影剂后 44s。UT：子宫；MA：肿物。

ER 5-10-1
经静脉超声造
影动态图

经静脉超声造影提示：

子宫前壁下段切口处稍弱回声（疑团块型切口妊娠伴血凝块，请结合临床及血清 hCG 水平，团块内长条形增强回声区考虑为局部扩张的血管）。

【临床诊断或术后诊断】

术中见：子宫前位，如孕 50 天大小；术前探宫腔深 9cm，刮出机化妊娠组织 20g，感宫腔形态规则；术毕探宫腔深 9cm，子宫收缩好，阴道出血少。清除组织送病理检查。

术后诊断：子宫切口妊娠，瘢痕子宫。

【经静脉超声造影图像解读】

此病例为团块型子宫切口妊娠，经静脉超声造影有如下特点：①早增强，在紧贴子宫瘢痕位置的团块部位首先出现造影剂增强，造影剂出现时间早于子宫肌层。②高增强，造影剂在妊娠病灶处的增强强度强于子宫肌层。③慢消退，妊娠病灶处造影剂消退晚于子宫肌层。④团块内可见大片的造影剂缺失区域，提示稍弱回声团块内存在大片无血供组织，多为团块内血凝块所致；稍弱回声的周边区域可见长条形增强区域，提示局部有异常扩张血管或血池。综上，团块型子宫切口妊娠经静脉超声造影表现呈"快进慢退"，造影剂首先出现在原切口部位，超声造影能很好地显示着床位置，从而有利于切口妊娠的诊断。团块型切口妊娠与孕囊型切口妊娠有相似的超声造影表现。

【疾病相关知识】

参看病例 5-8。

【特别提示】

参看病例 5-8。

团块型子宫切口妊娠还应与妊娠残留相鉴别，主要观察团块内部及周边血流信号、血清 hCG 水平高低、团块与周围组织及子宫前壁峡部的分界。超声造影能很好地显示着床位置，可以有助于鉴别。

（罗红　杨帆　胡莎）

病例 5-11　剖宫产后子宫切口瘢痕妊娠（少血供团块型）

【临床资料】

患者，23 岁，已婚。因"停经 6 个月余，发现子宫切口妊娠 2 个月余"入院。

既往史：6 个月余前因"宫内早孕"行人工流产术。

月经史：初潮 14 岁，6~7d/28~30d，经量正常，周期规律，无痛经史，末次月经：入院前 6 个月余。

生育史：$G_4P_1^{+3}$。剖宫产 1 次。

查体：T 36.8℃，P 78 次 /min，R 20 次 /min，BP 114/70mmHg。内科查体无阳性发现。

专科查体：宫颈稍肥大，光滑，无触血，宫颈管内少许褐色液体。宫体：前位，偏大，质软，轻压痛。双附件未扪及异常。

【实验室及其他影像学检查】

血清 hCG（入院前 20d）：<2mIU/ml。

余血常规、输血免疫全套检查、肝肾功、血脂、凝血功能、肿瘤标志物、宫颈脱落细胞、白带常规、胸部 X 线检查及心电图等均未有阳性发现。

【超声检查】

第一次超声检查（入院前 10d）：

经阴道超声检查见图 5-11-1 及 ER 5-11-1、ER 5-11-2。子宫前位，宫体大小为 4.0cm×4.9cm×4.3cm，内膜居中，厚 0.25cm（单层），宫腔局限性分离 0.5cm，宫内未见确切孕囊，前壁下段切口处查见大小为 4.7cm×5.1cm×5.7cm 的不均质回声，其向浆膜下突出，内部回声不均匀，部分区域未见正常肌壁回声，仅见浆膜层，浆膜层回声尚连续，不均质回声周边探及少许点状血流信号。双附件区未见确切占位。盆腔未见明显积液。超声检查结果：子宫前壁下段稍强回声。

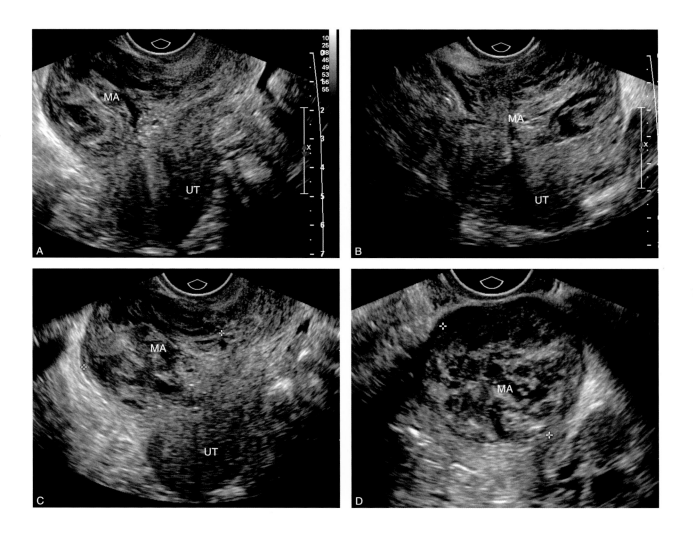

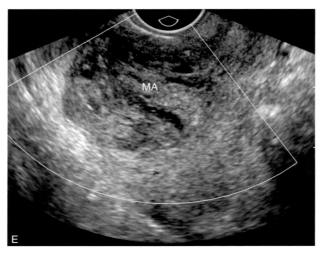

图 5-11-1 常规超声声像图

A. 前位子宫的矢状切面；B. 子宫横切面（经阴道）；C. 子宫前壁下段肌壁间突向浆膜下不均质回声团的纵切面最大切面；D. 该团块最大横切面；E. 团块的彩色多普勒血流情况。UT：子宫；MA：肿物。

ER 5-11-1 二维常规超声动态图（长轴）

ER 5-11-2 二维常规超声动态图（短轴）

第二次超声检查（入院当天）：

经阴道超声检查见图 5-11-2 及 ER 5-11-3。注入造影剂后 17s，子宫前壁下段肌壁间突向浆膜下不均质回声团边缘出现造影剂（图 5-11-2A 箭头所示）；注入造影剂后 20s，可见造影剂自团块边缘勾勒出整个团块形态，其内仅有少量造影剂进入（图 5-11-2B 箭头所示），造影剂分布不均匀，增强区域形态不规则且

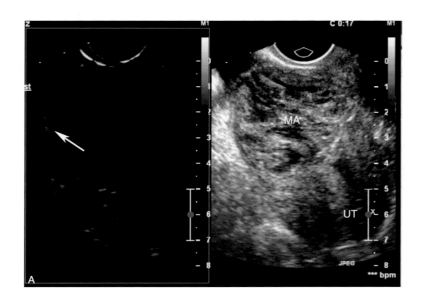

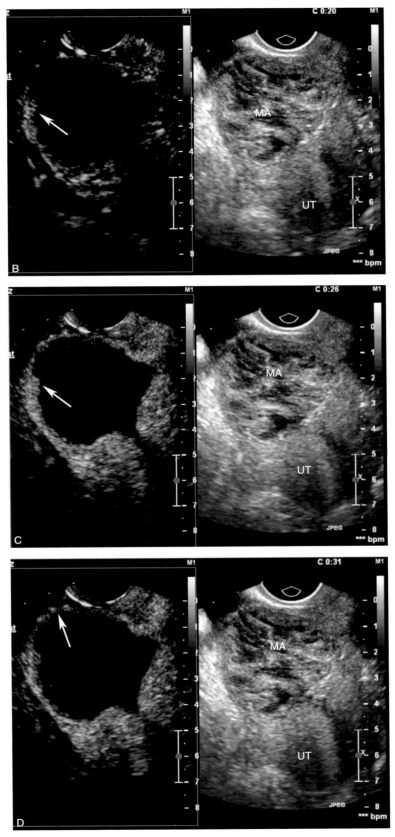

图 5-11-2 经静脉超声造影声像图

A. 注入造影剂后 17s；B. 注入造影剂后 20s；C. 注入造影剂后 26s；D. 注入造影剂后 31s。UT：子宫；MA：肿物。

ER 5-11-3
经静脉超声造
影动态图

位于团块边缘紧贴前肌壁;注入造影剂后 26s,团块周边造影剂强度达峰,其边缘有少许造影剂进入其内(图 5-11-2C 箭头所示),呈等增强(与子宫肌层比较),团块内大部分呈造影剂充盈缺损,该充盈缺损区域与宫腔相通;注入造影剂后 31s,造影模式下测量子宫前壁下段肌壁最薄处约 0.12cm(图 5-11-2D 箭头所示)。

经静脉超声造影提示:

子宫前壁下段稍强回声(切口妊娠团块型,少血供)。

【临床诊断或术后诊断】

术中所见:子宫前位,如孕 2 个月大小,饱满,子宫前壁下段膨大,可见 6cm 包块突向浆膜层。膀胱与子宫前壁下段致密粘连,膀胱上抬,下推膀胱,见膀胱顶部 0.5cm 破口。

术后诊断:子宫切口妊娠。

【经静脉超声造影图像解读】

此病例为较典型的陈旧性子宫切口妊娠(团块型),经静脉超声造影有如下特点:①由于团块为陈旧性妊娠组织,其内无血供或仅有少许稀疏血供,超声造影为无灌注或低灌注表现,本病例团块内造影分布为"慢进快出"稀疏低增强的低灌注表现;②团块通常与宫腔相通,超声造影表现为造影剂充盈缺损区自切口处延伸至子宫下段;③子宫肌层注入造影剂后呈等增强,而陈旧性子宫切口妊娠的团块呈造影剂充盈缺损,两者的对比较常规二维超声明显,故能够较清楚地显示出切口处肌壁厚度及连续性。

【疾病相关知识】

参看病例 5-8。

【特别提示】

团块型子宫切口妊娠应注意与如下疾病相鉴别:①团块型的宫颈妊娠。宫颈内口闭合,宫颈不同程度地膨大,子宫可见上小下大的"葫芦状",宫颈管内可见团块型的妊娠物,子宫峡部肌层连续。②团块型的子宫峡部妊娠。患者可以没有剖宫产史,孕囊着床于子宫峡部包括侧壁或后壁妊娠。孕囊向宫腔生长,峡部肌层连续。③难免流产。阴道出血伴腹痛,妊娠物可在宫腔内,也可见下移至宫颈管内,可与宫腔组织相连,妊娠物形态可有变形,周围血流信号不丰富。宫颈内口多开张,子宫峡部肌层连续,无膨大。④滋养细胞疾病。与混合回声的切口妊娠注意区别,宫腔内查见"蜂窝状"或"落雪状"的不均质回声,部分性葡萄胎可见孕囊;无峡部的扩张,前壁峡部肌层连续,血清 hCG 水平异常增高。

(王静欣)

病例 5-12　宫颈妊娠（典型）

【临床资料】

患者，29 岁，已婚。因"停经 42d，阴道流血"于我院就诊。

既往史：无特殊。

月经史：初潮 15 岁，6~7d/28~30d，经量正常，周期规律，无痛经史。末次月经：入院前 1 个月余。

生育史：G_0P_0。

查体：T 36.5℃，P 80 次 /min，R 21 次 /min，BP 135/82mmHg。内科查体无阳性发现。

专科查体：阴道大量鲜血；宫颈轻度糜烂；宫体前位，正常大小，活动，质中，无压痛。双附件：右附件扪及一个最大径约 2~3cm 的包块，无压痛；左附件未扪及异常。

【实验室及其他影像学检查】

血清 hCG（入院前 2d）：16 708.0mIU/ml。

血常规、肝肾功、凝血功能、宫颈脱落细胞、白带常规、胸部 X 线检查及心电图等均未有阳性发现。

【超声检查】

第一次超声检查（入院前 1d）：

经阴道超声检查见图 5-12-1。子宫前位，宫体大小为 4.1cm×4.5cm×4.6cm，内膜居中，厚 0.3cm（单层），宫内未见确切孕囊，肌壁回声均匀，未探及明显异常血流信号。宫颈前后径为 3.6cm，宫颈管内查见大小为 3.1cm×2.7cm×2.5cm 的不均质稍强回声团，内见 0.8cm×0.9cm 无回声暗区，稍强回声周边探及点线状血流信号，RI=0.47。宫颈内口关闭。双附件区未见确切占位。盆腔未见明显积液。超声检查结果：宫颈管内占位（建议行经静脉超声造影，宫颈妊娠待排除）。

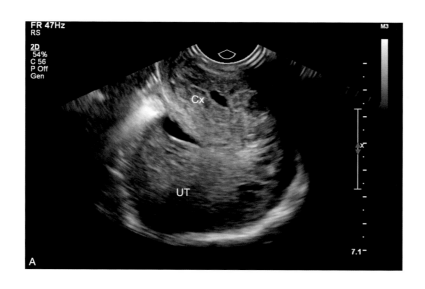

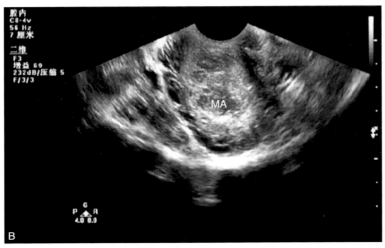

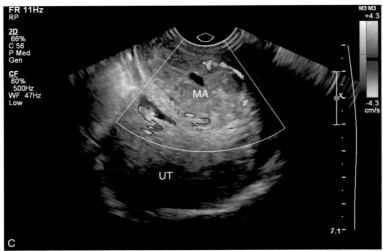

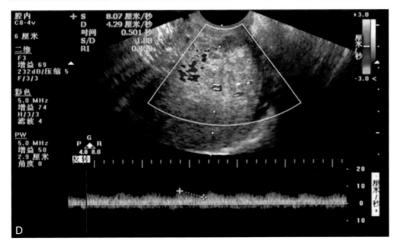

图 5-12-1　常规超声声像图

A. 前位子宫的矢状切面（经阴道）；B. 前位子宫的横切面（经阴道）；C. 宫颈稍强回声的彩色多普勒血流情况；D. 宫颈稍强回声的彩色多普勒频谱情况。UT：子宫；MA：肿物；Cx：宫颈；S：收缩期峰值血流速度；D：舒张期血流速度；S/D：收缩期和舒张期血流比值；RI：阻力指数。

第二次超声检查（入院前 1d）：

经静脉超声造影见图 5-12-2 及 ER 5-12-1。注入造影剂后 8s，造影剂自子宫宫颈中上段进入团块，先于宫颈壁的增强（图 5-12-2A 箭头所示），呈"快进"；注入造影剂后 12s，造影剂分布不均匀，在团块的周边位置呈环状增强（图 5-12-2B 箭头所示），团块内为无增强区；注入造影剂后 20s，宫颈处团块增强强度高于宫颈壁，呈高增强（图 5-12-2C 箭头所示），宫颈壁最薄处厚约 0.45cm；注入造影剂后 40s，团块处造影剂消退晚于宫颈肌壁（图 5-12-2D 箭头所示），呈"慢出"。

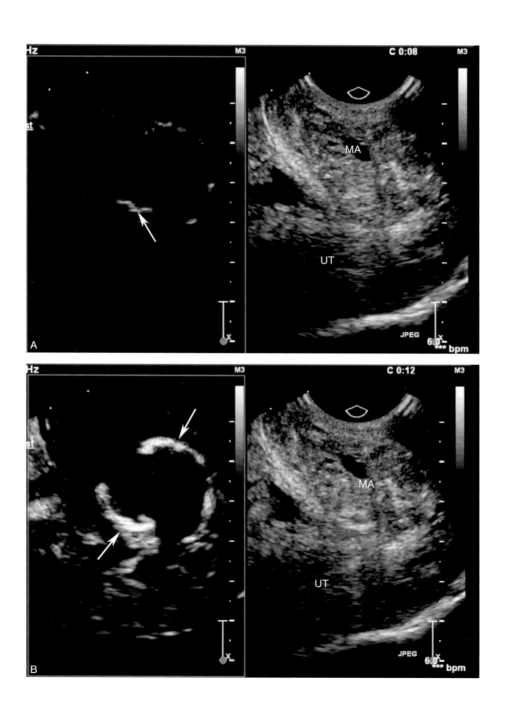

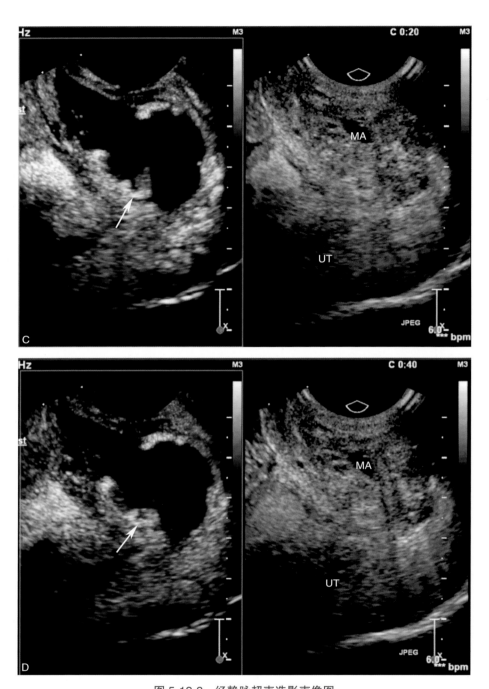

图 5-12-2 经静脉超声造影声像图

A. 注入造影剂后 8s；B. 注入造影剂后 12s；C. 注入造影剂后 20s；D. 注入
造影剂后 40s。UT：子宫；MA：肿物。

ER 5-12-1
经静脉超声造
影动态图

经静脉超声造影提示：

宫颈管内占位（多为宫颈妊娠）。

【临床诊断或术后诊断】

在超声监测下行清宫术，术中顺利。

术后诊断：宫颈妊娠。

【经静脉超声造影图像解读】

此病例为典型的宫颈妊娠，经静脉超声造影有如下特点：①造影剂自子宫颈进入团块，病灶造影剂先于宫颈壁增强，呈"快进"，与绒毛组织成分有关；②宫颈处团块增强程度高于宫颈壁，呈高增强，也与绒毛组织成分有关；③病灶的造影剂分布不均匀，在团块的周边位置呈环状增强，团块内为无增强区，此分布与孕囊绒毛分布有关；④团块处造影剂消退迟于宫颈肌壁，呈"慢出"。宫颈妊娠有较为典型的经静脉超声造影表现，即宫颈管内的环状高增强，此表现的形成与病理有关。

【疾病相关知识】

宫颈妊娠约占异位妊娠的 0.1%。各种导致内膜缺陷或干扰受精卵着床的因素都有可能导致宫颈妊娠的发生。如多次刮宫、引产、剖宫产、放置宫内节育器、辅助生殖技术、子宫发育不良、子宫畸形、子宫肌瘤等。由于宫颈管缺少蜕膜反应，受精卵着床后绒毛直接植入宫颈黏膜及肌层，易侵蚀肌壁间血管，造成出血。而宫颈自行收缩能力很差，出血后无法依靠收缩压闭血管止血，因而常造成大出血现象，严重者甚至需要切除子宫。

宫颈妊娠临床表现常为停经后阴道流血。超声是早期诊断宫颈妊娠有效的方法。宫颈妊娠的超声表现可分为胎囊型和非均质包块型，前者宫颈管可见孕囊回声，而后者宫颈管内可见不均质的杂乱包块回声。

【特别提示】

宫颈妊娠应注意与如下疾病相鉴别：子宫峡部妊娠、难免流产或不全流产、滋养细胞肿瘤、宫颈恶性肿瘤。鉴别要点：宫颈妊娠局限于宫颈，宫颈增大，宫颈内口关闭；而子宫峡部妊娠者子宫峡部增大，外形呈梭状，其包块突向膀胱或浆膜，宫颈内口多开放，彩色多普勒血流可见团块与子宫峡部肌壁间探及较丰富环状或半环状血流信号。难免流产或不全流产时，宫颈管内的团块可与宫腔相延续，团块周边及其内常无血流信号。宫颈妊娠时容易深入宫颈肌层可使局部回声不均匀，而呈蜂窝状，彩色多普勒显示丰富血流信号，应结合血清 hCG 水平与滋养细胞肿瘤进行鉴别。宫颈恶性肿瘤多表现为宫颈实性弱回声团块，浸润肌壁，边界不清，形态不规则，彩色多普勒血流多呈低阻频谱。运用经静脉超声造影有利于宫颈妊娠的诊断和鉴别诊断。

（宋清芸）

病例 5-13　宫颈妊娠（不典型）

【临床资料】

患者，42 岁，已婚。因"停经 9^{+3} 周"就诊于我院。

既往史：无特殊。

月经史：初潮 13 岁，5~6d/28d，经量正常，周期规律，无痛经史。末次月经：入院前 9 周余。

生育史：$G_3P_1^{+1}$。

查体：T 36.7℃，P 82 次 /min，R 20 次 /min，BP 130/75mmHg。内科查体无阳性发现。

专科查体：阴道分泌物多，白色稀糊样，无异味。宫颈管内无出血。宫体：前位，如约孕 2 月大小，质软，表面光滑，无压痛。左附件未扪及异常。右附件未扪及异常。

【实验室及其他影像学检查】

血清 hCG（入院前 1d）：110 163.9mIU/ml。血常规、肝肾功、血脂、凝血功能、肿瘤标志物、宫颈脱落细胞、白带常规、胸部 X 线检查及心电图等均未有阳性发现。

【超声检查】

第一次超声检查（入院前 1d）：

经腹部及经阴道超声检查见图 5-13-1 及 ER 5-13-1。子宫前位，宫体前后径为 6.7cm，宫腔中段至宫颈管内查见大小为 7.4cm×2.1cm×3.2cm 的孕囊，囊内胎芽 2.7cm，可见胎心搏动，孕囊旁查见大小为 3.6cm×2.3cm×2.1cm 的液性暗区；子宫前壁下段、宫颈前、后壁均可见似胎盘样回声附着，厚约 1.5cm，部分区域胎盘后间隙可见稍丰富血窦，胎盘下缘距宫颈外口约 1.0cm，该处胎盘后间隙探及稍丰富血流信号；宫颈部分肌壁菲薄，最薄位于左前壁，小部分区域仅见细线样回声，该处浆膜层回声尚连续。双附件区未见确切占位。超声检查结果：宫腔中段至宫颈管内孕囊。

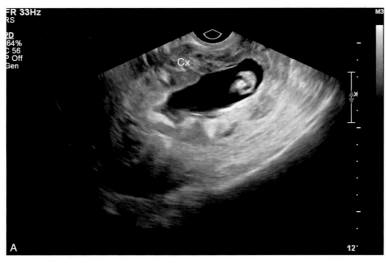

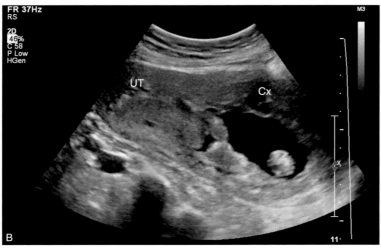

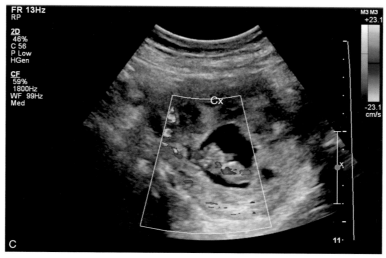

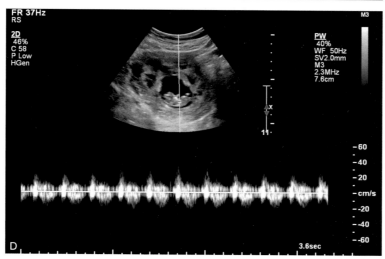

图 5-13-1　常规超声声像图

A. 前位子宫的矢状切面（经腹部）；B. 前位子宫的矢状切面（经阴道）；
C. 孕囊的彩色多普勒血流成像；D. 宫颈管内查见孕囊及胎芽回声，可见胎
心搏动。UT：子宫；Cx：宫颈。

ER 5-13-1
二维常规超声
动态图

第二次超声检查（入院当天）：

经静脉超声造影见图 5-13-2 及 ER 5-13-2。注入造影剂后 15s，造影剂自子宫颈中上段进入团块
（图 5-13-2A 箭头所示），早于子宫肌层出现增强；注入造影剂后 31s，病灶处造影剂分布不均匀，分布呈环状
（图 5-13-2B 箭头所示），为高增强；注入造影剂后 178s，病灶处造影剂消退晚于子宫肌层消退（图 5-13-2C
箭头所示），宫颈壁最薄处厚约 0.27cm。

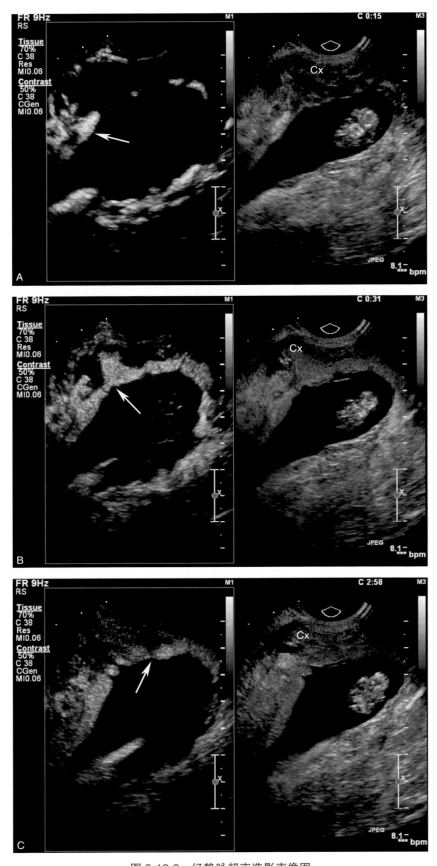

图 5-13-2　经静脉超声造影声像图
A. 注入造影剂后 15s；B. 注入造影剂后 31s；C. 注入造影剂后 178s。Cx：宫颈。

ER 5-13-2
经静脉超声造影动态图

经静脉超声造影提示：

宫颈管及宫腔下段不均质稍强回声（宫颈妊娠，孕囊周边血供丰富）；宫内膜回声不均匀。

【临床诊断或术后诊断】

术中见：子宫前位，如孕 3 月大小；在超声引导下于宫颈管内吸出胎盘样组织 80g，清宫后子宫下段收缩欠佳，予以缩宫素 20U 静脉滴注及卡前列素氨丁三醇 250μg 宫壁注射，子宫收缩仍欠佳，予以 Foley 球囊压迫宫腔后无明显活动性出血。术毕扪及子宫，如孕 2 月大小。

清除组织送病理检查。

术中冰冻切片分析：查见胎盘及绒毛组织。

术后诊断：宫颈妊娠。

【经静脉超声造影图像解读】

此病例为不典型的宫颈妊娠病例，病灶位于宫颈管及宫腔下段，常规超声无法确定妊娠着床部位而无法准确进行疾病的诊断。其经静脉超声造影有如下特点：①在增强早期，造影剂自宫颈中上段进入团块，早于宫颈肌壁出现增强，提示血供来源于宫颈（即绒毛着床于此处），且呈"快进"；②稍强回声周边出现增强，高于肌壁，为高增强，提示绒毛的高灌注状态；③病灶造影增强呈半环状高增强，增强的形态与孕囊周边绒毛呈环状有关；④病灶消退晚于宫颈肌壁，呈"慢出"，提示绒毛的高灌注状态；⑤病灶增强特点符合绒毛组织增强"快进慢出"的特点；⑥宫颈肌壁最薄处厚约 0.27cm，造影增强时，宫颈肌壁与病灶的造影剂增强不一致，可较好比衬宫颈宫壁的轮廓和边界，利于准确测量宫颈壁的厚度。综上，经静脉超声造影可以判断孕囊着床于宫颈；同时，造影增强可较好显示宫颈宫壁的轮廓和边界，有利于准确测量剩余宫颈壁的厚度。

【疾病相关知识】

参看病例 5-12。

【特别提示】

病灶位于宫颈管及宫腔下段的不典型宫颈妊娠病例，易与切口妊娠、子宫峡部妊娠、难免流产等混淆。常规超声对这几种疾病的鉴别存在一定困难，运用经静脉超声造影有利于这几种疾病的鉴别。鉴别的要点是在造影情况下观察孕囊着床位置。

（宋清芸）

病例 5-14 宫角妊娠（包块型）

【临床资料】

患者,25 岁,已婚。因"停经 43d,超声发现左宫角占位 6d"入院。

既往史:无特殊。

月经史:初潮 13 岁,7d/21d,经量正常,周期规律,无痛经史。末次月经:入院前 1 个月余。

生育史:$G_2P_0^{+1}$,宫外孕 1 次。

查体:T 36.4℃,P 80 次 /min,R 22 次 /min,BP 107/72mmHg。内科查体无阳性发现。

专科查体:宫体前位,符合孕周大小,质软,表面光滑,无压痛。双附件未扪及异常。

【实验室及其他影像学检查】

血清 hCG（入院前 6d）:2 203.6mIU/ml。

余输血全套检查、血常规、肝肾功、血脂、凝血功能、肿瘤标志物、宫颈脱落细胞、白带常规、胸部 X 线检查及心电图等均未有阳性发现。

【超声检查】

第一次超声检查（入院前 6d）:

子宫前位,宫体大小为 3.8cm×4.6cm×3.9cm,内膜居中,厚 0.4cm（单层）,宫内未见确切孕囊,子宫左侧肌壁间突向浆膜下查见大小为 2.5cm×2.5cm×2.2cm 的不均质稍强回声,内探及血流信号。双附件区查见双卵巢。双附件区未见确切占位。超声检查结果:子宫左宫角处占位（请结合血清 hCG 水平及临床）。

第二次超声检查（入院前 3d）:

经阴道超声检查见图 5-14-1 及 ER 5-14-1。子宫前位,宫体大小为 4.0cm×4.6cm×4.5cm,内膜居中,厚 0.1cm（单层）,左宫角处查见 3.0cm×1.9cm×1.8cm 的稍强回声,团块似与宫腔相通,子宫左宫角向外突向浆膜下,左宫角局部肌壁最薄处仅见浆膜层,浆膜层未见明显中断,团块周边可探及较丰富的点线状血流信号。双附件区未见确切占位。超声检查结果:子宫左宫角处占位（请结合血清 hCG 水平及临床）。

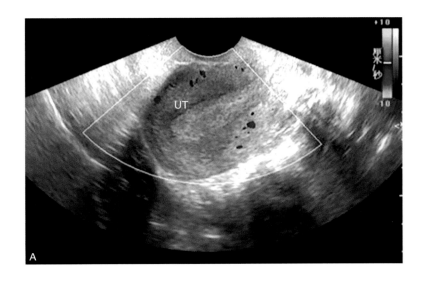

A

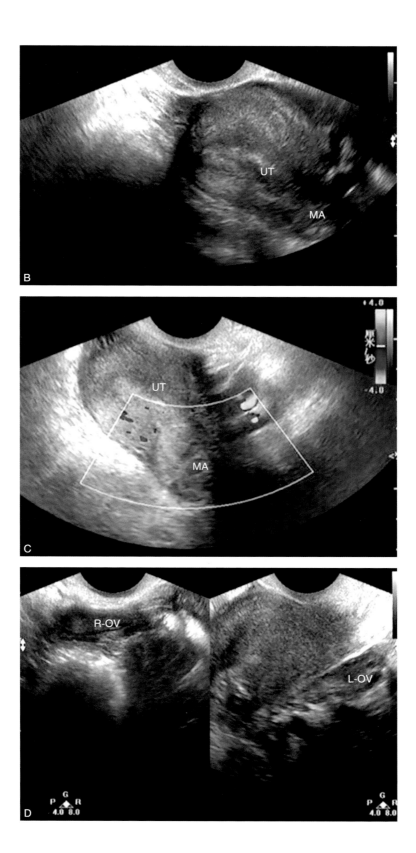

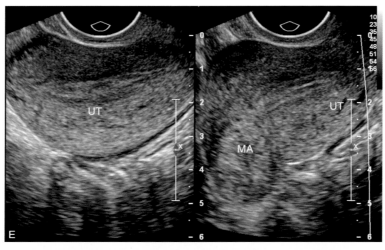

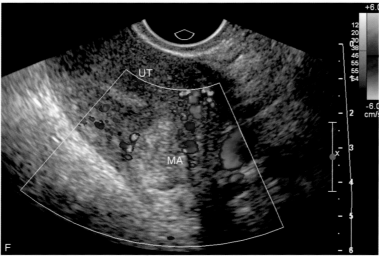

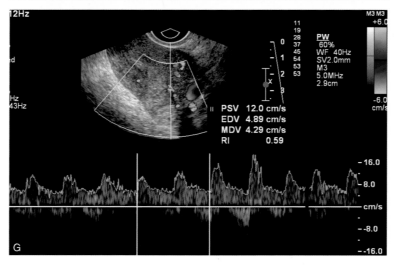

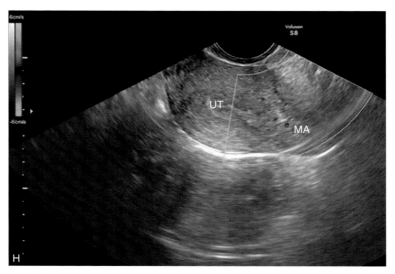

图 5-14-1　常规超声声像图

A. 前位子宫的矢状切面；B. 子宫横切面，病灶位于左宫角突向浆膜下；C. 子宫横切面，病灶彩色多普勒血流情况；D. 双卵巢；E. 病灶位于左宫角突向浆膜下；F. 病灶彩色多普勒血流情况；G. 病灶的血流频谱，RI=0.59；H. 子宫横切面病灶的彩色多普勒血流情况。UT：子宫；MA：肿物；R-OV：右卵巢；L-OV：左卵巢；PSV：峰值血流速度；EDV：舒张末期血流速度；MDV：最小舒张期血流速度；RI：阻力指数。

ER 5-14-1
二维常规超声
动态图

第三次超声检查（入院前 3d）：

经静脉超声造影见图 5-14-2 及 ER 5-14-2。注入造影剂后 10s，可见子宫肌层出现增强（图 5-14-2A 箭头所示）；注入造影剂后 19s，可见稍强回声病灶内出现增强（图 5-14-2B 箭头所示），晚于肌壁增强，病灶与宫腔相通；注入造影剂后 28s，可见病灶位于左宫角突向浆膜下，左宫角局部宫壁最薄处仅见浆膜层，浆膜层形态不规则，但浆膜层未见明显中断，病灶与宫腔相通，呈等增强，且病灶内见造影剂分布不均匀，可见充盈缺损（图 5-14-2C 箭头所示）；注入造影剂后 102s，另一切面见造影剂消退中，病灶造影剂与肌壁同步消退（图 5-14-2D 箭头所示）。

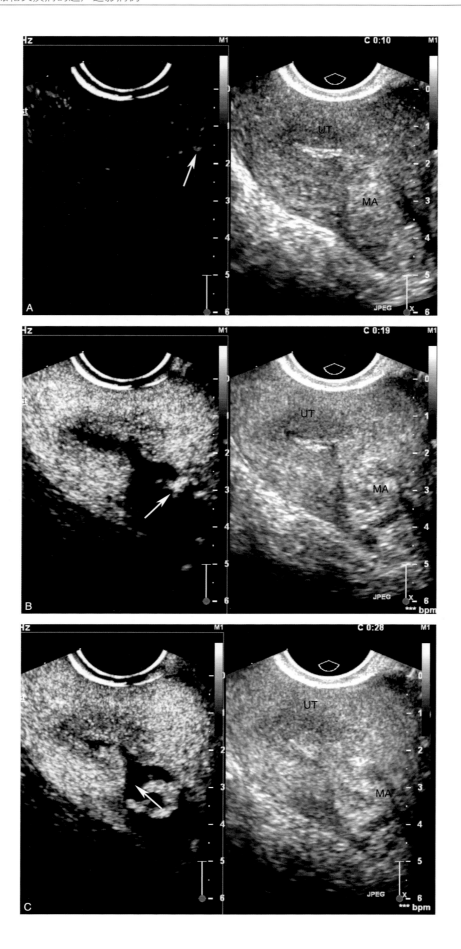

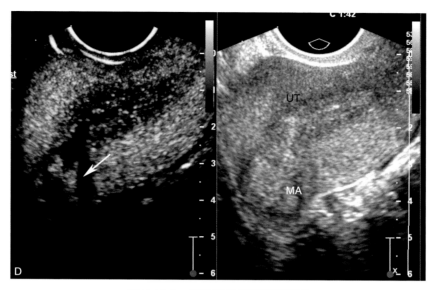

图 5-14-2　经静脉超声造影声像图

A. 注入造影剂后 10s；B. 注入造影剂后 19s；C. 注入造影剂后 28s；D. 注入造影剂后 102s。UT：子宫；MA：肿物。

ER 5-14-2
经静脉超声造影动态图

经静脉超声造影提示：

子宫左宫角处占位（疑宫角妊娠，请结合血清 hCG 水平及临床）。

【临床诊断或术后诊断】

术中见：子宫前位，增大，左侧宫角处有一高度大于 3cm 的突起，紫蓝色膨大，切开浆膜层，其内见陈旧性血凝块及妊娠组织。双卵巢：大小正常，外观未见异常。双输卵管：外观未见异常。盆底情况：乙状结肠与左侧盆壁膜状粘连。病检提示：左宫角妊娠组织查见胎盘绒毛组织。

术后诊断：子宫宫角妊娠。

【经静脉超声造影图像解读】

此病例为宫角妊娠，经静脉超声造影有如下特点：①稍强回声病灶内出现增强晚于肌壁增强，呈"慢进"；②病灶与宫腔相通；③病灶突向浆膜下，左宫角局部宫壁最薄处仅见浆膜层，浆膜层形态不规则，但浆膜层未见明显中断；④病灶呈等增强；⑤病灶内造影剂分布不均匀，内有无血供组织；⑥病灶造影剂与肌壁同步消退，呈"同出"。综上，病灶表现为"慢进同出"的分布不均匀等增强，提示病灶血流灌注欠丰富；病灶与宫腔相通且突向浆膜下，明确病灶位置；故为较典型的宫角妊娠造影表现。

【疾病相关知识】

宫角妊娠发生率占所有异位妊娠的 2%~4%,可分为妊娠囊型和包块型,后者多由妊娠囊型经人工流产手术或胚胎停育后转变而来。

包块型宫角妊娠的超声图像表现:①子宫角增大膨隆并向外突出的混合回声包块;②内部可见裂隙状、小片状不规则无回声区,甚至呈蜂窝状;③病灶与宫腔相通;④边界较清晰;血流分布以周边环绕为主。

【特别提示】

包块型宫角妊娠的超声图像表现为病灶内呈蜂窝状混合回声,可见较大血池,包块周边及内部见丰富血流信号,频谱为低阻改变,甚至伴动静脉瘘血流频谱时,应注意与滋养细胞肿瘤鉴别(滋养细胞肿瘤肌壁病灶造影表现参看病例 5-18)。因此超声诊断包块型宫角妊娠时,需结合临床表现及血清 hCG 水平综合考虑。

(罗 红　杨 帆　严霞瑜)

病例 5-15　输卵管妊娠

【临床资料】

患者,42 岁,已婚。因"停经 8^{+4} 周,阴道不规则流血 11d"入院。

既往史:无特殊。

月经史:初潮 13 岁,6d/24~28d,经量正常,周期规律,无痛经史。末次月经:入院前 2 个月余。

生育史:$G_5P_1^{+3}$,人工流产 1 次,自然流产 1 次,药物流产 1 次,顺产 1 次。

查体:T 36.3℃,P 100 次 /min,R 20 次 /min,BP 120/90mmHg。内科查体无阳性表现。

专科查体:阴道少量血性分泌物,无异味。宫体:前位,偏大,质中,表面光滑,无压痛及举摆痛。左附件增厚,未扪及明显压痛及反跳痛。右附件未扪及异常。

【实验室及其他影像学检查】

血清 hCG(入院前 28d):250.6mIU/ml;血清 hCG(入院前 23d):1 021.0mIU/ml;血清 hCG(入院前 18d):2 072mIU/ml;血清 hCG(入院前 16d):3 486.0mIU/ml。

胸部 CT 提示:右肺上叶前段结节影,考虑炎性结节可能;双肺慢性炎症,双肺尖胸膜增厚。血常规、肝肾功、血脂、凝血功能等均未有阳性发现。

【超声检查】

第一次超声检查(入院前 16d):

子宫前位,宫体前后径为 3.6cm,内膜居中,厚 0.35cm(单层),宫内未见确切孕囊,宫内膜回声欠均匀,肌壁回声欠均匀。双附件区未见确切占位。超声检查结果:请结合临床和血清 hCG 水平,建议复查。

第二次超声检查(入院当天):

超声检查见图 5-15-1 及 ER 5-15-1。子宫前位,宫体大小为 3.8cm×5.0cm×5.0cm,内膜居中,厚 0.3cm(单层),宫内未见确切孕囊,肌壁回声欠均匀。左附件区查见大小为 6.5cm×2.6cm×2.6cm 的弱回声团,外形不规则,边界不清,周边探及少许血流信号。右附件区未见确切占位。盆腔内查见游离液性暗区,深约 3.0cm。超声检查结果:左附件区弱回声(疑宫外孕,请结合临床和血清 hCG 水平),盆腔积液。

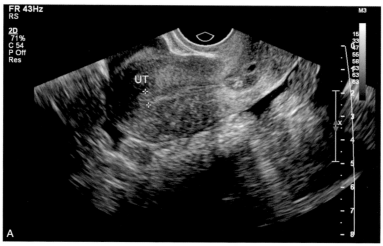

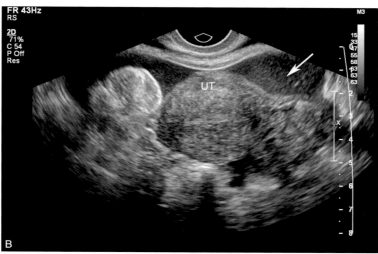

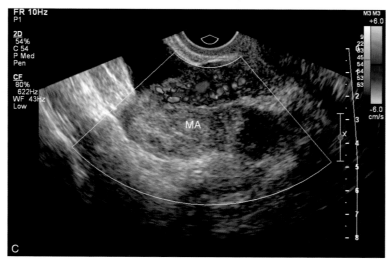

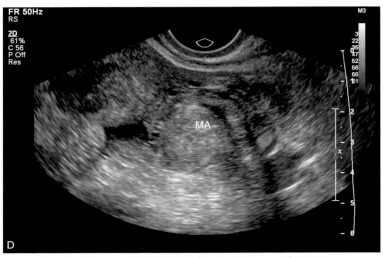

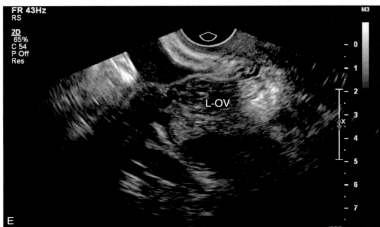

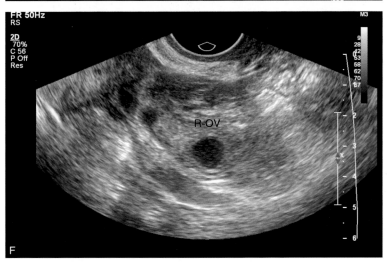

图 5-15-1　常规超声声像图

A. 前位子宫的矢状切面（经阴道），宫腔内未见孕囊回声（++ 所示为内膜回声）；B. 子宫横切面（经阴道），子宫周围可见游离液性暗区（箭头所示），宫腔内未见孕囊回声；C. 左附件区团块的最大长轴切面（经阴道），彩色多普勒超声显示团块内未见明显血流信号，周边可见少许血流信号；D. 左附件区团块短轴切面（经阴道）；E. 左卵巢可清晰显示；F. 右卵巢可清晰显示。UT：子宫；MA：肿物；R-OV：右卵巢；L-OV：左卵巢。

第三次超声检查（入院当天）：

经静脉超声造影见图 5-15-2 及 ER 5-15-2。注入造影剂后 13s，子宫肌层先于肿块开始增强（图 5-15-2A 箭头所示）；注入造影剂后 15s，见左附件区团块周边出现增强（图 5-15-2B 箭头所示），晚于子宫肌层；注入造影剂后 37s，造影剂分布呈"腊肠形"，团块周边呈等增强（图 5-15-2C 箭头所示），团块内部无增强；注入造影剂后 102s，团块周边仍可见环状增强（图 5-15-2D 箭头所示），团块内部无增强。

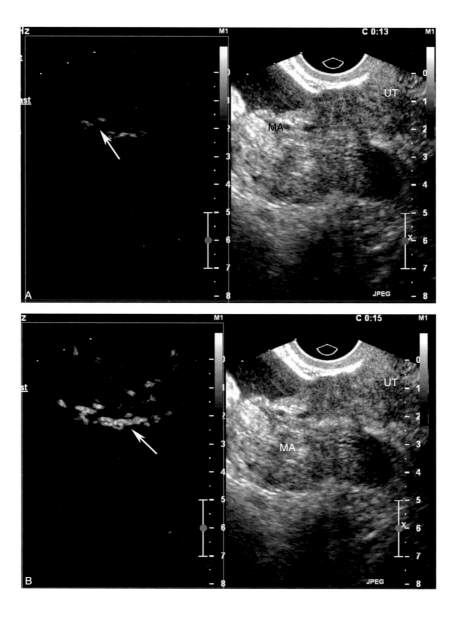

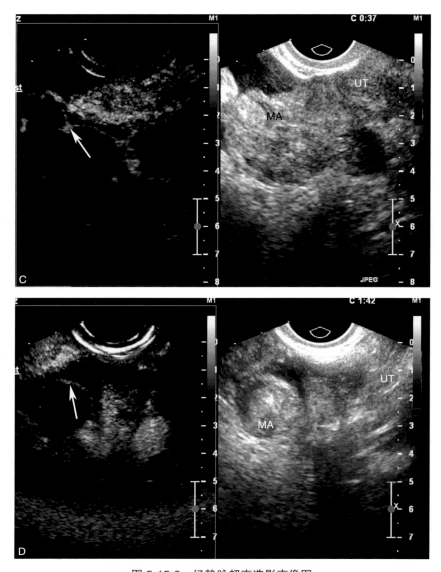

图 5-15-2   经静脉超声造影声像图

A. 注入造影剂后 13s；B. 注入造影剂后 15s；C. 注入造影剂后 37s；D. 注入造影剂后 102s。UT：子宫；MA：肿物。

ER 5-15-2
经静脉超声造
影动态图

经静脉超声造影提示：

左附件区占位（多为宫外孕，请结合血清 hCG 水平及临床）。

【临床诊断或术后诊断】

术中所见：子宫前位，外观未见异常。左侧输卵管扭曲，壶腹部膨大增粗，表面呈蓝紫色，大小约为 5cm×3cm×3cm；血凝块及机化妊娠组织包裹左侧卵巢及输卵管伞端至壶腹部，并将其粘连贴附于左侧盆底。病理结果：左侧输卵管查见胎盘绒毛组织，余输卵管慢性炎症。

术后诊断：左侧输卵管壶腹部妊娠（流产型）。

【经静脉超声造影图像解读】

此病例为输卵管妊娠，经静脉超声造影有如下特点：①左附件肿物晚于子宫肌层出现增强，呈"慢进"；②造影剂分布于肿物的周边，造影剂分布不均匀，呈"腊肠形"，团块内部无增强，此表现为输卵管妊娠的特征性造影表现，其表现与输卵管妊娠的病理（输卵管妊娠发生流产或破裂后血凝块填充和包裹输卵管）直接有关；③增强程度呈等增强；④肿物早于子宫肌层出现消退，呈"快退"。综上，造影表现为"慢进快退"的呈"腊肠形"分布的等增强，符合输卵管妊娠的造影表现。

【疾病相关知识】

卵子在输卵管壶腹部受精形成受精卵，受精卵因某些原因在输卵管被阻，而在输卵管的某一部分着床、发育，发生输卵管妊娠。输卵管妊娠以壶腹部妊娠为最多，占50%~70%；其次为峡部，占30%~40%；伞部、间质部最少见，占1%~2%。在输卵管妊娠未破裂前，一般没有明显的症状。在输卵管妊娠流产或破裂后，则可出现临床症状，常表现为：停经、阴道流血及腹痛。疼痛的程度与性质和内出血的量及速度有关。如为破裂，内出血量多且迅速，刺激腹膜而产生剧烈疼痛，且可波及全腹；如为输卵管流产，则出血较少，较缓慢，腹痛往往限于下腹或一侧，疼痛程度亦较轻。

输卵管妊娠的超声特点：子宫增大，或者稍显饱满；子宫腔内无妊娠囊与胎芽；附件区超声表现多样。根据附件区超声表现不同，将输卵管妊娠的超声图像分为胎囊型、包块型、陈旧型。胎囊型：多在停经早期发现，可见子宫外有一个完整的妊娠囊，有时囊内可见胎芽及胎心搏动。包块型：输卵管妊娠发生流产或破裂后，胎囊与血液积聚包裹输卵管及其周围形成血肿；包块回声呈衰减、增强或混合性；有的包块内可查见似孕囊样回声，囊的周边可有滋养血流显示。陈旧型：包块多为实性，临床上易误诊为卵巢实性肿块。

【特别提示】

输卵管妊娠应与黄体或卵泡破裂、阑尾炎、卵巢肿块等进行鉴别诊断。当黄体或卵泡破裂且出血量较多时，血凝块可包裹卵巢形成包块，血清hCG阴性。阑尾炎时，超声表现为回盲部盲管状肠管样回声，子宫及双附件未见确切占位。卵巢肿块时，多表现为卵巢的囊性、囊实性或者实性占位；而输卵管妊娠的病灶一般位于输卵管走行处，而卵巢常清晰显示。

（罗红　杨帆　金亚）

病例5-16　宫内残留物伴子宫获得性动静脉瘘形成

【临床资料】

患者，35岁，已婚。因"引产术后2个月，发现宫腔占位20d"入院。

既往史：无特殊。

月经史：初潮14岁，5~6d/30d，经量正常，周期规律，无痛经史。末次月经：入院前1个月。

生育史：$G_2P_1^{+1}$。

查体：T 36.6℃，P 80次/min，R 20次/min，BP 120/70mmHg。内科查体无阳性发现。

专科查体:宫体前位,形态大小正常,质中,表面光滑,无压痛。双附件未扪及异常。

【实验室及其他影像学检查】

血清 hCG(入院前 18d):4.7mIU/ml。

余输血全套检查、血常规、肝肾功、血脂、凝血功能、肿瘤标志物、宫颈脱落细胞、白带常规、胸部 X 线检查及心电图等均未有阳性发现。

【超声检查】

第一次超声检查(入院前 2 个月):

经腹部超声检查见图 5-16-1A、B。子宫前位,前后径 3.5cm,内膜居中,厚 0.1cm(单层),宫腔内见少许点状稍强回声,融合成片状,范围约 0.6cm×1.0cm×1.2cm,未探及明显血流信号,肌壁回声均匀,未探及明显异常血流信号。双附件区未见确切占位。超声检查结果:宫腔内稍强回声。

第二次超声检查(入院前 18d):

经阴道超声检查见图 5-16-1C、D、E、F。子宫前位,宫体大小为 4.0cm×4.6cm×4.5cm,内膜居中,厚 0.1cm(单层),宫腔偏左近左宫角处查见大小为 1.8cm×1.2cm×1.7cm 的不均质稍强回声,内见不规则液性暗区,充满血流信号,团块与后肌壁紧贴,分界不清,该处探及动静脉血流频谱。双附件区未见确切占位。超声检查结果:宫腔内稍强回声。

第三次超声检查(入院前 17d):

经阴道超声检查见图 5-16-1G、H 及 ER 5-16-1、ER 5-16-2。子宫前位,宫体大小为 4.2cm×5.6cm×6.3cm,内膜居中,厚 0.2cm(单层),宫腔偏左查见不均质稍强回声,大小为 2.4cm×1.4cm×1.3cm,内见 2~3 个无回声区,最大无回声区的最大径 0.7cm,内可见红细胞自显影,团块与后肌壁分界不清,无回声内充满血流信号,探及动静脉瘘血流频谱,团块周边及其内探及丰富血流信号。右附件区查见最大径 2.3cm 的囊性占位,壁薄液清,周边探及血流信号。左附件区未见确切占位。超声检查结果:宫腔内稍强回声(疑病灶获得性动静脉瘘形成,请结合血清 hCG 水平及临床),右附件区囊性占位(可疑生理性)。

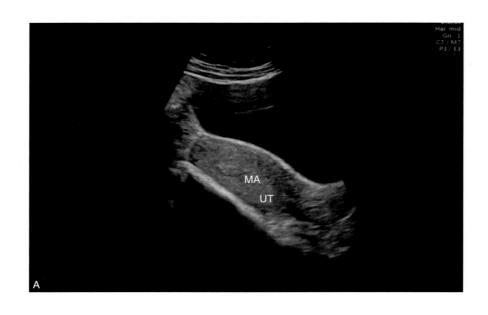

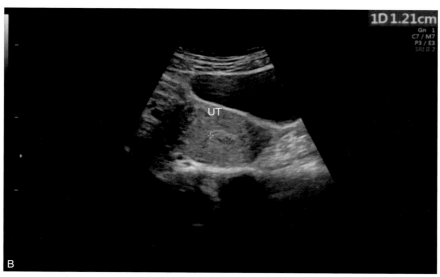

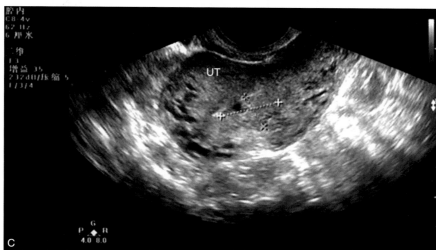

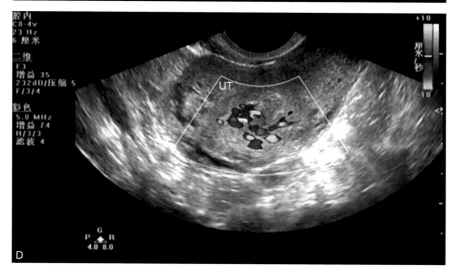

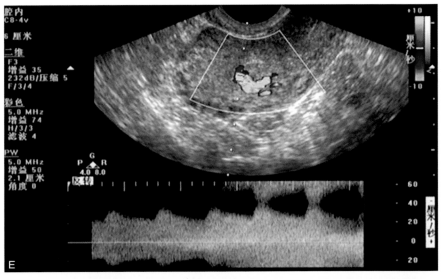

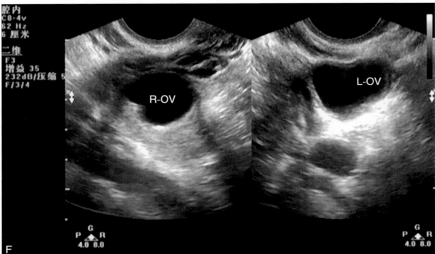

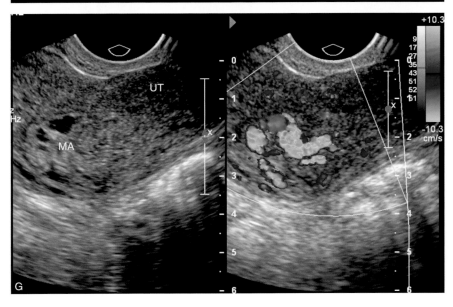

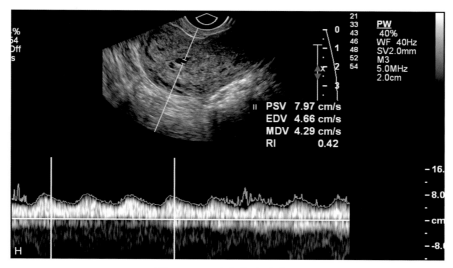

图 5-16-1　常规超声声像图

A. 前位子宫的矢状切面（经腹部），病灶位于宫腔内；B. 子宫横切面（经腹部），病灶位于宫腔内；C. 前位子宫的矢状切面（经阴道），病灶位于宫腔内；D. 经阴道宫腔内病灶彩色多普勒血流情况；E. 宫腔内病灶的血流频谱；F. 双卵巢；G. 宫腔内病灶的二维超声及彩色多普勒血流情况对比；H. 宫腔内病灶的血流频谱，RI=0.42。UT：子宫；MA：肿物；R-OV：右卵巢；L-OV：左卵巢；PSV：峰值血流速度；EDV：舒张末期血流速度；MDV：最小舒张期血流速度；RI：阻力指数。

ER 5-16-1
二维常规超声
动态图

ER 5-16-2
彩色多普勒血
流动态图

第四次超声检查（入院前 17d）：

经静脉超声造影见图 5-16-2 及 ER 5-16-3。注入造影剂后 8s，可见宫腔内病灶出现造影剂（图 5-16-2A 箭头所示），先于子宫肌层，呈"快进"；注入造影剂后 16s，病灶呈高增强（图 5-16-2B 箭头所示），增强范围约 2.7cm×1.7cm×1.7cm，该造影区域大部分位于后肌壁间仅少部分突入宫腔，病灶内造影剂分布不均匀，见造影剂充盈缺损；注入造影剂后 59s，病灶内见造影剂充盈缺损（图 5-16-2C 箭头所示），病灶与宫腔后壁分界不清；注入造影剂后 67s，造影剂消退中，造影剂消退晚于子宫肌层（图 5-16-5-16-2D 箭头所示），呈"慢出"；注入造影剂后 98s，造影剂消退中，另一个切面观察该造影区域大部分位于后肌壁间仅少部分突入宫腔（图 5-16-2E 箭头所示）；注入造影剂后 124s，另一个切面观察造影剂消退中（图 5-16-2F 箭头所示），造影剂消退晚于子宫肌层。

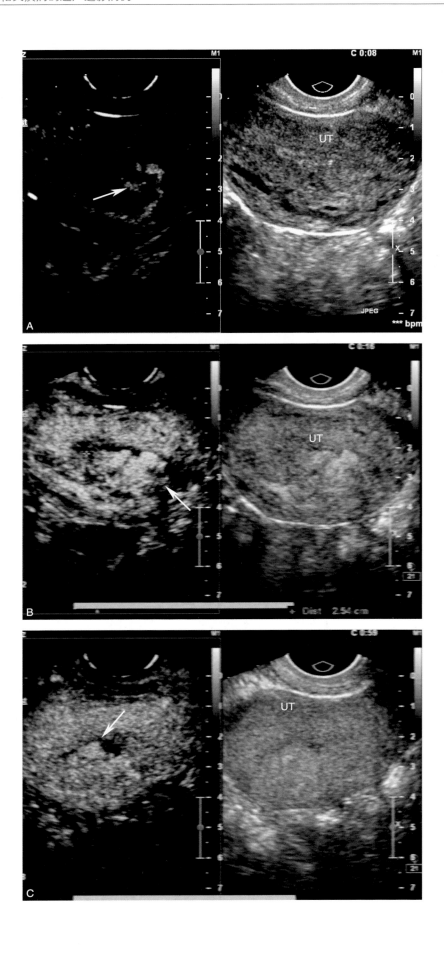

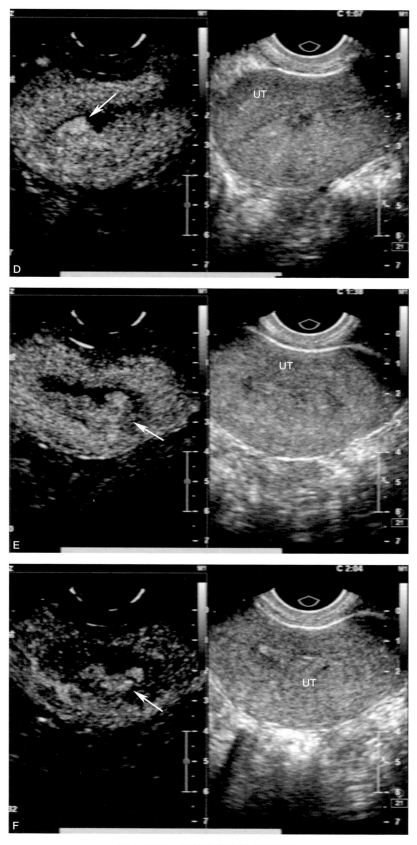

图 5-16-2　经静脉超声造影声像图

A. 注入造影剂后 8s；B. 注入造影剂后 16s；C. 注入造影剂后 59s；D. 注入造影剂后 67s；E. 注入造影剂后 98s；F. 注入造影剂后 124s。UT：子宫。

经静脉超声造影提示：

子宫异常回声（疑引产后子宫后肌壁病灶伴获得性动静脉瘘形成,请结合血清 hCG 水平及临床）。

右附件区囊性占位（可疑生理性）。

【临床诊断或术后诊断】

宫腔镜术中所见：子宫左后壁见一基底宽约 3cm,厚约 1cm 的机化组织,色白质较硬,与肌壁关系密切,部分机化组织位于肌壁间。术中冰冻切片分析：查见少量胎盘着床部位残留组织伴变性机化,其间可见少量中间滋养叶细胞,未见绒毛;余可见少量宫内膜呈增生期组织像。

术后诊断：宫内妊娠物残留（部分位于肌壁间）。

【经静脉超声造影图像解读】

此病例为宫内残留物伴子宫获得性动静脉瘘,妊娠残留物侵及肌壁,经静脉超声造影有如下特点：①注入造影剂后宫腔内病灶出现造影剂,先于子宫肌层,呈"快进";②病灶呈高增强,与残留物的富血管组织有关;③该造影区域病灶与宫腔后壁分界不清,部分位于后肌壁间与术中所见一致;④病灶内造影剂分布不均匀,内见造影剂充盈缺损,与残留物成分有关;⑤造影剂消退中,造影剂消退晚于子宫肌层,呈"慢出"。综上,妊娠残留物伴动静脉瘘的病灶表现为"快进慢出"的不均匀高增强,且部分残留物位于肌壁间;超声造影提供了更准确的残留物大小、部位和供血丰富程度等信息。

【疾病相关知识】

参看病例 5-3。

【特别提示】

本病例需与如下疾病相鉴别：绒毛膜癌、侵蚀性葡萄胎和胎盘部位滋养细胞肿瘤。绒毛膜癌、侵蚀性葡萄胎可继发于各种形式妊娠,血清 hCG 水平异常增高,易与之鉴别。胎盘部位滋养细胞肿瘤与妊娠物残留超声造影图像难以鉴别,且两者血清 hCG 水平均可轻度升高,需病理确诊。

（罗 红　杨 帆　严霞瑜）

病例 5-17　剖宫产后子宫切口瘢痕妊娠后子宫动静脉瘘形成

【临床资料】

患者,27 岁,已婚。因"切口妊娠清宫术后,发现子宫肌层占位 3 个月余"入院。因切口妊娠行 2 次清宫术及 1 次双侧子宫动脉栓塞术。

既往史：4 年前剖宫产 1 次。6 年前及 2 年前分别行人工流产 1 次。

月经史：初潮 13 岁,5~7d/25d,经量正常,周期规律,无痛经史。末次月经：入院前 19d。

生育史：$G_4P_1^{+3}$,剖宫产 1 次。

查体：T 36.7℃，P 88 次 /min，R 36 次 /min，BP 104/62mmHg。内科查体无阳性发现。

专科查体：阴道见少许血性分泌物，通畅，无畸形，黏膜色泽正常。宫颈不肥大，光滑，无触血，宫颈口见少量鲜血流出。宫体前位，如孕 30 余天大小，质软，表面光滑，无压痛。双附件未扪及异常。

【实验室及其他影像学检查】

血清 hCG（入院前 2d）阴性。

胸部 CT 提示肺部炎症，血常规、肝肾功、血脂、凝血功能、肿瘤标志物、宫颈脱落细胞、白带常规及心电图等均未有阳性发现。

【超声检查】

第一次超声检查（入院前 2d）：

经阴道超声检查见图 5-17-1 及 ER 5-17-1。子宫前位，宫体大小为 4.4cm×5.4cm×4.9cm，内膜居中，厚 0.4cm（单层），前壁下段偏左近切口处肌壁间查见稍强回声团，大小为 4.0cm×2.7cm×3.4cm，内可见大小为 3.2cm×1.3cm×1.3cm 的不规则无回声，内充满血流信号，探及动静脉瘘频谱，团块周边及其内探及丰富血流信号，前壁下段偏左肌壁最薄约 0.09cm。左附件区查见大小为 3.7cm×2.5cm×3.0cm 的分隔状囊性占位，壁薄液清，囊壁探及血流信号。右附件区未见确切占位。盆腔未见明显积液。超声检查结果：子宫肌层稍强回声，左附件区囊性占位。

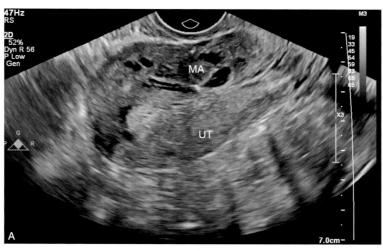

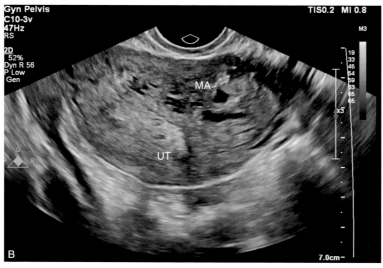

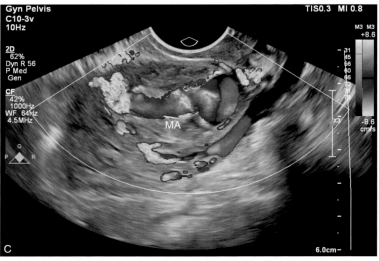

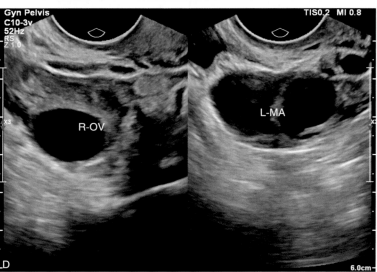

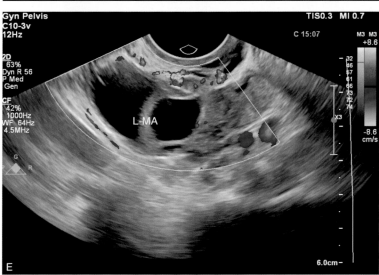

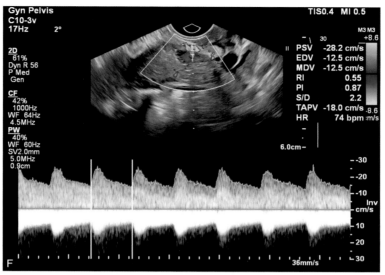

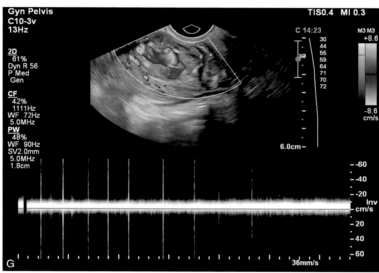

图 5-17-1　常规超声声像图

A. 前位子宫的矢状切面；B. 子宫横切面；C. 子宫前壁切口处病灶的彩色多普勒血流情况；D. 双附件区；E. 左附件区囊肿血流情况；F. 子宫前壁切口处病灶的动脉频谱，RI=0.55；G. 子宫前壁切口处病灶的静脉频谱。UT：子宫；MA：肿物；R-OV：右卵巢；L-MA：左侧肿物；PSV：峰值血流速度；EDV：舒张末期血流速度；MDV：最小舒张期血流速度；RI：阻力指数；PI：搏动指数；S/D：收缩期和舒张期血流比值；TAPV：时间平均峰值流速；HR：心率。

ER 5-17-1
彩色多普勒血流动态图

第二次超声检查（入院前 2d）：

经静脉超声造影见图 5-17-2 及 ER 5-17-2。注入造影剂后 15s，子宫前壁下段偏左近切口处肌壁间的稍强回声团内的不规则无回声区开始增强（图 5-17-2A 箭头所示），先于子宫肌层增强；注入造影剂后 19s，可见造影剂自左侧宫旁一支子宫动脉分支进入该无回声区内（图 5-17-2B 箭头所示）；注入造影剂后 30s，稍强回声团内的增强呈高增强（图 5-17-2C 箭头所示），造影剂分布不均匀，增强范围为 3.2cm×1.3cm×1.3cm，周边的稍强回声始终未见造影剂增强；注入造影剂后 44s，造影剂消退中，稍强回声团内的增强区域消退缓慢（图 5-17-2D 箭头所示），明显晚于子宫肌层造影剂消退；注入造影剂后 61s，稍强回声团内的增强区域消退缓慢（图 5-17-2E 箭头所示）。

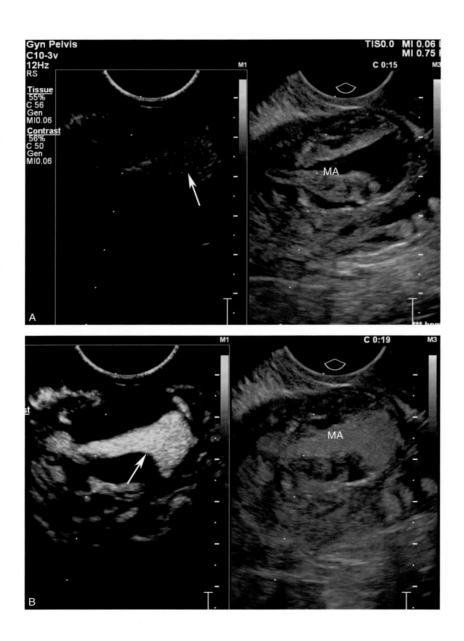

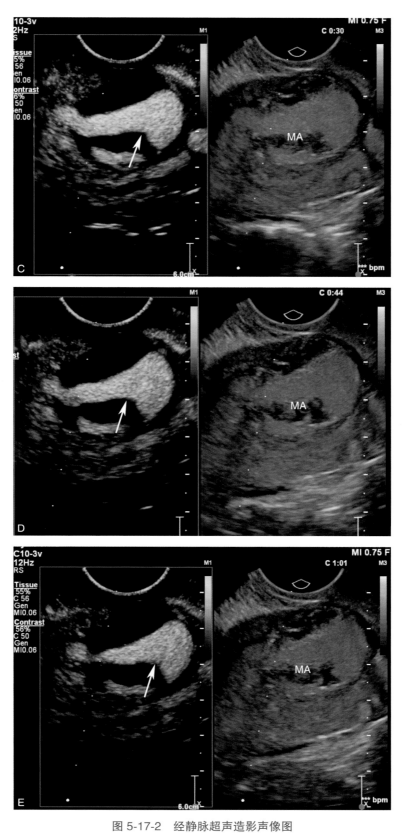

图 5-17-2　经静脉超声造影声像图

A. 注入造影剂后 15s；B. 注入造影剂后 19s；C. 注入造影剂后 30s；D. 注入造影剂后 44s；E. 注入造影剂后 61s。MA：肿物。

经静脉超声造影提示：

子宫前壁下段肌壁间占位（切口妊娠治疗后肌壁间动静脉瘘形成,请结合血清 hCG 水平及临床）；左附件区囊性占位。

【临床诊断或术后诊断】

术后病理:（宫内吸出组织）查见退变胎盘绒毛组织。

术后诊断:切口妊娠术后,宫内残留物伴子宫肌层动静脉瘘形成。

【经静脉超声造影图像解读】

此病例为典型的子宫动静脉瘘,经静脉超声造影有如下特点:①子宫肌层间稍强回声团内的不规则无回声区先于子宫肌层出现增强,呈"快进";②病灶内增强呈高增强;③稍强回声团内造影剂分布不均匀,周边的稍强回声始终未见造影剂增强,分析可能与宫内残留有关;④可见左侧宫旁一支子宫动脉分支与该病灶高增强相连,直观显示了病灶内高速血流的来源;⑤病灶内造影剂消退明显慢于子宫肌层,呈"慢出"。综上,彩色多普勒超声能显示动静脉瘘病灶内动静脉频谱同时存在,超声造影能直观显示动静脉瘘"快进慢出"高速低阻血流灌注情况,从而有助于疾病的诊断和鉴别诊断。

【疾病相关知识】

子宫动静脉瘘是指子宫动脉与静脉之间存在异常通道,子宫动脉血流直接进入子宫静脉,多发生于较小的动静脉分支。病因分为先天性和后天性。先天性为胚胎期原始血管结构发育异常所致。后天性又称为获得性,主要与创伤（手术、分娩、流产、刮宫等）,感染,肿瘤（子宫内膜癌、滋养细胞肿瘤）等因素有关。其临床表现为无痛性大量阴道出血,出血常呈"开关式",即突发突止,一般子宫动静脉瘤破裂出现在子宫内膜脱落时。

子宫动静脉瘘的超声特点:二维超声可见肌层内为迂曲管状无回声,内可见细密点状回声流动,也可表现为蜂窝状囊实性回声或网格状无回声区。CDFI:病灶内血流信号丰富,为红蓝混合或五彩镶嵌状,可探及高速低阻型动脉频谱及静脉频谱,收缩期峰值血流速度（peaksystolic velocity, PSV）为 35~102cm/s,阻力指数（RI）为 0.3~0.5。盆腔血管造影为诊断子宫动静脉瘘的金标准。

【特别提示】

子宫动静脉瘘应注意与如下疾病相鉴别:宫腔残留、子宫肌层囊肿（肌瘤囊性变）、完全性葡萄胎、侵蚀性葡萄胎、绒毛膜癌、胎盘部位滋养细胞疾病、子宫内膜囊腺型增生等鉴别。鉴别要点:①病灶本身的回声特点;②病灶的彩色多普勒血流情况;③病灶的频谱多普勒情况;④患者的血清 hCG 水平等。

（王　晶）

病例 5-18　妊娠滋养细胞疾病（一）

【临床资料】

患者，32 岁，已婚。"切口妊娠清宫术后 2 个月余，血清 hCG 水平升高 2d"入院。

既往史："磺胺类"药物过敏史。

月经史：初潮 12 岁，5d/30d，经量正常，周期规律，无痛经史。末次月经：4 个月前。

生育史：$G_3P_1^{+2}$。

查体：T 36.5℃，P 93 次 /min，R 19 次 /min，BP 120/79mmHg。内科查体无阳性发现。

专科查体：宫体后位，如孕 2 月大小，质软，表面光滑，无压痛。双附件未扪及异常。

【实验室及其他影像学检查】

清宫术前检查：血清 hCG（入院前 2d）：>200 000.0mIU/ml，血清 hCG（入院当天）：438 383.4mIU/ml。余血常规、生化（电解质、肝肾糖）、凝血功能筛查、大便筛查及小便分析均未见明显异常。

清宫术后检查：入院后 1d 行清宫术。CT（盆腔平扫 + 增强扫描、胸部平扫 + 增强扫描）：宫体增大，增强扫描明显不均匀强化，宫腔内未见异常密度影，请结合临床及血清 hCG 水平；宫颈增大，强化欠均匀，宫颈膀胱三角和宫颈直肠三角脂肪间隙欠清，请结合临床及 MRI。清宫术后血清 hCG 水平持续下降，后出现上升。血清 hCG（清宫后 6d）：185 764.2mIU/ml；血清 hCG（清宫后 30d）：256.6mIU/ml；血清 hCG（清宫后 77d）：1 478.3.9mIU/ml。

【超声检查】

第一次超声检查（入院前 2d）：

备注：血清 hCG（入院前 2d）>200 000.0mIU/ml。

经腹部超声检查（清宫术前）见图 5-18-1A、B。子宫后位，宫体前后径为 7.6cm，宫腔内查见大小为 6.4cm×6.2cm×6.7cm 的稍强回声，形态欠规则，未探及明显血流信号，内见不规则液性暗区，范围约 4.4cm×1.7cm×5.0cm，形态欠规则，内未见确切胎芽样回声，团块内未探及明显血流信号，团块下缘达前壁下段切口处，余肌壁回声尚均匀，未探及明显异常血流信号。双附件区未见确切占位。超声检查结果：宫腔内稍强回声（请结合临床和血清 hCG 水平）。

第二次超声检查（入院前 1d）：

备注：血清 hCG（入院前 1d）：438 383.4mIU/ml。

经阴道超声检查见图 5-18-1C、D。子宫后位，宫体大小为 6.4cm×9.6cm×7.5cm，宫腔内查见大小为 6.3cm×3.4cm×6.0cm 的"蜂窝状"稍强回声团，其旁查见多处片状无回声区，最大无回声区的最大径为 3.7cm，团块周边及其内探及点线状血流信号，团块与宫底肌壁关系密切，余肌壁回声较均匀，未探及明显异常血流信号。双附件区未见确切占位。超声检查结果：宫腔内稍强回声（请结合临床和血清 hCG 水平）。

第三次超声检查（入院后 8d，清宫术后 7d）：

备注：血清 hCG（清宫术后 7d）：20 829.0mIU/ml。

经阴道超声检查见图 5-18-1E。子宫后位，宫体大小为 4.6cm×5.8cm×6.1cm，内膜厚 0.25cm（单层），宫腔偏左近左宫角处查见大小为 1.5cm×0.8cm×1.1cm 的稍强回声，形态不规则，团块与后肌壁分界欠清,该处探及较丰富血流信号,RI=0.5,余肌壁回声均匀,未探及明显异常血流信号。双附件区未见确切占位。盆腔内未见明显游离液性暗区。超声检查结果:宫腔内稍强回声(请结合临床和血清 hCG 水平)。

第四次超声检查(入院后 41d,清宫术后 40d,血清 hCG 水平再次升高):

备注:血清 hCG(清宫术后 40d):918.0mIU/ml。

经阴道超声检查见图 5-18-1F。子宫后位,宫体大小为 3.6cm×5.1cm×4.7cm,内膜居中,厚 0.5cm(单层),宫腔分离 0.7cm,宫腔未见确切占位,肌壁回声均匀,未探及明显异常血流信号。双附件区未见确切占位。超声检查结果:宫腔少量积液(请结合临床和血清 hCG 水平)。

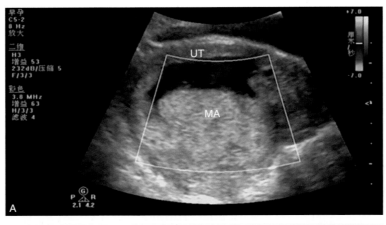

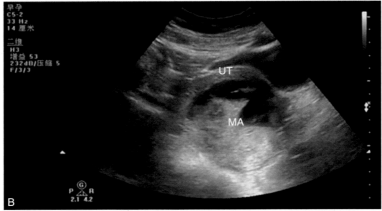

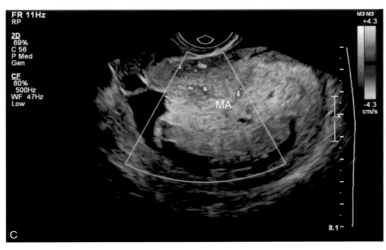

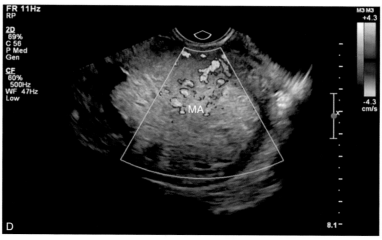

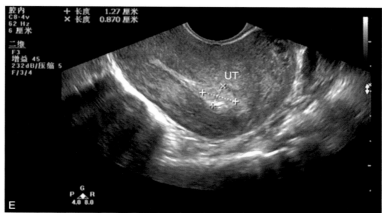

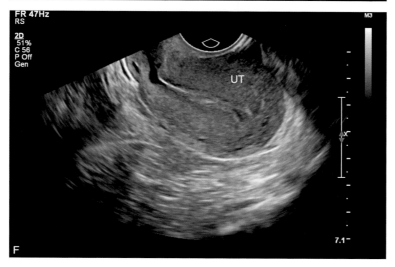

图 5-18-1　常规超声声像图

A. 后位子宫的矢状切面（经腹部），提示宫腔占位，团块内未探及明显血流信号；B. 子宫横断面（经腹部）；C. 宫腔内占位长轴切面（经阴道）；D. 宫腔内占位横断面（经阴道），团块周边及其内探及血流信号；E. 清宫术后第一次复查，宫腔内稍强回声；F. 清宫术后复查，宫腔积液，宫腔内未见确切占位，血清 hCG 水平降低后又重新升高。UT：子宫；MA：肿物。

第五次超声检查（入院后 48d，清宫术后 47d）：

备注：血清 hCG（清宫术后 46d）：1 917.9mIU/ml。

经阴道超声检查见图 5-18-2。子宫后位，宫体大小为 3.9cm×4.6cm×5.1cm，内膜厚 0.2cm（单层），宫腔分离 0.3cm，宫腔内未见确切占位，左侧壁下段查见稍强回声，大小为 1.6cm×1.4cm×1.5cm，周边探及丰富血流信号，肌壁回声稍欠均匀，以后壁明显。双附件区未见确切占位。超声检查结果：子宫肌层稍强回声（请结合临床和血清 hCG 水平），宫腔少量积液。

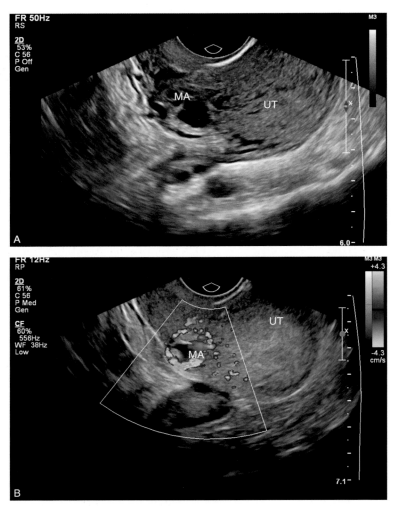

图 5-18-2　经静脉超声造影前常规超声检查

A. 后位子宫的矢状切面（经阴道），左侧壁下段肌壁间稍强回声；B. 左侧壁下段肌壁间稍强回声周边探及丰富血流信号。UT：子宫；MA：肿物。

第六次超声检查（清宫术后 47d）：

备注：血清 hCG（清宫术后 46d）：1 917.9mIU/ml。

经静脉超声造影见图 5-18-3 及 ER 5-18-1。注入造影剂 9s 后，子宫肌层间的稍强回声开始增强（图 5-18-3A 箭头所示），先于子宫肌层；注入造影剂后 12~28s，可见子宫肌层间稍强回声快速高增强，增强强度明显高于子宫肌层（图 5-18-3B 箭头所示），造影增强范围约 1.6cm×1.5cm，内造影剂分布不均匀（图 5-18-3C 箭头所示），其内散在几个无增强区，最大者的最大径为 0.8cm；注入造影剂后 118s，子宫肌层造影剂廓清，肌壁间稍强回声仍呈高增强（图 5-18-3D 箭头所示）。

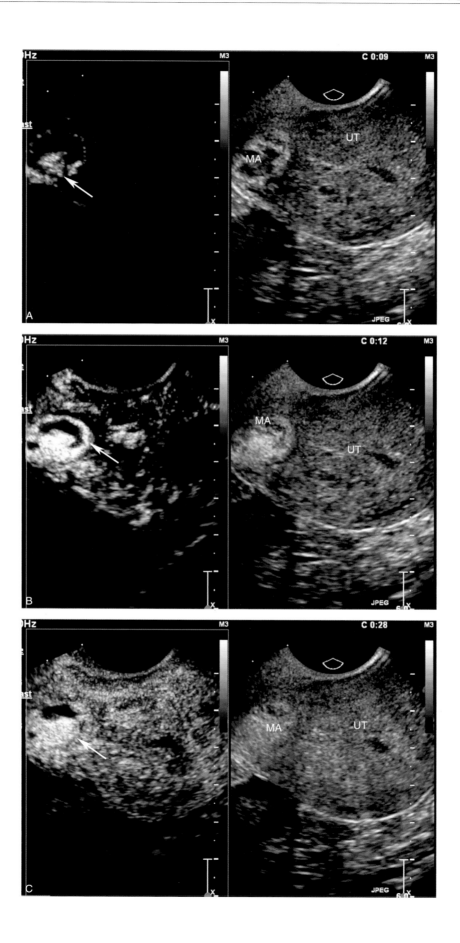

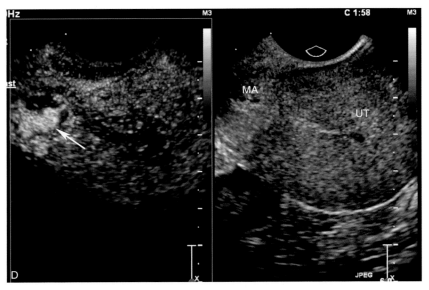

图 5-18-3　第一次经静脉超声造影声像图

A. 注入造影剂 9s；B、C. 注入造影剂后 12~28s；D. 注入造影剂后 118s。UT：子宫；MA：肿物。

ER 5-18-1　第一次经静脉超声造影动态图

第一次经静脉超声造影提示：

子宫肌层回声异常（疑滋养细胞疾病肌壁浸润病灶，请结合临床及血清 hCG 水平）。

第七次超声检查（清宫后 76d，化疗后 7d）：

备注：血清 hCG（清宫后 73d，化疗后 4d）：1 478.3.9mIU/ml。

经阴道超声检查见图 5-18-4。子宫后位，宫体大小为 4.2cm×4.9cm×5.4cm，内膜厚 0.2cm（单层），宫腔分离 0.14cm，宫腔内未见确切占位，左侧壁下段查见稍强回声，大小为 1.8cm×1.4cm×2.5cm，内见多个无回声区，最大无回声区的最大径为 1.6cm，团块周边及其内探及丰富血流信号，探及动静脉瘘血流频谱。双附件区未见确切占位。超声检查结果：子宫肌层稍强回声（滋养细胞疾病化疗后，请结合临床和血清 hCG 水平，疑获得性动静脉瘘形成），宫腔少量积液。

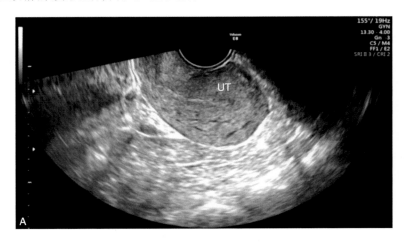

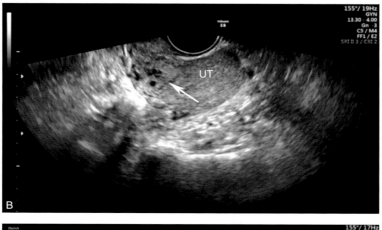

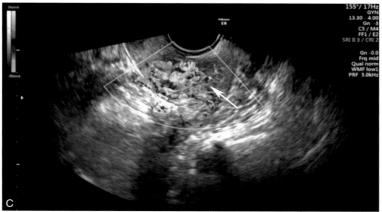

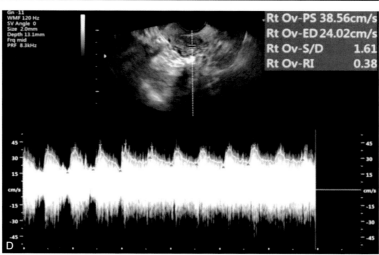

图 5-18-4 化疗后 7d 常规超声检查

A. 后位子宫的正中矢状切面（经阴道），宫腔内未见确切占位；B. 左侧壁下段肌壁间稍强回声（箭头所示）；C. 左侧壁下段肌壁间稍强回声周边及其内探及丰富血流信号（箭头所示）；D. 稍强回声内探及动静脉瘘血流频谱。UT：子宫；Rt OV-PS：峰值血流速度；Rt OV-ED：舒张末期血流速度；Rt OV-S/D：收缩期和舒张期血流比值；Rt OV-RI：阻力指数。

第八次超声检查（清宫后 76d，化疗后 7d）：

备注：血清 hCG（清宫后 73d，化疗后 4d）：1 478.3.9mIU/ml。

经静脉超声造影见图 5-18-5 及 ER 5-18-2。注入造影剂后 6s，肌壁间稍强回声开始增强（图 5-18-5A 箭头所示），先于子宫肌层；注入造影剂后 17s，肌壁间稍强回声呈快速高增强，造影增强范围约 3.0cm× 2.9cm，内造影剂分布不均匀（图 5-18-5B 箭头所示），其内散在 2~3 个无增强区，最大者的最大径为 0.8cm；注入造影剂后 22s，子宫肌层造影剂开始消退，肌壁间稍强回声仍然呈高增强（图 5-18-5C 箭头所示）；注入造影剂后 111s，肌壁间稍强回声造影剂持续消退（图 5-18-5D 箭头所示），明显晚于子宫肌层。

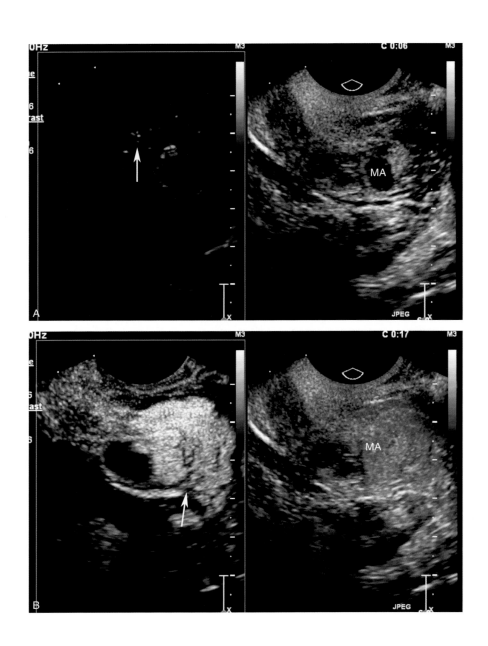

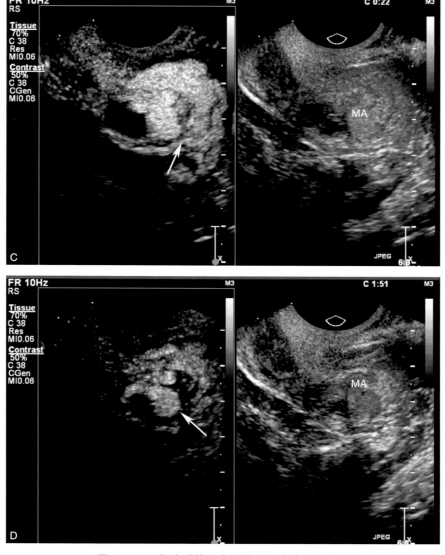

图 5-18-5 化疗后第二次经静脉超声造影声像图

A. 注入造影剂后 6s；B. 注入造影剂后 17s；C. 注入造影剂后 22s；D. 注入造影剂后 111s。MA：肿物。

ER 5-18-2 第二次经静脉超声造影动态图

第二次经静脉超声造影提示：

子宫肌层回声异常（疑滋养细胞疾病肌壁浸润病灶伴动静脉瘘形成，请结合临床及血清 hCG 水平）。

【临床诊断或术后诊断】

清宫术：（宫腔内容物）葡萄胎，系完全性葡萄胎，滋养细胞轻至中度增生。

临床诊断：恶性滋养细胞疾病。

【经静脉超声造影图像解读】

此病例为妊娠滋养细胞疾病,且滋养细胞病灶已浸润肌层,经静脉超声造影有如下特点:①病灶先于子宫肌层出现增强,晚于子宫肌层消退,呈"快进慢出",提示高灌注状态;②增强程度呈高增强,提示高灌注富血供状态;③病灶内造影剂分布不均匀,内见形态不规则的无增强区,与病灶内的坏死组织有关。综上,两次造影检查病灶均表现为"快进慢出"的高增强,提示高灌注状态。化疗前后两次的造影检查比较,造影增强范围略有所变化,但造影图像特点变化不大,估计与两次检查时间时病灶功能状态及血清hCG水平差别不大有关。子宫动静脉瘘造影的特点参看病例5-16。

【疾病相关知识】

妊娠滋养细胞疾病包括葡萄胎、侵蚀性葡萄胎、绒毛膜癌及胎盘部位滋养细胞肿瘤。葡萄胎分为完全性和部分性葡萄胎。完全性葡萄胎的滋养叶细胞增生和绒毛间质水肿变性、绒毛间质血管消失,形成无数大小不等葡萄样小囊泡组织块,水泡状物占满整个宫腔,无胎儿、脐带或羊膜囊成分。部分性葡萄胎表现为胎盘绒毛部分发生水肿变性及局灶性滋养细胞增生活跃,可合并胎儿、脐带或羊膜囊等。25%~60%的完全性葡萄胎患者常合并卵巢黄素化囊肿,多为双侧性。

葡萄胎临床表现:停经、阴道流血、腹痛、呕吐;出现转移部位的症状,如咳痰、咯血、头痛呕吐、抽搐、昏迷等。查体:子宫大于停经月份,双侧附件区可扪及包块。实验室检查血清hCG水平异常升高。完全性葡萄胎的超声表现:子宫显著增大,明显大于孕周;宫腔内可见弥漫分布的点状和小囊泡样回声,呈蜂窝状;子宫肌层回声与蜂窝状回声分界清楚,肌壁完整;附件区多房结构。

侵蚀性葡萄胎是妊娠滋养细胞肿瘤的一种,属于恶性滋养细胞肿瘤,60%继发于葡萄胎,30%继发于流产,10%继发于足月妊娠或异位妊娠。继发于葡萄胎排空后半年以内的妊娠滋养细胞肿瘤,其组织学诊断多数为侵蚀性葡萄胎;而发生于1年以上者多数为绒毛膜癌;半年至1年者,绒毛膜癌和侵蚀性葡萄胎均有可能,间隔时间越长,绒毛膜癌可能性越大。

超声检查因其简便易行、易耐受、可重复和疗效监测的特点,是评估滋养细胞肿瘤的最佳影像学方法。恶性滋养细胞肿瘤的超声表现:子宫正常大小或增大,病灶位于宫腔常侵及肌壁,病灶部位局部隆起,内部回声不均匀,伴有不规则液性暗区(实际上为滋养细胞侵蚀子宫肌层后坏死出血的表现),病灶可以侵及子宫肌层全层,严重时可达子宫浆膜层,并可出现宫旁和邻近器官的浸润;彩色多普勒显示病灶内血流信号极其丰富,呈"湖泊样",病灶血管数目增加,分支多而杂乱,走行杂乱;子宫壁动静脉吻合丰富,形成大量的动静脉瘘;频谱多普勒显示为低阻频谱,阻力指数为0.20~0.45。

经静脉超声造影可以监测肌壁病灶的血供代谢情况,侵蚀性葡萄胎肌壁病灶在化疗后血供减少,运用超声造影可以监测肌壁病灶的化疗治疗效果。

【特别提示】

葡萄胎需要与稽留流产鉴别。稽留流产常表现为宫腔内混合回声、实性回声团状及无回声区等,团块周边血流信号丰富,血清hCG水平升高不显著,结合血清hCG水平可以准确鉴别诊断。

侵蚀性葡萄胎的局部病灶需与子宫肌瘤囊性变、产后或流产后胎盘残留或胎盘植入相鉴别。子宫肌瘤边界比较清楚,彩色多普勒显示为周边环状血流信号,内部血流较稀疏,有时需结合临床病史作出正确判断。产后或流产后胎盘残留和胎盘植入的病灶大部分位于宫腔内,病灶内部无血流信号或周边探及少量血流信号,与前者病灶位于肌壁间,内部血流丰富不同,有时需要结合临床病史及血清hCG水平进行鉴别。

(罗红　杨帆　金亚)

病例 5-19　　妊娠滋养细胞疾病（二）

【临床资料】

患者,42 岁,已婚。前因"右宫角妊娠清宫术 20 余天,子宫占位 4d"入院。

既往史:4 年前外院行剖宫产,4 年前外院行"腹腔镜下子宫肌瘤切除术"。

月经史:初潮 13 岁,6~7d/21~25d,经量正常。末次月经:入院前 3 个月。

生育史:$G_6P_2^{+4}$。

查体:T 36.8℃,P 83 次/min,R 20 次/min,BP 118/71mmHg,内科查体无阳性表现。

专科查体:宫颈肥大,陈旧性裂伤,可见多个子宫颈腺囊肿,无触血,宫颈管内无出血。子宫:子宫前位,如 2 个月余孕大小,质软,表面光滑,压痛。双附件区未扪及异常。

【实验室及其他影像学检查】

血清 hCG(入院前 1 周):21 608mIU/ml。

CT 检查结果(入院后 10d):①双肺散在多个小结节影(图 5-19-1);②左肺上叶下舌段、双下肺后基底段少许条索影及模糊斑片状影;③头颅平扫未见明显异常。

MRI 结果:右侧宫角妊娠清宫术后,近右宫角处宫腔内及右后壁团块异常信号影,子宫右后上壁肌层受侵达浆膜层、血供丰富,性质待定。妊娠物残留伴动静脉瘘可能,滋养细胞疾病待排除(图 5-19-2)。

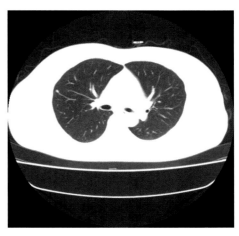

图 5-19-1　双肺 CT 图像
双肺散在小结节。

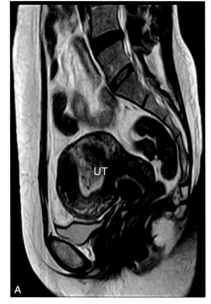
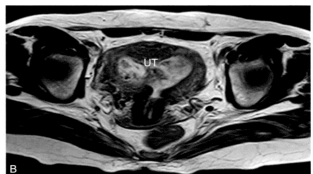

图 5-19-2　盆腔 MRI 图像
A. 盆腔矢状面;B. 盆腔横切面。UT:子宫。

【超声检查】

第一次超声检查（入院前1周）：

经阴道超声检查见图5-19-3。子宫前位，宫体前后径为6.4cm，宫腔近右宫角处查见大小为3.1cm×2.5cm×2.6cm的不均质稍强回声，边界不清，内见多个液性暗区，周边及其内探及较丰富血流信号；肌壁间查见多个弱回声结节，最大弱回声的最大径为1.2cm，边界清楚，探及血流信号，呈低阻，RI=0.4。双附件区未见确切占位。超声检查结果：宫腔内占位（请结合血清hCG水平及临床），子宫肌瘤。

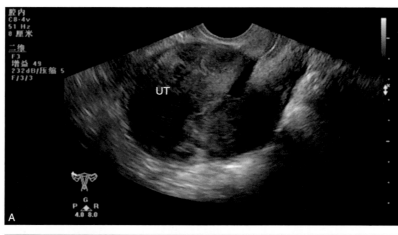

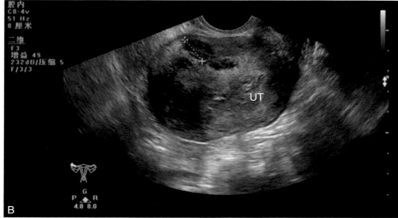

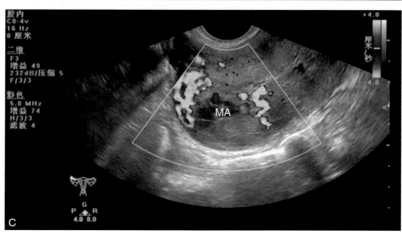

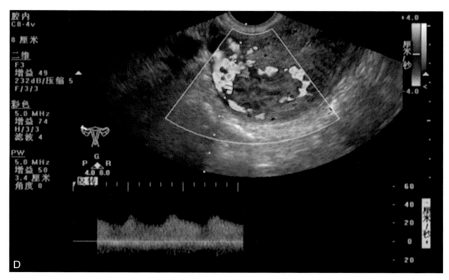

图 5-19-3　入院前 1 周常规超声声像图

A. 子宫正中矢状切面；B. 子宫横切面；C. 病灶周边及其内彩色血流；D. 病灶多普勒频谱。UT：子宫；MA：肿物。

第二次超声检查（入院后 18d，化疗前）：

经阴道超声检查见图 5-19-4。子宫前位，宫体大小为 5.4cm×6.5cm×8.4cm，内膜居中，厚 0.6cm（单层），宫腔右宫角处查见大小为 3.5cm×3.2cm×3.6cm 的不均质稍强回声，边界不清，内见不规则液性暗区，团块与右宫角处肌壁边界不清，团块内及右宫角处探及丰富血流信号，探及动静脉瘘血流信号，右宫角处肌层最薄处 0.2cm，余肌壁间查见 1~2 个弱回声结节，最大弱回声的最大径为 1.2cm，边界清楚，周边探及血流信号。超声检查结果：宫腔右宫角处占位（滋养细胞疾病不能排除，请结合血清 hCG 水平及临床），子宫肌瘤。

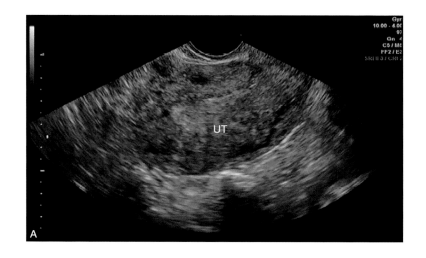

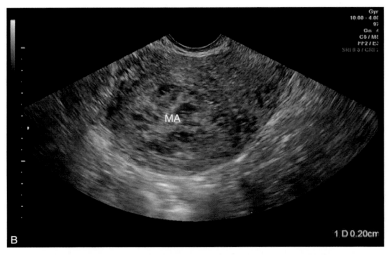

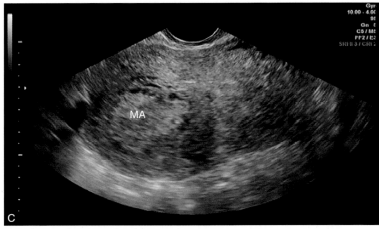

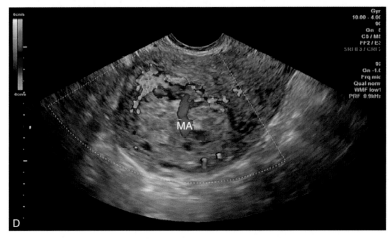

图 5-19-4　化疗前常规超声声像图
A. 子宫正中矢状切面；B. 子宫右侧旁矢状切面；C. 子宫宫底部横切面；
D. 病灶周边及其内彩色血流。UT：子宫；MA：肿物。

第三次超声检查（化疗后 13d）：

备注：血清 hCG（化疗后 12d）：<2mIU/ml。

经阴道超声检查见图 5-19-5。子宫前位，宫体大小为 4.6cm×5.8cm×4.6cm，内膜居中，厚 0.55cm（单层），前肌壁间查见弱回声，最大径分别为 0.9cm、1.0cm，周边探及少许血流信号。右后肌壁间查见不均质稍强回声，大小为 3.8cm×3.4cm×3.8cm，边界较清，周边探及血流信号，RI=0.82。

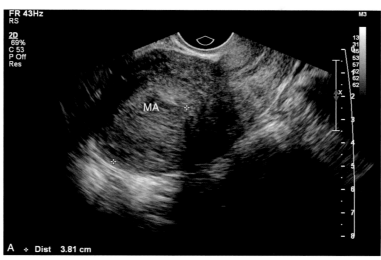

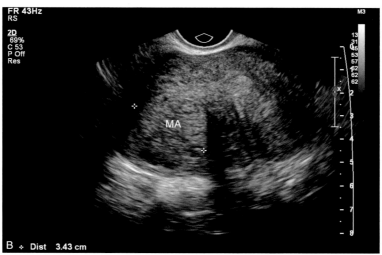

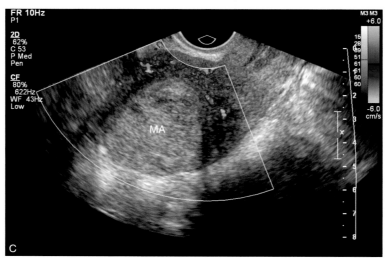

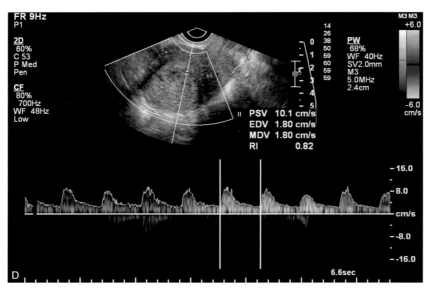

图 5-19-5　化疗后 13d 常规超声声像图

A. 子宫右侧旁矢状切面；B. 子宫宫底横切面图；C. 病灶周边及其内彩色血流；
D. 病灶内多普勒频谱。MA：肿物；PSV：峰值血流速度；EDV：舒张末期血流速度；
MDV：最小舒张期血流速度；RI：阻力指数。

第四次超声检查（化疗后 13d）：

经静脉超声造影见图 5-19-6 及 ER 5-19-1。注入造影剂后 18s，子宫肌层出现造影剂增强（图 5-19-6A 箭头所示），子宫右后肌壁间稍强回声未见造影剂增强；注入造影剂后 26s，始终未见造影剂进入稍强回声内部（图 5-19-6B 箭头所示），为无增强；注入造影剂后 43s，造影剂消退期，始终未见造影剂进入稍强回声内部，造影缺损区周边边缘光滑（图 5-19-6C 箭头所示）。

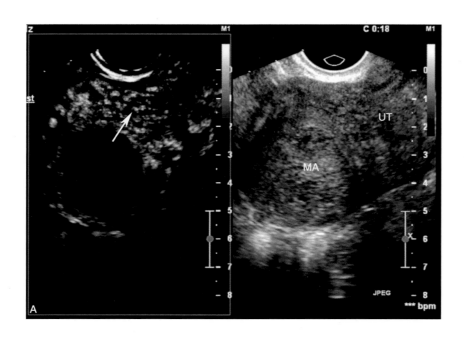

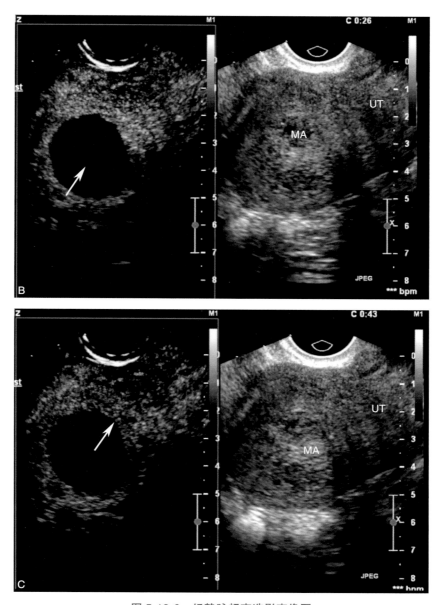

图 5-19-6　经静脉超声造影声像图

A. 注入造影剂后 18s；B. 注入造影剂后 26s；C. 注入造影剂后 43s。UT：子宫；MA：肿物。

ER 5-19-1
经静脉超声造
影动态图

经静脉超声造影提示：

子宫右侧壁稍强回声（原肌壁病灶治疗后局部坏死）；子宫肌层弱回声（子宫肌瘤）。

【临床诊断或术后诊断】

全身麻醉下行"腹腔镜下全子宫切除术"。术中所见：诊刮术，子宫前位，如孕 2 月大小，术前探宫腔深 7.5cm，刮出子宫内膜样组织 2g，感宫腔形态规则。腹腔镜：大网膜与腹前壁粘连，子宫后壁与大网膜、肠壁粘连,双侧附件与盆侧壁粘连。术毕剖视子宫,宫腔内未见明显新生物,右侧宫角处查见大小约2cm质软占位,与周围组织分界清楚。

术中冰冻切片分析:(宫内膜)少许破碎子宫内膜间质。(肌壁间占位)血凝块中查见少许严重退变的胎盘绒毛组织。

病理结果:子宫肌层间查见严重退变的胎盘绒毛组织伴出血、坏死,符合侵蚀性葡萄胎伴化疗后改变。

术后诊断:侵蚀性葡萄胎。

【经静脉超声造影图像解读】

此病例为化疗后的侵蚀性葡萄胎肌壁浸润病灶,经静脉超声造影有如下特点:①肌壁间稍强回声病灶内始终未见造影剂进入,病灶为无增强,提示其内没有血流灌注,分析与化疗后肌壁组织坏死有关;②造影缺损区周边边缘光滑,分析化疗后病灶与正常肌层间界限较清。综上,此病例为侵蚀性葡萄胎肌壁浸润病灶的一种化疗后造影表现,因病灶内组织的坏死超声造影表现为病灶内完全的无增强。

【疾病相关知识】

参看病例5-18。

【特别提示】

参看病例5-18。

(徐 红)

病例 5-20 妊娠滋养细胞疾病(三)

【临床资料】

患者,23岁,已婚。因"滋养细胞肿瘤清宫术后1个月余,要求化疗"入院。

既往史:无特殊。

家族史:无特殊(否认遗传病史、传染病史、肿瘤史、畸形史及糖尿病史)。传染病史:否认肝炎、结核或其他传染病史。

月经史:初潮15岁,6~7d/26~28d,经量正常,周期规律,无痛经史。末次月经:入院前3个月。

生育史:$G_1P_0^{+1}$。

查体:T 36.7℃,P 84次/min,R 20次/min,BP 114/67mmHg。内科查体无阳性发现。

专科查体:阴道通畅,分泌物多、白色稀糊样、无异味。宫颈:不肥大,光滑,无触血,宫颈管内无出血。宫体:前位,形态大小正常,质软,表面光滑,无压痛。双附件区未扪及异常。

【实验室及其他影像学检查】

CT(入院前11d):①子宫底前壁肌层结节状异常强化灶,右侧宫旁可见明显增多、迂曲、增粗的血管影,宫腔未见明显扩张,性质待定,请结合MRI及血清hCG水平;②左附件区囊性灶,请结合临床;③腹主动脉旁、双侧髂内外血管旁、双闭孔区未见肿大淋巴结。

外院病检：宫内水泡状胎块，滋养细胞轻度增生。

血清 hCG（入院前 4d）：21 933.8mIU/ml。

余心电图、肝肾功、电解质、大小便常规未见明显异常。

【超声检查】

第一次超声检查（入院前 7d）：

经阴道超声检查见图 5-20-1。子宫前位，宫体大小为 3.6cm×5.1cm×5.0cm，内膜居中，厚 0.25cm（单层），宫腔内未见确切占位，前壁近宫底肌壁间查见大小为 2.5cm×2.1cm×2.4cm 的不均质稍强回声团，边界较清，稍强回声周边及其内探及丰富血流信号，内可见多个无回声区，部分无回声区内可见红细胞自显影现象，暗区内充满血流信号，内探及动脉血流频谱，RI=0.49。左附件区查见最大径为 3.9cm 的囊性占位，液体清亮，囊壁探及血流信号。右附件区未见确切占位。盆腹腔未见明显积液。超声检查结果：子宫肌层间占位（疑滋养细胞疾病肌壁浸润），左附件区囊性占位。

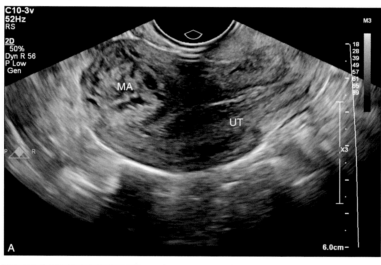

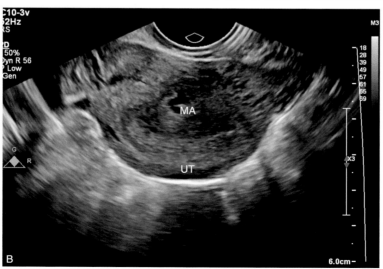

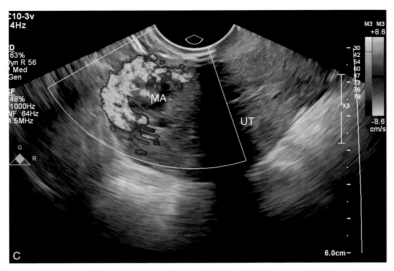

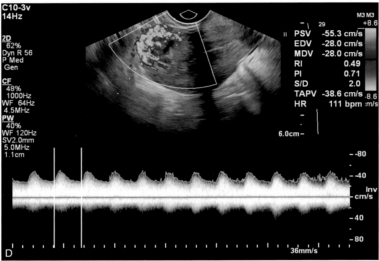

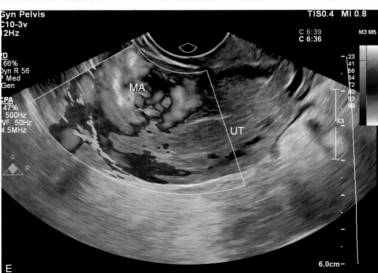

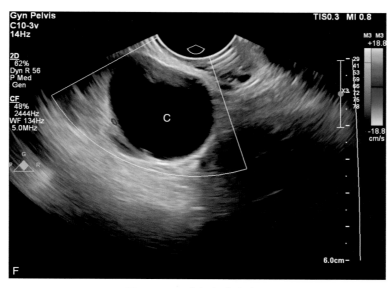

图 5-20-1　常规超声声像图

A. 前位子宫的矢状切面；B. 子宫横切面；C. 子宫宫底肌壁病灶的彩色多普勒血流情况；D. 子宫宫底肌壁病灶的频谱多普勒血流情况，RI=0.49；E. 子宫宫底肌壁病灶的彩色多普勒能量图血流情况；F. 左附件区囊性占位彩色多普勒血流情况。UT：子宫；MA：肿物；C：囊肿；PSV：峰值血流速度；EDV：舒张末期血流速度；MDV：最小舒张期血流速度；RI：阻力指数；PI：搏动指数；S/D：收缩期和舒张期血流比值；TAPV：时间平均峰值流速；HR：心率。

第二次超声检查（入院前 7d）：

经静脉超声造影见图 5-20-2 及 ER 5-20-1。注入造影剂后 8s，子宫肌层间稍强回声出现增强（图 5-20-2A 箭头所示），早于子宫肌层增强；注入造影剂后 12s，病灶内造影剂分布不均匀，内见造影剂缺失区域（图 5-20-2B 箭头所示）；注入造影剂后 18s，造影剂强度达峰值，呈高增强，增强范围约 2.7cm×2.4cm×2.5cm，且病灶内造影剂分布不均匀（图 5-20-2C 箭头所示）；注入造影剂后 50s，造影剂消退中，病灶消退慢于子宫肌层（图 5-20-2D 箭头所示），呈"慢出"。

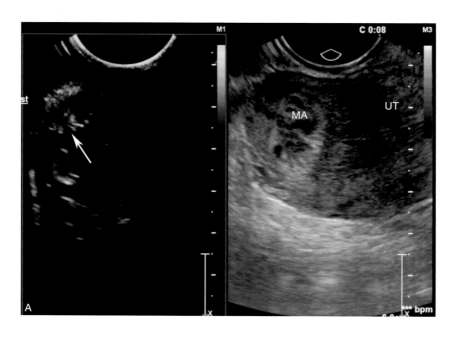

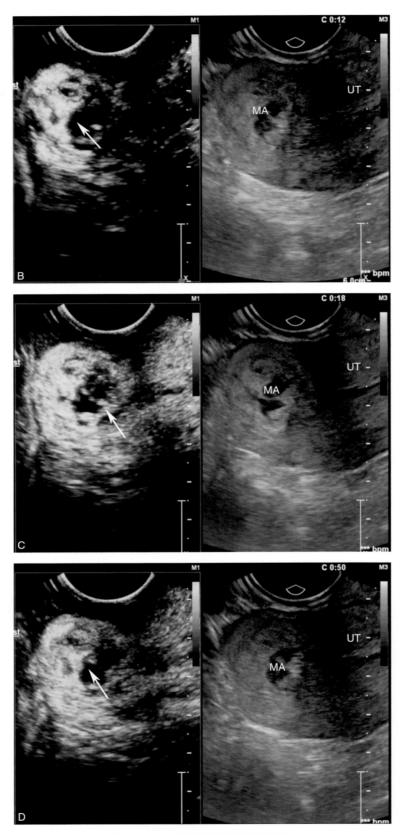

图 5-20-2 经静脉超声造影声像图

A. 注入造影剂后 8s；B. 注入造影剂后 12s；C. 注入造影剂后 18s；D. 注入造影剂后 50s。UT：子宫；MA：肿物。

ER 5-20-1
经静脉超声造影动态图

经静脉超声造影提示：

子宫肌层间占位（疑滋养细胞疾病肌壁浸润伴子宫假性动脉瘤形成）；左附件区囊性占位。

【临床诊断或术后诊断】

术后诊断：滋养细胞疾病。

（宫内）清宫后送检组织：符合完全性葡萄胎。

【经静脉超声造影图像解读】

此病例为滋养细胞疾病肌壁浸润，经静脉超声造影有如下特点：①子宫肌层间稍强回声早于子宫肌层出现增强，呈"快进"；②病灶内呈高增强，提示有丰富的微血供；③增强范围内可见多个造影剂缺失区，与病灶内的坏死灶有关；④病灶内造影剂消退晚于子宫肌层，呈"慢出"。综上，病灶为子宫肌层的"快进慢出"高增强，符合滋养细胞疾病肌壁浸润的高代谢病灶超声造影表现。经静脉超声造影可显示肌壁病灶的富血供、高灌注、易合并坏死的特点，从而有利于其的准确诊断。

此病例病灶内子宫假性动脉瘤在常规超声表现为稍强回声内多个无回声区，部分无回声区内可见红细胞自显影现象，且无回声区内充满血流信号，内探及动脉血流频谱；在静脉注射造影剂后，该处无回声区内在增强早期迅速增强，且呈高增强，而消退时该无回声区造影剂消退极其缓慢。

【疾病相关知识】

参看病例 5-18。

【特别提示】

参看病例 5-18。

滋养细胞疾病肌壁浸润伴子宫假性动脉瘤应注意与子宫肌瘤囊性变相鉴别：后者可表现为子宫内"蜂窝状"或不规则液性暗区，与宫壁正常肌层界限清晰，彩色多普勒超声显示病灶中央血流不丰富。

（王　晶）

病例 5-21　妊娠滋养细胞疾病（四）

【临床资料】

患者，47 岁，已婚。因"停经 3 个月余，不规则阴道流血 1 个月"入院。

既往史：7 余年前因葡萄胎行 2 次清宫，术后监测血清 hCG 水平直至正常。

月经史：初潮 13 岁，3~5d/30~60d，经量正常，周期不规律，无痛经史。

生育史：$G_2P_1^{+1}$。

查体：T 37℃，P 77 次/min，R 20 次/min，BP 99/62mmHg。内科查体无阳性发现。

专科查体:宫颈轻度糜烂、肥大。宫体:后位,如 3 个月余孕大小,质软,表面光滑,无压痛。双附件区未扣及异常。

【实验室及其他影像学检查】

血 β-hCG(入院前 7d):65 576.8mIU/ml。胸部 CT(入院前 3d):"右肺中下叶小结节影"。血常规、肝肾功、血脂、凝血功能、肿瘤标志物、宫颈脱落细胞、白带常规、胸部 X 线检查及心电图等均未有阳性发现。

【超声检查】

第一次超声检查(入院前 7d):

经阴道超声检查见图 5-21-1。子宫后位,宫体大小为 4.8cm×6.6cm×5.6cm,内膜厚 0.2cm(单层),宫腔分离 0.4cm,宫底偏左肌壁间略突向浆膜下查见大小为 6.4cm×5.1cm×4.7cm 的稍强回声团,边界较清,周边及其内探及血流信号,团块与左侧宫角似不相通,部分周边未见正常肌壁回声包绕。双附件区未见确切占位。超声检查结果:子宫肌层间占位(请结合血清 hCG 水平及临床),宫腔积液。

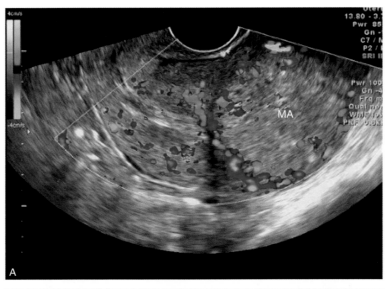

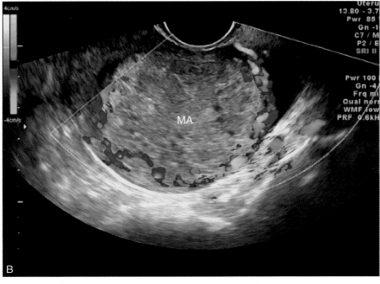

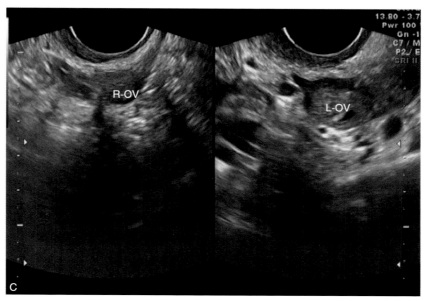

图 5-21-1　入院前 7d 常规超声声像图

A. 子宫矢状切面（经阴道）；B. 子宫横切面（经阴道）；C. 双卵巢的二维图像。
MA：肿物；R-OV：右卵巢；L-OV：左卵巢。

第二次超声检查（入院当天）：

经阴道超声检查见图 5-21-2。子宫后位，宫体大小为 5.7cm×8.2cm×6.3cm，内膜居中，厚 0.2cm（单层），宫腔分离 0.9cm，内见絮状弱回声，宫底偏左肌壁间查见大小为 7.1cm×5.4cm×5.6cm 的不均质稍强回声团，团块与宫腔未见确切相通，团块周边及其内探及较丰富的点线状血流信号，RI=0.62。双附件区未见确切占位。盆腔未见明显积液。超声检查结果：子宫肌层间占位（请结合血清 hCG 水平及临床），宫腔积液。

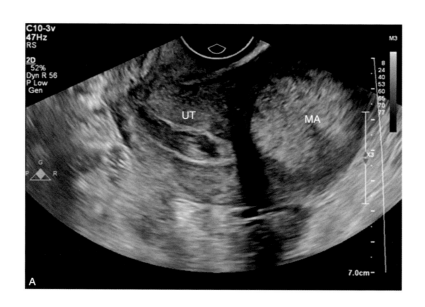

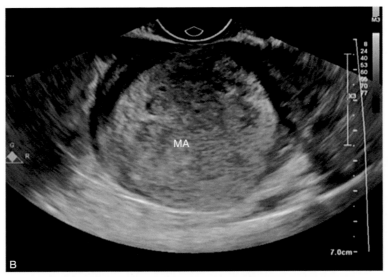

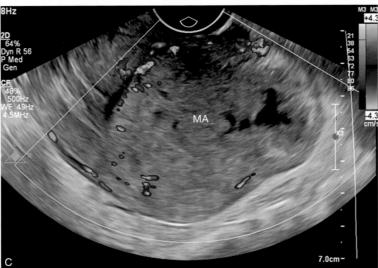

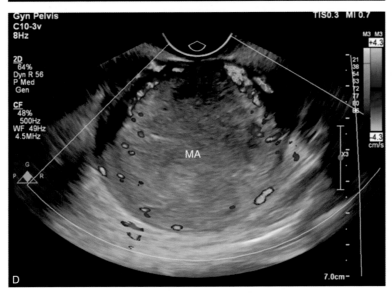

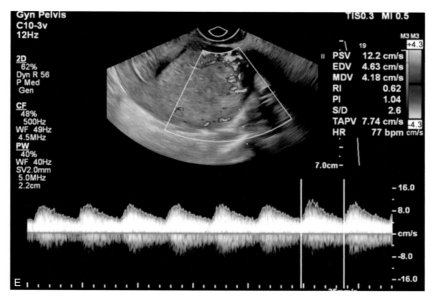

图 5-21-2　入院当天常规超声声像图

A. 子宫后位,宫腔分离 0.9cm,内见絮状弱回声;B. 子宫底偏左肌壁间查见大小为 7.1cm×5.4cm×5.6cm 的不均质稍强回声;C、D. 不同切面下,团块与宫腔不相通,团块周边及其内探及较丰富的点线状血流;E. 团块多普勒血流信号,RI=0.62。UT:子宫;MA:肿物;PSV:峰值血流速度;EDV:舒张末期血流速度;MDV:最小舒张期血流速度;RI:阻力指数;PI:搏动指数;S/D:收缩期和舒张期血流比值;TAPV:时间平均峰值流速;HR:心率。

第三次超声检查(入院当天):

经静脉超声造影见图 5-21-3 及 ER 5-21-1。注入造影剂后 9s,宫底偏左肌壁间不均质稍强回声团先于子宫肌层出现造影剂增强(图 5-21-3A 箭头所示);注入造影剂后 15s,造影剂在团块内分布不均匀,于团块周边呈高增强(图 5-21-3B 箭头所示);注入造影剂后 30s,造影剂始终分布于团块周边,呈高增强(图 5-21-3C 箭头所示),团块内查见大小为 4.9cm×4.9cm×5.9cm 的大片造影剂充盈缺损区;注入造影剂后 60s,团块造影剂消退中(图 5-21-3D 箭头所示),造影剂消退晚于子宫肌层。

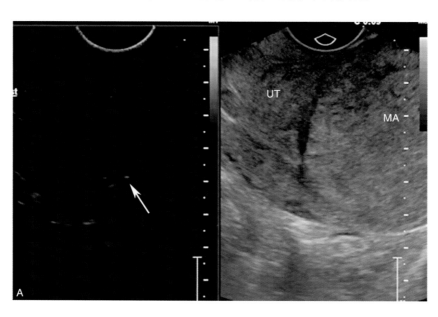

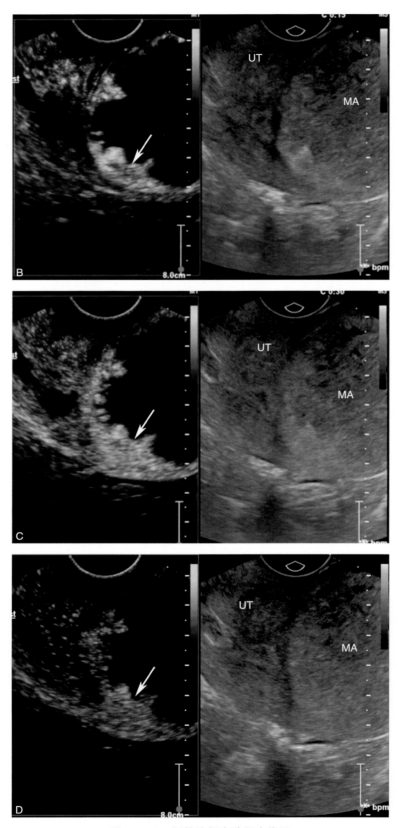

图 5-21-3 经静脉超声造影声像图

A. 注入造影剂后 9s；B. 注入造影剂后 15s；C. 注入造影剂后 30s；D. 注入造影剂后 60s。UT：子宫；MA：肿物。

ER 5-21-1
经静脉超声造
影动态图

经静脉超声造影提示:

子宫肌层间占位(考虑异位妊娠可能性大,滋养细胞疾病待排除,请结合血清 hCG 水平及临床)。

【临床诊断或术后诊断】

术中所见:子宫前位,后壁靠近左宫角处,见一最大径约 8cm 的病灶,病灶部分区域穿透子宫全层,累及直肠前壁,并与直肠前壁紧密粘连,直肠陷凹少许积血;余未见异常。

术中冰冻切片分析:大片出血,坏死组织查见散在低分化癌。

术后诊断:滋养细胞肿瘤(绒毛膜癌)。

【经静脉超声造影图像解读】

此病例为绒毛膜癌的子宫病灶,经静脉超声造影有如下特点:①宫底偏左肌壁间不均质稍强回声团于注入造影剂 9s 后先于子宫显影,呈"快进";②团块的周边部位造影呈高增强,提示团块周边局部为富血供、高灌注;③团块内造影剂分布不均匀,内查见大小为 4.9cm × 4.9cm × 5.9cm 的造影剂无增强区,提示病灶内有大片无血供的坏死组织区域;④病灶消退晚于子宫肌层,呈"慢出"。综上,病灶表现为"快进慢出"的高增强,但此高代谢富血供的组织仅位于团块的周边;此表现与宫角妊娠的造影表现类似。

该病例为经静脉超声造影将妊娠滋养细胞疾病误诊为异位妊娠的病例,分析原因如下:①宫底偏左肌壁间不均质稍强回声团造影剂的"快进慢出"造影模式,仅能说明其富血供、高灌注状态,而不能明确诊断到具体的病理性质,正常绒毛和绒毛膜癌组织都可以有此表现;②稍强回声团块内查见大片造影剂缺失区,提示病灶内有大片无血供区域,这种无血供可能是异位妊娠的血凝块,也可能是癌组织的坏死组织;③经静脉超声造影也应注意结合临床和其他实验室指标,综合考虑疾病诊断。

【疾病相关知识】

妊娠滋养细胞疾病(gestational trophoblastic disease, GTD)是源于妊娠滋养细胞的一组疾病,主要包括葡萄胎、侵蚀性葡萄胎、绒毛膜癌和胎盘部位滋养细胞肿瘤。绒毛膜癌发生于滋养叶细胞,多数病灶位于子宫肌层,早期就有转移,最常见于转移到肺部,也可很快转移至其他器官。临床症状常表现为阴道不规则出血。

绒毛膜癌超声特点:子宫肌层回声不均匀,呈局灶性或弥漫性"蜂窝状"回声,形似"沼泽地",边界不清,无内膜回声,侵蚀病灶可逐渐扩大并穿破子宫浆膜层使其形态失常,甚至发生盆腔内大出血。彩色多普勒超声血流显像可见子宫肌层间侵蚀灶内血管数量增多、血流丰富,呈彩球样,血管走行异常并形成动静脉瘘。血流频谱测定呈低阻,RI 常小于 0.45。

【特别提示】

绒毛膜癌的子宫病灶应注意与如下疾病相鉴别:子宫肌瘤变性,子宫腺肌病,子宫血管畸形,流产后胎盘残留,子宫肌层、宫角或输卵管间质部妊娠等异位妊娠。子宫肌瘤变性和子宫腺肌症除了超声造影常表现为低灌注外,血清 hCG 水平为阴性;子宫血管畸形的超声造影表现易与绒毛膜癌的子宫病灶混淆,但子宫血管畸形的血清 hCG 水平为阴性;流产后胎盘残留,子宫肌层、宫角或输卵管间质部妊娠等异位妊娠因为妊娠相关疾病都有可能出现与绒毛膜癌相似的图像,超声造影也有可能出现不同病变相同造影表现,因此有时鉴别诊断十分困难。故超声诊断绒毛膜癌时,应注意结合患者的临床高危因素及血清 hCG 水平等。

（宋清芸）

病例 5-22　非胎盘植入的前置胎盘

【临床资料】

患者,29 岁,已婚。"疑似胎儿畸形伴胎盘植入 8d"入院。

既往史:无特殊。

月经史:初潮 12 岁,5~6d/30d,经量正常,周期规律,无痛经史。末次月经:6 个月前。

生育史:$G_6P_1^{+4}$,7 年前剖宫产 1 次。

查体:T 36.5℃,P 100 次 /min,R 20 次 /min,BP 112/67mmHg。内科查体无阳性发现。

专科查体:宫高 19cm,腹围 89cm。骨盆出口测量:坐骨结节间径 8+cm。偶有宫缩。

【实验室及其他影像学检查】

孕早期唐氏筛查提示 18 三体综合征高风险。外院胎儿心脏彩色多普勒超声未见明显异常。外院胎儿 MRI 提示:可疑前置胎盘状态伴胎盘植入。

孕妇心脏彩色多普勒超声检查未见异常。余输血全套检查、血常规、肝肾功、血脂、凝血功能、宫颈脱落细胞、白带常规、胸部 X 线检查及心电图等均未有阳性发现。

MRI 检查结果(入院后 6d):25^{+2} 周孕,胎儿左肾未见显示,左肾缺如或发育不全;右肾未见增大;膀胱充盈好;宫内单活胎,胎儿臀位,胎盘前置状态,胎盘主要位于子宫前壁;羊水量偏少。

【超声检查】

第一次超声检查(入院前 2d):

产前超声检查见图 5-22-1A、B、C、D。孕周为 24^{+1} 周孕;胎位为横位。双顶径(biparietal diameter, BPD)为 5.3cm,头围(head circumference, HC)为 20.0cm(约孕 22^{+1} 周孕),股骨长(femur Length, FL)为 4.0cm(约孕 22^{+5} 周孕),腹围(abdominal circumference, AC)为 17.7cm(约孕 22^{+4} 周孕)。胎盘附着于子宫前壁,厚度为 3.5cm;成熟度 0 级,胎盘下缘覆盖宫颈内口及子宫前壁下段。胎盘实质内查见多个无回声区。羊水深度 1.9cm;羊水指数 6.0cm。胎儿脐带:胎儿颈部未见脐带绕颈。脐动脉血流收缩期和舒张期血流之比 S/D=4.05。有胎心胎动,胎儿心率 150 次 /min,心律齐。超声记录内容:胎儿鼻骨正常显示,左肾隐约查见,长径约为 2.0cm,其内可见肾血流,右肾隐约查见,长径约为 1.9cm,其内可见肾血流。胎儿膀胱查见,最大径约 1.1cm。膀胱平面仅见一根尿囊动脉显示。超声检查结果:宫内单活胎,胎盘前置状态(胎盘植入不能完全排除),羊水偏少,单脐动脉,胎儿小于孕周,建议复查胎儿肾脏。

第二次超声检查(入院后 12d):

针对性产前超声检查见图 5-22-1E、F 及 ER 5-22-1。孕周 26^{+1} 周孕,针对性部位为胎盘。针对性产前超声的记录胎盘的内容:胎盘附着于子宫前壁,厚 3.2cm;成熟度 0 级。胎盘下缘覆盖宫颈内口及子宫前壁下段。胎盘实质内查见多个无回声区,最大无回声区的最大径为 2.0cm;前壁下段切口处未见确切异常血流信号。胎盘后间隙尚清。宫颈内口处胎盘厚约 2.15cm。超声检查结果:胎盘前置状态(请结合经静脉超声造影结果)。

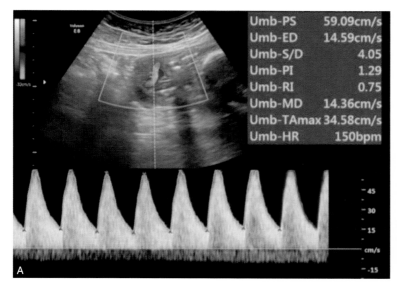

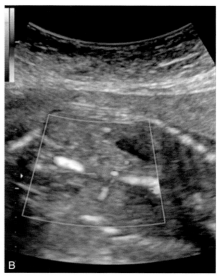

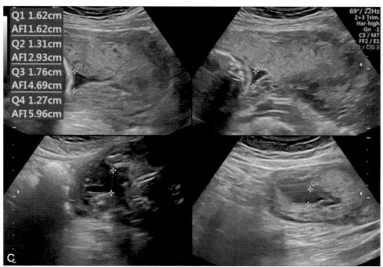

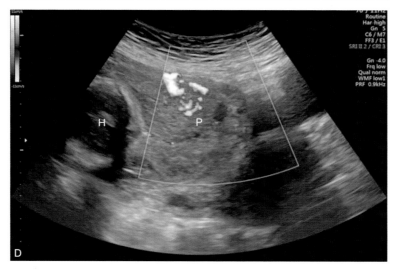

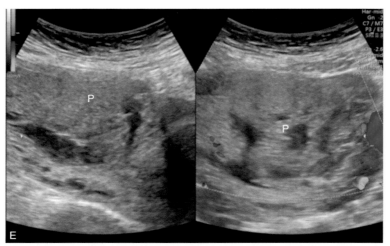

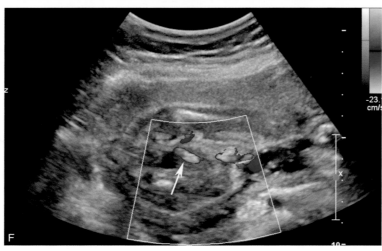

图 5-22-1　常规超声声像图

A. 胎儿脐动脉血流频谱；B. 胎儿肾脏冠状切面肾血管彩色多普勒血流情况；C. 羊水指数测量；D. 子宫前壁下段与胎盘下缘血流彩色多普勒血流情况；E. 子宫前壁下段与胎盘下缘纵切面和横切面血流彩色多普勒血流情况；F. 胎儿膀胱平面见一根尿囊动脉血流显示（箭头所示）。P：胎盘；H：胎头；Umb-PS：峰值血流速度；Umb-ED：舒张末期血流速度；Umb- S/D：收缩期和舒张期血流比值；Umb-PI：搏动指数；Umb-RI：阻力指数；Umb-MD：最小舒张期血流速度；Umb-TAmax：时间平均峰值流速；Umb- HR：心率；Q1：区 1；Q2：区 2；Q3：区 3；Q4：区 4；AFI：羊水指数。

ER 5-22-1
二维常规超声
动态图

第三次超声检查（入院后 12d）：

经静脉超声造影见图 5-22-2 及 ER 5-22-2。注入造影剂后 9s，子宫颈上方纵切面可见胎盘内出现造影剂（图 5-22-2A 箭头所示），先于子宫肌层；注入造影剂后 24s，胎盘实质内造影剂充盈（图 5-22-2B 箭头所示），分布较均匀；注入造影剂后 68s，胎盘内造影剂均匀分布，增强强度高于子宫肌层（图 5-22-2C 箭头所示），呈高增强，可见胎盘与宫壁间隙清，孕妇子宫前壁下段最薄处肌壁厚约 0.3cm；注入造影剂后 147s，胎盘内造影剂均匀消退，晚于子宫肌层，可见胎盘与宫壁间隙清（图 5-22-2D 箭头所示）。

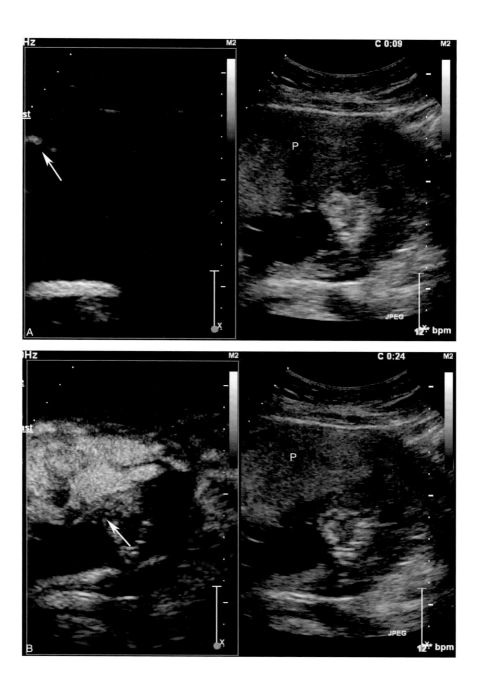

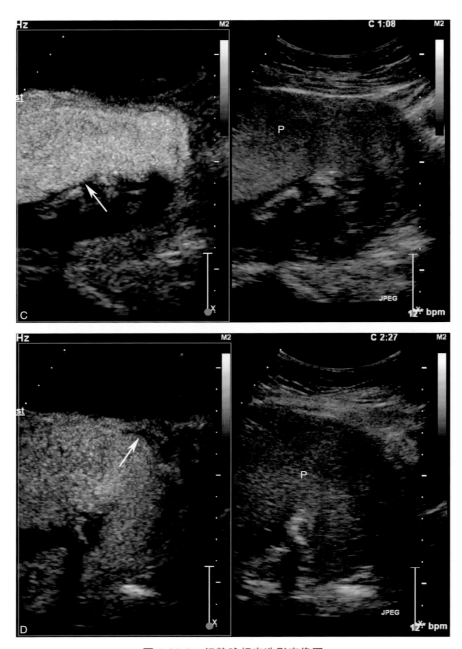

图 5-22-2　经静脉超声造影声像图

A. 注入造影剂后 9s；B. 注入造影剂后 24s；C. 注入造影剂后 68s；D. 注入造影剂后 147s。P：胎盘。

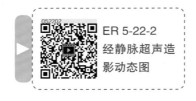

ER 5-22-2
经静脉超声造
影动态图

经静脉超声造影提示：

胎盘前置状态。

【临床诊断或术后诊断】

引产术顺利,胎盘剥出完整。

术后诊断:凶险型前置胎盘状态,中央性前置胎盘状态,瘢痕子宫,单脐动脉,羊水过少。

【经静脉超声造影图像解读】

此为产前非胎盘植入的前置胎盘病例,经静脉超声造影有如下特点:①注入造影剂后胎盘内出现造影剂,先于子宫肌层,呈"快进";②胎盘实质内造影剂充盈,胎盘内造影剂均匀分布,增强强度高于子宫肌层,呈高增强,符合胎盘实质的微血管分布;③胎盘与子宫宫壁的间隙清晰,排除了胎盘植入;④孕妇子宫前壁下段最薄处肌壁厚约0.3cm,造影消退期时宫壁与胎盘界限清楚,有利于准确测量宫壁厚度;⑤造影消退期,可见胎盘造影剂消退晚于宫壁,呈"慢退"。综上,产前胎盘表现为"快进慢退"均匀分布的高增强,符合胎盘的富血管和高代谢的特点;显示胎盘与宫壁的界限,有助于胎盘植入的排查;造影消退期时有利于准确测量宫壁最薄处厚度。

【疾病相关知识】

胎盘植入是胎盘绒毛因子宫蜕膜发育不良等原因而植入子宫肌层,是产科严重并发症,可造成产前或产后大出血,危及母子生命,其发生率为1/93 000~1/540。子宫内膜损伤、胎盘附着部位异常、瘢痕子宫是胎盘植入的三大高危因素,其中前置胎盘伴剖宫产史是目前公认的胎盘植入的重要高危因素。当胎盘覆盖瘢痕子宫的宫颈内口和原切口瘢痕时称为凶险型前置胎盘。

产前胎盘植入的超声表现:①增厚的胎盘内大小不等的液性区,可呈翻滚的"沸水征",称为"胎盘陷凹";②胎盘后方的宫壁肌层局部菲薄甚至消失,有时仅见浆膜层线状高回声;③胎盘后间隙消失;④彩色多普勒超声显示胎盘近子宫宫壁肌层处血流丰富,"胎盘陷凹"可无明显血流信号。

【特别提示】

因妊娠子宫大、肌层薄,胎盘位于后壁,血流伪像等原因,产前超声易误诊或漏诊为胎盘植入。

经静脉注射造影剂可以清楚显示胎盘后间隙与子宫肌层特别是下段瘢痕处关系,对于需要引产的高危胎盘植入患者,超声造影能更明确是否伴胎盘植入,为临床提供客观准确的信息以评估病情及制订下一步治疗方案。

（罗　红　杨　帆　严霞瑜）

病例 5-23　产后胎盘植入（一）

【临床资料】

患者,24岁,已婚。因"剖宫产后2个月余,阴道流血20d"入院。

既往史:患先心病,已行手术治疗。患有妊娠糖尿病。

手术史:17年前行不完全性心内膜垫缺损修补手术,3年前行经腹子宫肌瘤切除术,2个月余前行剖宫产手术。

月经史:初潮 14 岁,5d/28d,经量正常,周期规律,无痛经史。末次月经:1 年前。

生育史:G₁P₁,2 个月前剖宫产 1 次。

查体:T 36.2℃,P 69 次 /min,R 20 次 /min,BP 102/86mmHg,内科查体无阳性发现。

专科查体:阴道通畅,黏膜色泽正常,内见中量鲜红色血液。宫颈不肥大,光滑,无触血,宫颈管内有出血。宫体:水平位,偏大,质中,表面光滑,无压痛。双附件区未扪及异常。

【实验室及其他影像学检查】

血清 hCG(入院前 3 个月):<2.0mIU/ml。余无特殊。

【超声检查】

第一次超声检查(入院前 3 个月):

经阴道超声检查见图 5-23-1。子宫水平位,宫体大小为 5.3cm×5.4cm×7.3cm,宫腔偏右查见不均质稍强回声团,大小为 3.7cm×3.2cm×3.5cm,边界欠清,周边探及少许血流信号,RI=0.36,宫腔内另查见大小为 4.3cm×2.3cm×2.5cm 的弱回声团,形态欠规则,内未探及明显血流信号。宫底部宫壁最薄处厚约 0.22cm。双附件区未见确切占位。超声检查结果:宫腔内稍强回声团,宫腔内弱回声团。

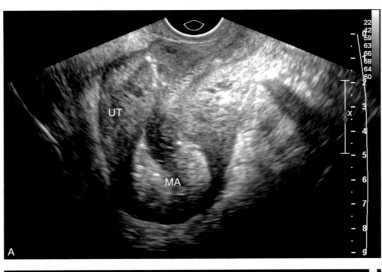

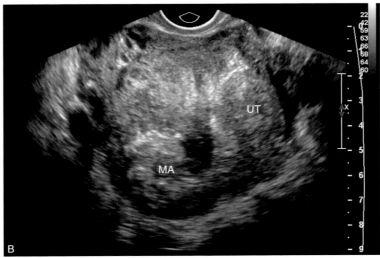

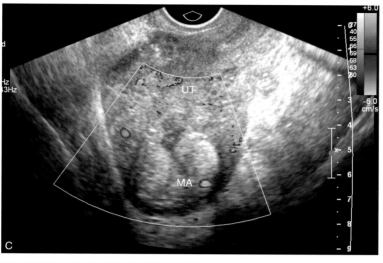

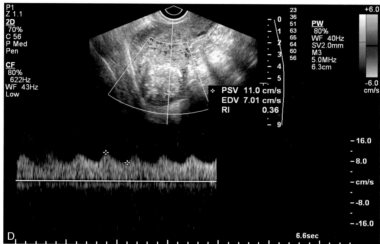

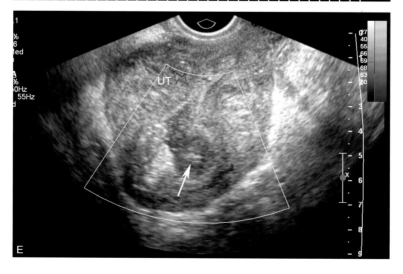

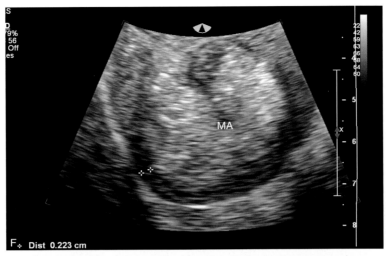

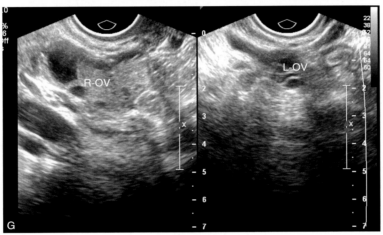

图 5-23-1 常规超声声像图

A. 子宫矢状切面；B. 子宫横切面；C. 宫腔内稍强回声的彩色血流情况；D. 宫腔稍强回声的频谱多普勒情况，RI=0.36；E. 宫腔内弱回声（箭头所示）彩色多普勒能量图；F. 子宫宫底肌层情况；G. 双卵巢。UT：子宫；MA：肿物；R-OV：右卵巢；L-OV：左卵巢；PSV：峰值血流速度；EDV：舒张末期血流速度；RI：阻力指数。

第二次超声检查（入院前3个月）：

经静脉超声造影见图 5-23-2 及 ER 5-23-1。注入造影剂后 11s，宫腔内不均质稍强回声团出现造影剂（图 5-23-2A 箭头所示），略晚于子宫肌层；注入造影剂后 36s，宫腔内不均质稍强回声团内可见小片状等增强区（图 5-23-2B 箭头所示），造影剂分布不均匀，团块内另可见较多形态不规则的无增强区，最大范围约为 2.9cm×2.4cm×2.6cm；注入造影剂后 62s，宫腔内弱回声团注入造影剂后始终未见造影剂进入（图 5-23-2C 箭头所示）；注入造影剂后 104s，稍强回声内造影剂消退中，与子宫肌层同步消退，稍强回声团与宫底肌壁界限较清（图 5-23-2D 箭头所示），宫底肌壁最薄处厚约 0.16cm。

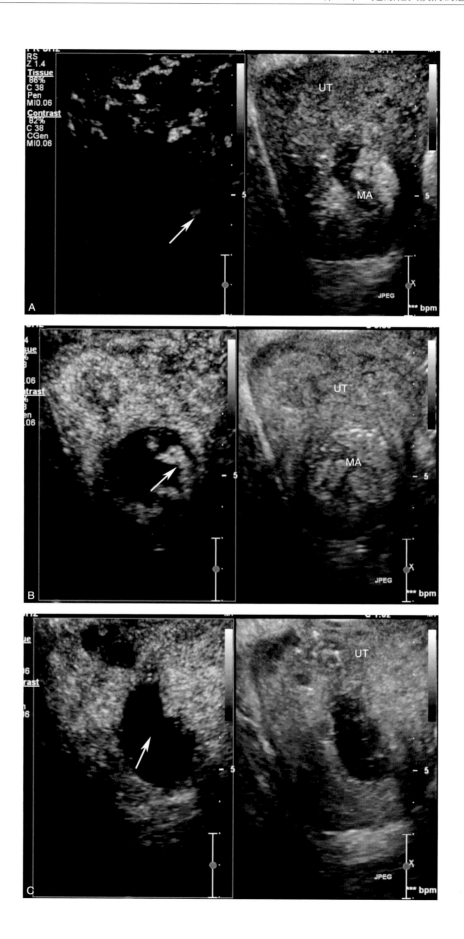

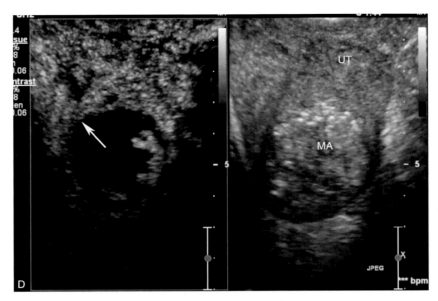

图 5-23-2　经静脉超声造影声像图

A. 注入造影剂后 11s；B. 注入造影剂后 36s；C. 注入造影剂后 62s；D. 注入造影剂后 104s。UT：子宫；MA：肿物。

ER 5-23-1
经静脉超声造影动态图

经静脉超声造影提示：

宫腔内稍强回声团（疑胎盘残留伴植入，请结合血清 hCG 水平及临床）；宫腔内弱回声团（疑血凝块）。

【临床诊断或术后诊断】

病理诊断：（植入胎盘组织）胎盘绒毛组织直接附着于平滑肌束表面并伸入肌束间，符合胎盘粘连及植入改变。

术后诊断：胎盘植入。

【经静脉超声造影图像解读】

此病例为产后胎盘植入，经静脉超声造影有如下特点：①宫腔内不均质稍强回声团出现造影剂，略晚于子宫肌层，呈"慢进"；②稍强回声团内可见小片状增强区，团块内另可见较多形态不规则无增强区，增强区提示为有血供区域；③宫腔内弱回声团注入造影剂后始终未见造影剂进入，提示为无血流灌注的血凝块可能；④造影条件下，因肌壁组织和胎盘组织的血液灌注情况不同，两种组织在造影剂消退期界限较清，病例中可见稍强回声团与宫底肌壁界限较清，宫底肌壁最薄处厚约 0.16cm。综上，宫腔内胎盘样稍强回声表现为有造影剂进入的组织，提示其内有血供，符合产后胎盘植入的造影表现；而宫腔内弱回声始终无造影剂进入，提示了血凝块可能。

【疾病相关知识】

胎盘植入是产科严重的并发症之一,可导致产妇大出血、休克、子宫穿孔、继发感染,甚至死亡。胎盘植入依据植入深度可分为:粘连、植入和穿通。产科学中,胎盘在子宫内未娩出统称为胎盘滞留,也称为胎盘残留。胎盘残留包括:剥离不全,剥离后滞留、嵌顿和植入。胎盘植入的高危因素包括:多产、人工流产、引产、剖宫产、产褥感染、子宫切开史、盆腔放疗史、前置胎盘、高龄等。对有高危因素的产妇,产前彩色多普勒超声检查要注意排查胎盘植入,但产前诊断较困难,产后诊断胎盘植入相对较容易。

产后胎盘植入的超声特点:宫腔内可见不均质回声团,与周围子宫肌层分界不清,周边可探及稍丰富血流信号,严重者团块周围子宫肌层菲薄或消失。

【特别提示】

胎盘植入主要与其他非胎盘植入性胎盘残留相鉴别:①胎盘植入在病灶内可见血供,而非胎盘植入性胎盘残留在病灶内无血供;②彩色多普勒超声有助于鉴别,但是其对低流速和细小血管的血流检出受限;③经静脉超声造影能敏感显示病灶血供。

（王　晶）

病例 5-24　产后胎盘植入（二）

【临床资料】

患者,30 岁,已婚。因"顺产后阴道流血 11d,外院超声提示宫腔内弱回声团块 1d"入院。

既往史:无特殊。

月经史:初潮 12 岁,5~6d/28~30d,经量正常,周期规律,无痛经史。末次月经:11 个月前。

生育史:$G_5P_2^{+3}$。

查体:T 36.6℃,P 80 次/min,R 20 次/min,BP 105/70mmHg。内科查体无阳性发现。

专科查体:拒查。

【实验室及其他影像学检查】

血清 hCG（入院前 1d）:24.5mIU/ml。余输血全套检查、血常规、凝血功能未有阳性发现。

【超声检查】

第一次超声检查（入院前 1d）:

经阴道超声检查见图 5-24-1。子宫前位,宫体大小为 8.0cm×9.2cm×7.0cm,宫腔偏右查见大小为 4.0cm×5.2cm×5.1cm 的不均质稍强回声团,与局部肌壁界限欠清,局部子宫肌层变薄,稍强团块内探及点线状血流信号,团块与宫壁间探及丰富血流信号,呈低阻,RI=0.27。宫腔偏左查见范围约为 4.5cm×4.9cm×4.9cm 的不均质低回声,未探及明显血流信号。双附件区未见确切占位。超声检查结果:宫腔内稍强回声（胎盘植入待排除）,宫腔内低回声。

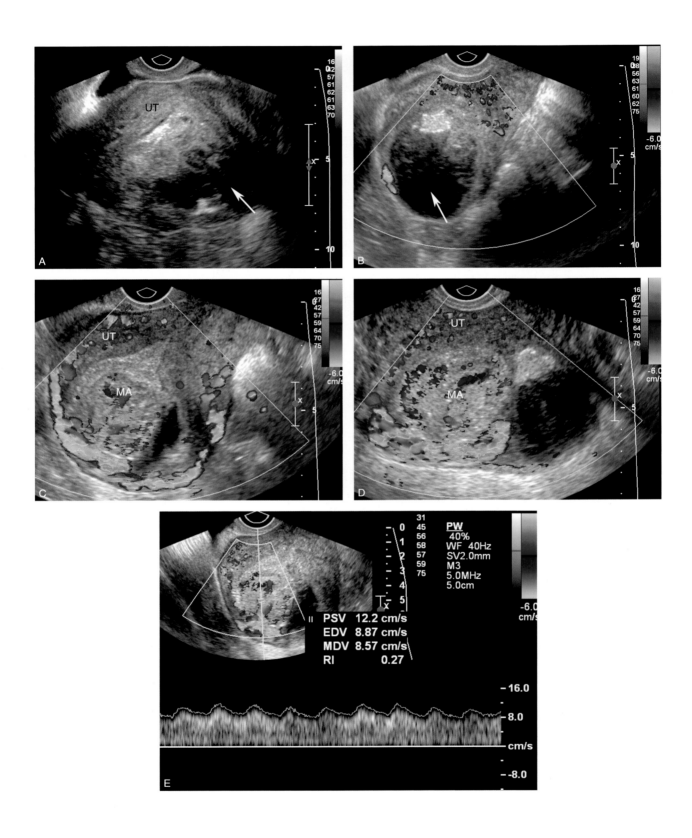

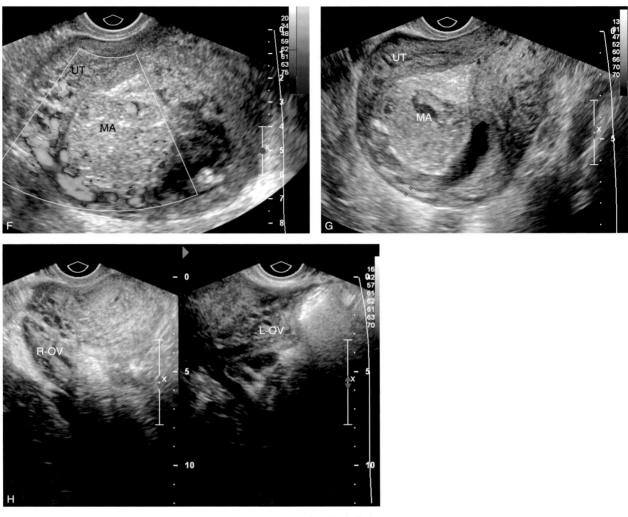

图 5-24-1　常规超声声像图

A. 子宫横切面显示宫腔内稍强回声及宫腔偏左的低回声（箭头所示）；B. 子宫纵切面（经阴道），低回声病灶位于宫腔内（箭头所示），病灶的彩色多普勒血流情况；C. 宫腔内病灶的最大长轴切面显示宫腔内病灶（经阴道）；D. 宫腔内病灶的最大横轴切面显示宫腔内病灶（经阴道）；E. 宫腔内病灶的血流频谱，RI=0.27；F. 宫腔内病灶的彩色多普勒能量图血流情况；G. 病灶与子宫，子宫肌层最薄处厚约 0.3cm。H. 双卵巢。UT：子宫；MA：肿物；R-OV：右卵巢；L-OV：左卵巢；PSV：峰值血流速度；EDV：舒张末期血流速度；MDV：最小舒张期血流速度；RI：阻力指数。

第二次超声检查（入院前 1d）:

经静脉超声造影见图 5-24-2 及 ER 5-24-1。注入造影剂后 15s，宫腔偏右不均质稍强回声团开始增强（图 5-24-2A 箭头所示），与子宫同步显影；注入造影剂后 16s，见造影剂从子宫宫底处肌壁进入宫腔内的稍强回声（图 5-24-2B 箭头所示）；注入造影剂后 18s，稍强回声内见造影剂分布不均匀（图 5-24-2C 箭头所示），可见充盈缺损区域，宫腔偏左的不均质低回声内未见造影剂进入；注入造影剂后 26s，稍强回声内造影剂不均匀分布，呈高增强（图 5-24-2D 箭头所示），增强范围约为 4.0cm×4.8cm×4.9cm，宫腔偏左低回声内仍未见造影剂进入；注入造影剂后 53s，造影剂消退中，稍强回声内造影剂消退晚于子宫肌层（图 5-24-2E 箭头所示），呈"慢出"，宫底部宫壁最薄处厚约 0.3cm。

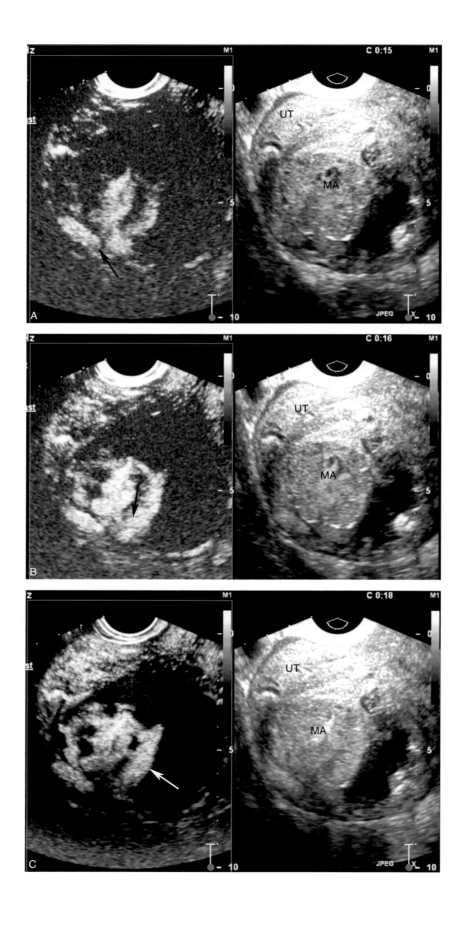

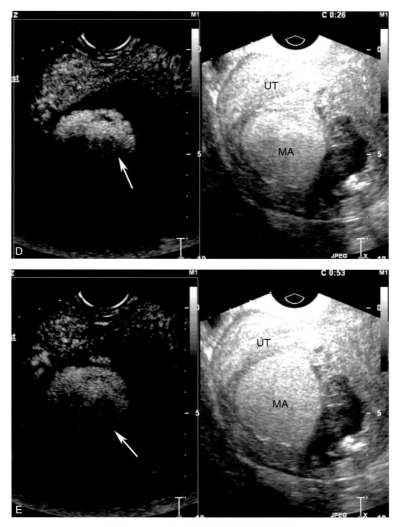

图 5-24-2　经静脉超声造影声像图

A. 注入造影剂后 15s；B. 注入造影剂后 16s；C. 注入造影剂后 18s；D. 注入造影剂后 26s；E. 注入造影剂后 53s。UT：子宫；MA：肿物。

ER 5-24-1
经静脉超声造影动态图

经静脉超声造影提示：

宫腔内稍强回声（疑胎盘植入，植入部位位于宫底肌壁），宫腔内低回声（疑血凝块）。

【临床诊断或术后诊断】

外院手术后病理证实为宫底部的胎盘植入。

【经静脉超声造影图像解读】

此病例为产后胎盘植入，经静脉超声造影有如下特点：①宫腔偏右不均质稍强回声团与子宫同步显影，呈"同进"；②可见造影剂从子宫宫底处肌壁进入宫腔内的稍强回声，提示胎盘植入部位在此处；③稍强回声内见造影剂分布不均匀,可见充盈缺损区域,且呈高增强,此与组织病理特点有关;④宫腔偏左的不均质低回声内始终未见造影剂进入,提示无血供,血凝块可能性大;⑤稍强回声内造影剂消退晚于子宫肌层,呈"慢出",分析与胎盘组织微血管密度有关。综上,稍强回声"同进慢出"的不均匀高增强符合产后胎盘植入的超声表现,且造影能提示胎盘植入部位和范围,以及宫壁厚度。

【疾病相关知识】

参看病例 5-23。

【特别提示】

参看病例 5-23。

（罗　红　杨　帆　严霞瑜）

病例 5-25　产后盆腔感染

【临床资料】

患者,32 岁,已婚。因"剖宫产术后胎盘残留 2d"入院。

既往史:5 年前行剖宫产手术,10d 前行剖宫产手术。

月经史:初潮 14 岁,6d/28d,月经量中等,无痛经史。

生育史:G_2P_2,剖宫产 2 次。

查体:T 37.2℃,P 84 次/min,R 20 次/min,BP 99/56mmHg。余无阳性发现。

专科查体:下腹部可见长约 11cm 已缝合纵行手术切口,切口外露,无敷料覆盖,宫底脐上两横指。外阴发育正常,阴道通畅,阴道口可见少许暗红色血液流出。消毒后阴道检查:阴道内可扪及纱条末端,上端位于宫腔内。阴道内无血凝块。

【实验室及其他影像学检查】

血常规(入院当天):血红蛋白 85g/L(参考值:110~150g/L),白细胞 17.5×10^9/L(参考值:4×10^9/L~10×10^9/L),红细胞 3.34×10^{12}/L(参考值:3.8×10^{12}/L~5.1×10^{12}/L),血细胞比容 25.9%(参考值:35%~45%),血小板 186×10^9/L(参考值:100×10^9/L~300×10^9/L)。凝血功能:活化部分凝血活酶时间 44.3s(参考值:25~37s),凝血酶原时间 14.6s(参考值:11~14s)。

【超声检查】

第一次超声检查(入院当天,急诊):

经腹部超声检查结果显示:产后子宫水平偏前位,宫体前后径约为 8cm,宫腔底部至宫颈管内查见带状强回声,因带状强回声影响,宫腔内显示欠满意。宫腔底部偏右侧似查见范围约 4.7cm×0.9cm 的絮状稍强回声,边界欠清,肌壁回声欠均匀。双附件区未见明显异常。超声检查结果:宫腔内占位。

第二次超声检查(入院后 5d):

经腹部超声检查见图 5-25-1 及 ER 5-25-1。产后子宫水平偏前位,宫体前后径约 6.8cm,前壁下段突向浆膜下查见杂乱不均质稍强回声,大小为 8.4cm×4.0cm×3.6cm,周边及其内探及少许点线状血流信号。子宫前肌壁回声不均匀。宫腔内未见确切占位。双附件区未见确切占位。超声检查结果:子宫前壁下段突向浆膜下稍强回声。

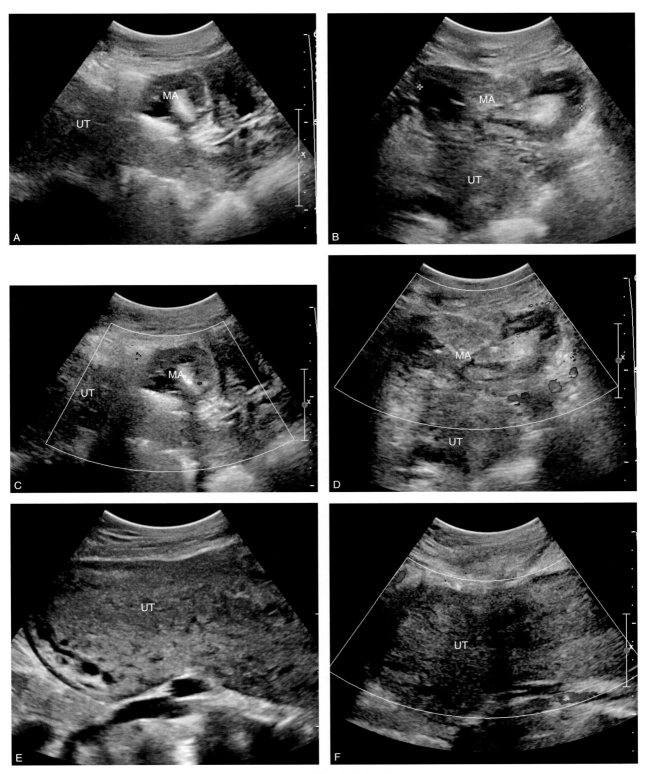

图 5-25-1　常规超声声像图

A. 子宫矢状切面二维声像（经腹部），显示宫腔下段及前壁下段突向浆膜下的病灶；B. 子宫横切面二维声像（经腹部），显示宫腔及病灶；C. 子宫矢状切面彩色多普勒声像（经腹部），显示宫腔下段及病灶；D. 子宫横切面彩色多普勒声像（经腹部），显示宫腔及病灶；E. 子宫矢状切面二维声像（经腹部），显示宫腔上段；F. 子宫矢状切面彩色多普勒声像（经腹部），显示宫腔上段。UT：子宫；MA：肿物。

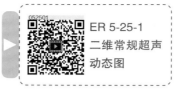

ER 5-25-1
二维常规超声
动态图

第三次超声检查（入院后 5d）：

经静脉超声造影见图 5-25-2 及 ER 5-25-2。注入造影剂后 14s，子宫肌层及突向浆膜下团块同时出现造影剂（图 5-25-2A 箭头所示）；注入造影剂后 31s，突向浆膜下团块周边（图 5-25-2B 箭头所示）及其内仅见少许造影剂进入，呈等增强，造影剂分布不均匀，呈点状分布，内见大片造影剂缺失；注入造影剂后 43s，宫腔内未见确切造影剂进入（图 5-25-2C 箭头所示）；注入造影剂后 160s，子宫肌层及突向浆膜下团块内造影剂同时消退（图 5-25-2D 箭头所示）。

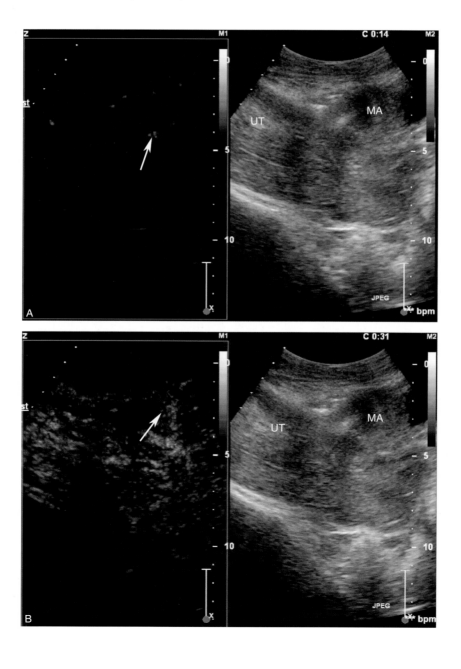

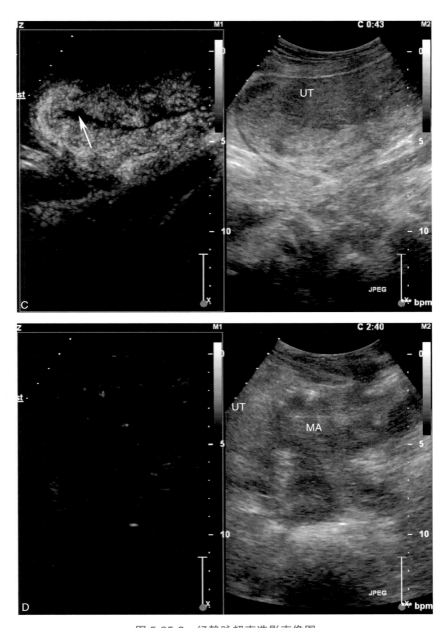

图 5-25-2　经静脉超声造影声像图

A. 注入造影剂后 14s；B. 注入造影剂后 31s；C. 注入造影剂后 43s；D. 注入造影剂后 160s。UT：子宫；MA：肿物。

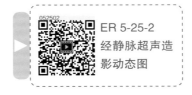

ER 5-25-2
经静脉超声造
影动态图

经静脉超声造影提示：

剖宫产后，子宫前壁下段突向浆膜下稍强回声（疑炎性病灶）。

【临床诊断或术后诊断】

住院取出阴道纱条、行抗炎治疗后，入院 7 天后产妇体温正常，生命体征平稳，切口愈合良好，阴道无明显出血,未诉特殊不适。患者及家属遂坚决要求出院,1个月后电话随访诉超声复查未见异常。

临床诊断:产后盆腔感染。

【经静脉超声造影图像解读】

此病例为产后盆腔感染,经静脉超声造影有如下特点:①子宫前壁下段突向浆膜下稍强回声的增强呈"同进同出";②病灶的周边及其内仅见少许造影剂进入,造影剂分布不均匀,呈点状分布,提示病灶内微血供较少;③增强强度为等增强;④病灶内见大片造影剂缺失,估计与其内有大片炎性渗出有关;⑤造影情况下,宫腔与肌壁界限显示清,宫腔内未见确切占位,也没有明显的造影剂进入。综上,子宫前壁下段突向浆膜下稍强回声造影表现为分布不均匀的等增强,结合病史,造影表现符合炎性病变;在造影清晰显示宫腔的情况下,排除了原怀疑的宫腔占位病灶。

【疾病相关知识】

剖宫产是常见的产科手术。由于手术时机特殊、手术因素复杂,术后盆腔感染是产科需要面对的重要问题。剖宫产后盆腔感染的高危因素包括:产妇自身因素(如肥胖、低蛋白血症、重度贫血、患自身免疫性疾病,妊娠糖尿病、妊娠合并重度子痫前期等)、胎膜早破、羊水污染、前置胎盘及手术技巧(如剖宫产切口长、术中失血量大、术后皮下血肿)等。产后盆腔感染可表现为发热、恶露异常(恶露增多、臭味)、腹痛、子宫复旧不全、切口红肿等。实验室检查血白细胞尤其是中性粒细胞数量明显升高,局部分泌物培养可呈阳性。

子宫切口感染时超声表现为切口局部隆起,边界模糊,内部回声杂乱,内可见液性暗区;同时超声可对盆腔内积液及宫内妊娠残留物及积血进行诊断。

【特别提示】

产后盆腔感染时超声表现可无特异性。对于产后发热、恶露异常者不能排除盆腔感染时,除行常规实验室检查外,常规超声检查有助于观察手术切口愈合情况,有无血肿形成,宫腔内有无妊娠组织残留,病灶与肌壁有无分界;彩色多普勒超声可观察病灶内部血流信号及血流分布情况。超声造影对病变内血供情况高度敏感,可对宫腔内及肌壁间病变进行鉴别诊断以指导临床。

(罗 红 杨 帆 张美琴)

病例 5-26   产妇急性早幼粒细胞白血病

【临床资料】

患者,26岁。因"顺产后间断性阴道出血50余小时"入院。

既往史:无特殊。

月经史:初潮13岁,6d/30~32d,月经量中等,偶有痛经。末次月经:9个月前。

生育史:G_1P_1。

查体:T 37.5℃,P 120次/min,R 20次/min,BP 110/70mmHg。内科未见阳性发现。

专科查体:宫底脐下两指,阴道出血少,会阴无水肿,会阴伤口对合好,无红肿、渗出、硬结等。宫腔球囊引流管通畅,引流袋可见少量血性液体。

【实验室及其他影像学检查】

血常规（入院后 11d）：白细胞 3.3×10^9/L（参考值：$4 \times 10^9 \sim 10 \times 10^9$/L），中性粒细胞百分比 77.9%（参考值：50%~70%），血红蛋白 66g/L（参考值：110~150g/L），血小板 21×10^9/L（参考值：$100 \times 10^9 \sim 450 \times 10^9$/L）。凝血功能：纤维蛋白原 130mg/dl（参考值：200~400mg/dl）。

CT 检查（入院后 11d）见图 5-26-1：宫腔扩张，宫腔内高密度影充填，未见强化，提示宫腔内积血，请结合临床；右前壁见迂曲、增粗血管影，提示右侧子宫动脉上行分支血管异常。

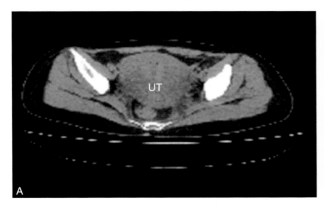 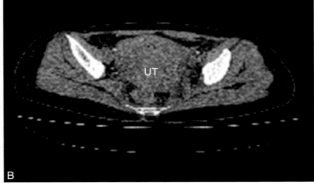

图 5-26-1　盆腔 CT 检查
A. 普通扫描；B. 增强扫描。UT：子宫。

【超声检查】

第一次超声检查（入院后 6d，产后 2d）：

经阴道 + 经腹部超声检查见图 5-26-2 及 ER 5-26-1、ER 5-26-2。子宫前位，宫体大小为 7.4cm×11.0cm×8.6cm，宫腔内查见大小为 7.4cm×1.7cm×3.4cm 的条状不均质稍强回声，未探及明显血流信号；肌壁回声较均匀，子宫前壁近宫腔处探及管状动脉血流信号。双附件区未见明显异常。超声检查结果：宫腔内稍强回声。

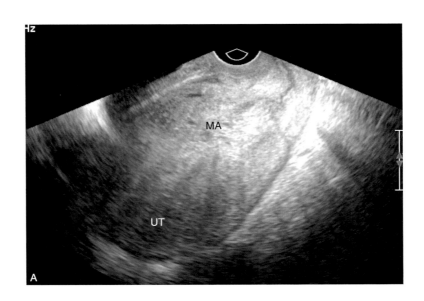

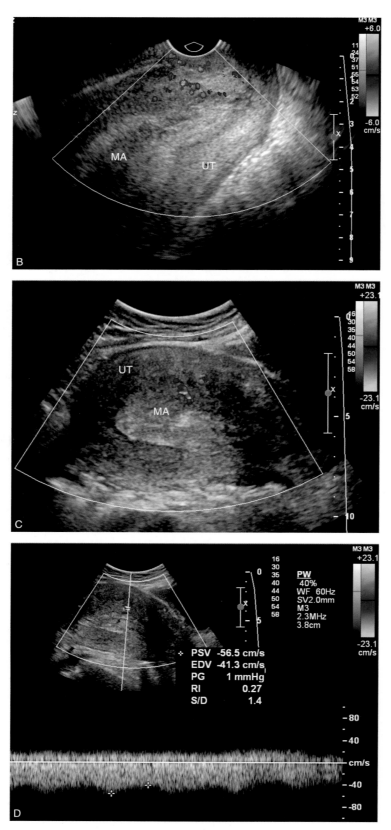

图 5-26-2   产后 2d 常规超声声像图

A. 子宫矢状切面二维声像（经阴道）；B. 子宫矢状切面彩色多普勒声像（经阴道）；C. 子宫矢状切面彩色多普勒声像（经腹部）；D. 子宫前壁近宫腔处血管的血流频谱，RI=0.27（经腹部）。UT：子宫；MA：肿物；PSV：峰值血流速度；EDV：舒张末期血流速度；PG：压力差；RI：阻力指数；S/D：收缩期和舒张期血流比值。

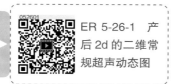

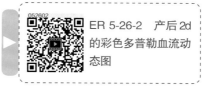

第二次超声检查（入院后 6d，产后 2d）：

经静脉超声造影见图 5-26-3 及 ER 5-26-3。注入造影剂后 14s，子宫肌层开始出现造影剂（图 5-26-3A 箭头所示）；注入造影剂后 21s，子宫前壁出现造影剂异常聚集（图 5-26-3B 箭头所示），余宫腔内未见造影剂进入；注入造影剂后 38s，于子宫前壁中段查见一粗大血管样造影剂聚集区（图 5-26-3C 箭头所示），宽约 0.5cm，该造影剂聚集区稍突入宫腔，余子宫肌层呈等回声增强；注入造影剂后 134s，子宫肌层造影剂逐渐消退（图 5-26-3D 箭头所示）。

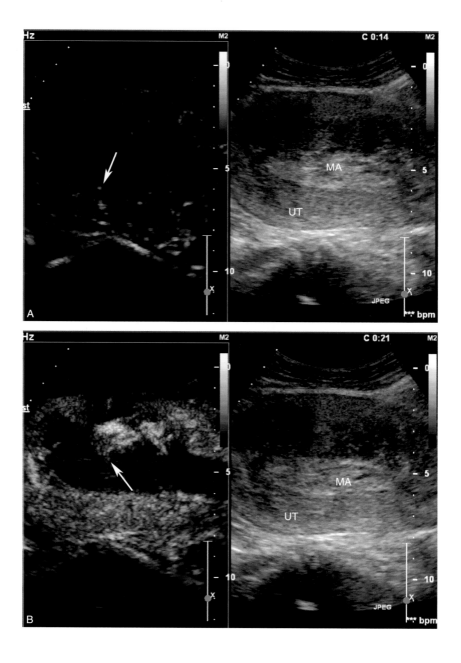

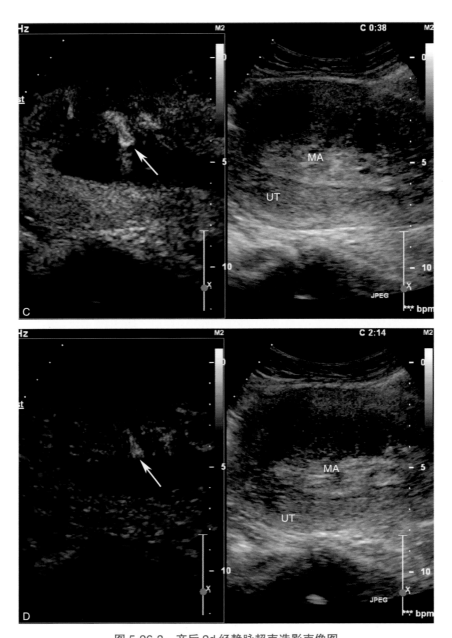

图 5-26-3　产后 2d 经静脉超声造影声像图

A. 注入造影剂后 14s；B. 注入造影剂后 21s；C. 注入造影剂后 38s；D. 注入造影剂后 134s。UT：子宫；MA：肿物。

ER 5-26-3　产后 2d 的经静脉超声造影动态图

产后2d经静脉超声造影提示：

子宫前肌壁间异常造影剂聚集区（疑肌壁间扩张的血管突入宫腔），宫腔内稍强回声（疑胎膜滞留或血凝块）。

经静脉超声造影（产后2d）后临床予以促宫缩的处理，阴道出血明显减少，治疗效果好；但促宫缩治疗几天后，患者阴道出血量较前增加，再次进行超声检查。

第三次超声检查（产后7d）：

经阴道超声检查见图5-26-4。子宫前位，宫体大小为5.6cm×7.2cm×7.4cm，宫腔内查见大小为5.5cm×2.6cm×4.4cm的不均质稍强回声，内见不规则液性暗区，周边探及少许血流信号，肌壁回声均匀，未探及明显异常血流信号。双附件区未见明显异常。超声检查结果：宫腔内稍强回声。

患者阴道流血不止，近3d出血量超过月经量，于产后10d行双侧子宫动脉栓塞术，术后复查阴道彩色多普勒超声观察宫腔内占位情况。

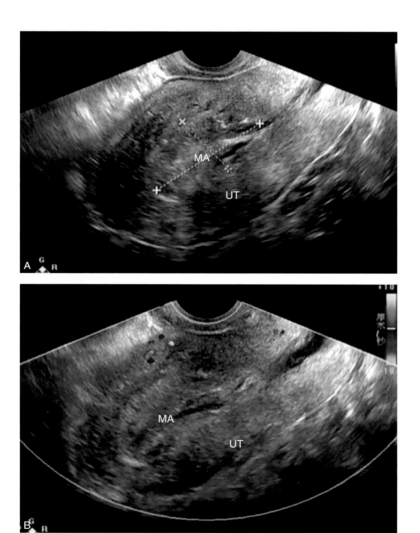

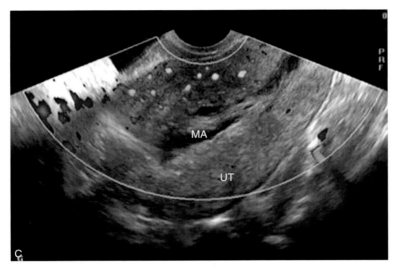

图 5-26-4 产后 7d 常规超声声像图

A. 子宫矢状切面二维声像; B. 子宫矢状切面彩色多普勒声像; C. 子宫矢
状切面彩色多普勒能量图。UT: 子宫; MA: 肿物。

第四次超声检查 (产后 12d):

经阴道超声检查见图 5-26-5 及 ER 5-26-4、ER 5-26-5。子宫前位, 宫体大小为 5.3cm × 6.7cm × 6.5cm, 内膜厚约 0.25cm (单层), 子宫下段及宫颈管查见大小为 4.6cm × 3.8cm × 3.9cm 的不均质稍强回声, 未探及明显血流信号, 肌壁回声较均匀, 肌壁间查见较丰富点线状血流信号。双附件区未见明显异常。超声检查结果: 子宫下段及宫颈管稍强回声。

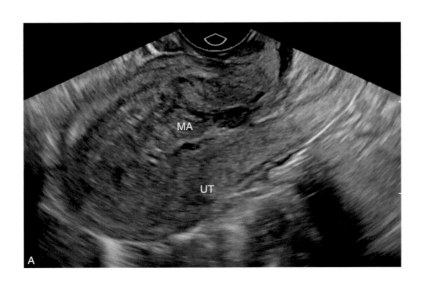

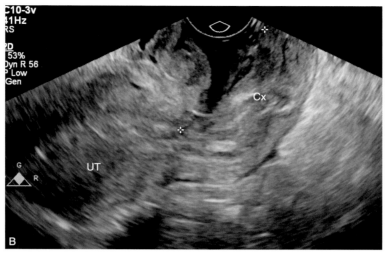

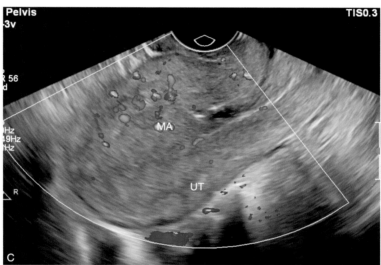

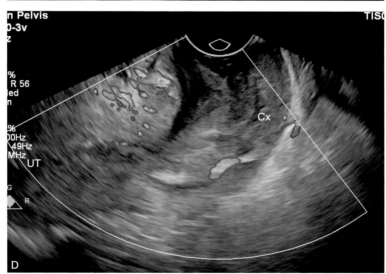

图 5-26-5　产后 12d 常规超声声像图

A. 子宫矢状切面二维声像（经阴道）；B. 宫颈矢状切面二维声像（经阴道）；C. 子宫矢状切面彩色多普勒声像（经阴道）；D. 宫颈矢状切面彩色多普勒声像（经阴道）。UT：子宫；MA：肿物；Cx：宫颈。

ER 5-26-4 产后12d
的二维常规超声动
态图

ER 5-26-5 产后12d
的彩色多普勒血流
动态图

第五次超声检查（产后 12d）：

经静脉超声造影见图 5-26-6 及 ER 5-26-6。注入造影剂后 15s，子宫肌层开始出现造影剂（图 5-26-6A 箭头所示）；注入造影剂后 43s，子宫肌层呈等增强，宫腔中上段造影剂缺失，内查见宽约 1.2cm 的条状无造影剂区域（图 5-26-6B 箭头所示）；注入造影剂后 140s，子宫下段及宫颈管内稍强回声呈等增强（图 5-26-6C 箭头所示），可见自宫腔后壁下段有造影剂进入子宫下段及宫颈管内稍强回声。

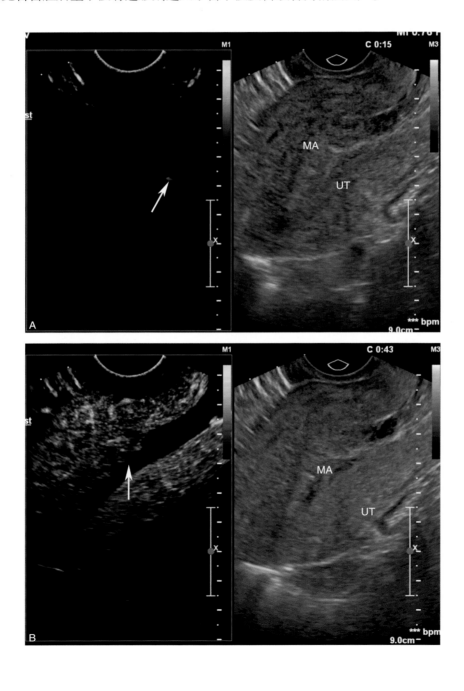

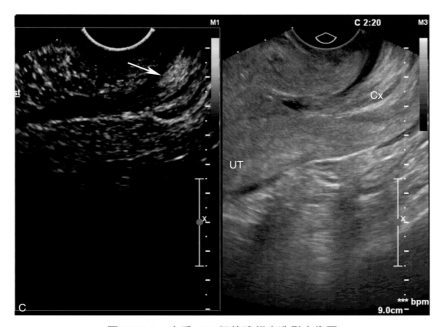

图 5-26-6　产后 12d 经静脉超声造影声像图

A. 注入造影剂后 15s；B. 注入造影剂后 43s；C. 注入造影剂后 140s。UT：子宫；MA：肿物；Cx：宫颈。

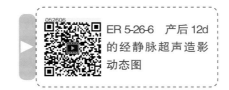

ER 5-26-6　产后 12d 的经静脉超声造影动态图

产后 12d 经静脉超声造影提示：

子宫下段及宫颈管内稍强回声（疑活动性出血所致血凝块），宫腔内无造影剂区域（疑血凝块）。

【临床诊断或术后诊断】

患者入院后阴道流血不止，予以促宫缩处理及多次输血及血小板输入，仍有出血，后行双侧子宫动脉栓塞术、宫腔球囊填塞术及清宫术，仍有阴道活动性出血，多次检验结果显示凝血因子检查未见异常，凝血功能正常，血常规提示三系均下降。经血液科会诊，考虑全血细胞减少待诊，后完成骨髓检查显示：考虑血液系统疾病急性早幼粒细胞白血病。

病理结果显示：（宫腔残留组织）血凝块及变性坏死组织中查见少许蜕膜组织及平滑肌组织。

临床诊断：产后出血，急性早幼粒细胞白血病。

【经静脉超声造影图像解读】

此病例为急性早幼粒细胞白血病患者的产后出血病例，综合两次造影，其子宫的经静脉超声造影有如下特点：①宫腔内稍强回声注入造影剂后始终未见造影剂进入，提示无血供的血凝块及坏死组织；②子宫前壁中段查见一粗大血管样造影剂聚集区，宽约 0.5cm，该造影剂聚集区稍突入宫腔，且患者行子宫动脉介入封堵术后 2d 子宫肌层造影剂仍呈均匀的等增强，上述均提示子宫肌层的丰富血供和高灌注状态；③可见自宫腔后壁下段有造影剂进入子宫下段及宫颈管内稍强回声，提示活动性出血表现。

经静脉超声造影能反映脏器的血管和灌注情况,凝血功能障碍的白血病患者产后子宫表现为富血供和高灌注状态,即使是进行了子宫动脉栓塞术后,富血供和高灌注状态也存在。

【疾病相关知识】

急性早幼粒细胞白血病(acute promyelocytic leukemia, APL)是急性非淋巴细胞白血病的一种特殊类型,即 M3 型,以骨髓中含有异常颗粒的早幼粒细胞异常增生(早幼粒细胞 >30%)为特点。APL 除具有白血病的共性外,出血症状十分突出,易并发弥散性血管内凝血(disseminated intravascular coagulation, DIC),患者容易死于出血等并发症。妊娠合并急性白血病较为少见,合并 APL 更为罕见,孕产妇及胎儿病死率均很高,在临床处理上较为复杂。

【特别提示】

产后出血是指胎儿出生后产妇 24h 内出血量超过 500ml,是产科常见的分娩期并发症。引起产后出血的常见因素有产后宫缩乏力,胎盘因素如前置胎盘、胎盘早剥、胎盘粘连、胎盘植入或残留,以及软产道损伤等。对于原因不明的产后出血,需要结合血常规等考虑是否存在全身性疾病可能,例如表现为凝血功能障碍的白血病。

(罗 红　杨 帆　张美琴)

▣ 小结

1. 不全流产常见造影表现
孕囊周边及其内部,在造影全程始终未见造影剂增强。
2. 宫内残留物常见造影表现
- 时相:与子宫肌层比较"同进慢出"。
- 强度:高增强,可伴病灶内无增强。
- 分布:其内造影剂分布不均匀。
- 形态:增强区域呈不规则形状。

特别提示:经静脉超声造影能清晰显示宫腔妊娠残留物的边界、轮廓、大小及范围;了解残留物内部有无血流灌注以及灌注量的多少;通过造影剂进入的部位还可准确反映残留物附着部位;了解病灶有无侵犯肌层及其程度;残留物内动静脉瘘形成可有相应的造影表现。

3. 孕囊型子宫切口瘢痕妊娠常见造影表现
- 时相:与子宫肌层比较"快进慢出"。
- 强度:孕囊周边高增强。
- 分布:造影剂分布不均匀,造影剂分布于孕囊周边绒毛处。
- 形态:圆环状。

特别提示:反映孕囊着床部位的增强早期"半环状"高增强位于原切口处;

4. 团块型子宫切口瘢痕妊娠常见造影表现　团块型子宫切口瘢痕妊娠的表现多样。
5. 宫颈妊娠常见造影表现
- 时相:与子宫肌层比较"快进慢出"。
- 强度:孕囊周边高增强。
- 分布:造影剂分布不均匀,造影剂分布于孕囊周边绒毛处。

- 形态：圆环状。

特别提示：反映孕囊着床部位的增强早期"环状"高增强位于宫颈管。

6. 宫角妊娠常见造影表现

- 时相：与子宫肌层比较"快进慢出"。
- 强度：孕囊周边高增强。
- 分布：造影剂分布不均匀，造影剂分布于孕囊周边绒毛处。
- 形态：圆环状。

特别提示：反映孕囊着床部位的增强早期"环状"高增强位于宫角处；病灶与宫腔相通；但清宫或流产后的宫角妊娠病灶表现多样，可表现为"慢进同出"的分布不均匀等增强。

7. 子宫动静脉瘘常见造影表现

- 时相：与子宫肌层比较"快进慢出"。
- 强度：高增强。
- 分布：造影剂分布不均匀。
- 形态：造影剂形态不规则。

特别提示：彩色多普勒超声能显示动静脉瘘病灶内动静脉频谱同时存在，超声造影能直观显示动静脉瘘"快进慢出"高速低阻血流灌注情况，从而有助于疾病的诊断和鉴别诊断。

8. 妊娠滋养细胞疾病常见造影表现

- 时相：与子宫肌层比较"快进慢出"。
- 强度：高增强。
- 分布：通常病灶内造影剂分布不均匀，肿物内可见无增强区。
- 形态：形态不规则。

特别提示：恶性滋养细胞肿瘤肌壁病灶表现多样，但病灶内常能发现"快进慢出"不规则高增强的高灌注区域。化疗后恶性滋养细胞肿瘤肌壁病灶可表现为无增强区。

9. 产后胎盘植入常见造影表现

- 时相：与子宫肌层比较"慢进同出"或"同进慢出"。
- 强度：高增强。
- 分布：通常宫腔内病灶的造影剂分布不均匀，病灶内偶可见无增强区。
- 形态：形态不规则。

特别提示：造影能提示胎盘植入部位和范围，以及宫壁厚度。

（罗　红　杨　帆）

参考文献

［1］DIETRICH CF, AVERKIOU M, NIELSEN MB, et al. How to perform Contrast-Enhanced Ultrasound（CEUS）［J］. Ultrasound Int Open, 2018, 4（1）: E2-E15.

［2］CLAUDON M, DIETRICH CF, CHOI BI, et al. Guidelines and good clinical practice recommendations for Contrast Enhanced Ultrasound（CEUS）in the liver-update 2012: A WFUMB-EFSUMB initiative in cooperation with representatives of AFSUMB, AIUM, ASUM, FLAUS and ICUS［J］. Ultrasound Med Biol, 2013, 39（2）: 187-210.

［3］PORTER TR, MULVAGH SL, ABDELMONEIM SS, et al. Clinical Applications of Ultrasonic Enhancing Agents in Echocardiography: 2018 American Society of Echocardiography Guidelines Update［J］. J Am Soc Echocardiogr, 2018, 31（3）: 241-274.

［4］刘吉斌, 王金锐. 超声造影显像［M］. 北京: 科学技术文献出版社, 2008.

［5］中国医师协会超声医师分会. 中国超声造影临床应用指南［M］. 北京: 人民卫生出版社, 2017.

［6］杨太珠, 罗红. 实用妇产超声诊断图解［M］. 2版. 北京: 化学工业出版社, 2017.

［7］杨帆, 杨太珠, 田甜, 等. 孕囊型剖宫产瘢痕妊娠的经静脉超声造影特点及其诊断价值［J］. 中华妇幼临床医学杂志（电子版）, 2018, 14（4）: 384-390.

［8］杨帆, 杨太珠, 田甜, 等. 超声造影在卵巢肿物灌注成像中的诊断价值［J］. 四川大学学报（医学版）, 2018, 49（4）: 587-593.

［9］王静欣, 罗红, 杨太珠, 等. 卵巢甲状腺肿的常规超声及 CEUS 表现［J］. 中国医学影像技术, 2017, 33（10）: 1531-1534.

［10］严霞瑜, 罗红, 杨帆, 等. 超声造影在子宫妊娠滋养细胞肿瘤诊断中的临床应用价值［J］. 肿瘤影像学, 2017, 26（3）: 177-182.

［11］杨帆, 杨太珠, 罗红, 等. 超声灌注成像评价卵巢肿瘤血管生成的初步研究［J］. 四川大学学报（医学版）, 2014, 45（6）: 964-969.

［12］王静欣, 杨太珠, 杨帆, 等. SonoVue 超声造影对不典型卵巢畸胎瘤的诊断价值［J］. 中华妇幼临床医学杂志（电子版）, 2014, 10（2）: 222-225.

［13］杨帆, 杨太珠, 罗红, 等. 超声造影成像在卵巢肿物中的诊断价值［J］. 四川大学学报（医学版）, 2013, 44（3）: 424-428.

［14］徐嘉, 谯朗, 汪洋, 等. 超声造影对子宫内膜病变的诊断价值［J］. 中华妇幼临床医学杂志（电子版）, 2018, 14（5）: 535-541.

［15］王霞丽, 杨舒萍, 吕国荣, 等. 妇科超声影像报告和数据系统联合三维超声造影鉴别诊断卵巢良恶性肿块［J］. 中国医学影像技术, 2018, 34（6）: 888-892.

［16］任泉霖, 罗红. 剖宫产术后子宫切口瘢痕妊娠超声评估价值［J］. 四川大学学报（医学版）, 2018, 49（1）: 157-160.

［17］熊雯, 罗红. 常规超声联合超声造影诊断胎盘植入的应用价值［J］. 四川大学学报（医学版）, 2017, 48（2）: 253-256.

［18］熊雯, 罗红, 陈琴, 等. 超声造影在胎盘残留诊断中的临床应用价值［J］. 中华医学超声杂志（电子版）, 2016, 13（8）: 593-597.

［19］蒋瑜, 杨太珠, 罗红, 等. 剖宫产瘢痕部位妊娠的超声分型与治疗方案选择的比较［J］. 中国超声医学杂志, 2016, 32（7）: 635-638.

［20］任小龙, 周晓东, 郑敏娟, 等. 超声造影在子宫肌瘤与腺肌瘤鉴别诊断中的价值［J］. 中华超声影像学杂志, 2006, 15（10）: 770-772.

［21］王勇, 陈锦云, 陈文直, 等. 子宫肌瘤超声造影定量灌注特征预测超声消融的效果［J］. 中国介入影像与治疗学, 2017, 14（7）: 404-407.

［22］陈乐真. 妇产科诊断病理学［M］. 2版. 北京: 人民军医出版社, 2010.

［23］MIYATA H, TSUJI N, JIMI T, et al. Adenosarcoma of the uterine body initially presenting as an interstitial small tumor of the uterus：a case report［J］. Eur J Gynaecol Oncol, 2014, 35（4）: 473-476.

［24］TOMASZEWSKI A, MICHELS JJ. Rare case of a cervix of uterus adenosarcome reported on a primipara 29 years old woman ［J］. Ann Pathol, 2013, 33（3）: 222-224.

［25］ALCÁZAR JL, GASTÓN B, NAVARRO B, et al. Transvaginal ultrasound versus magnetic resonance imaging for preoperative assessment of myometrial infiltration in patients with endometrial cancer：a systematic review and meta-analysis［J］. J Gynecol Oncol, 2017, 28（6）: e86.

［26］FRÜHAUF F, ZIKAN M, SEMERADOVA I, et al. The Diagnostic Accuracy of Ultrasound in Assessment of Myometrial Invasion in Endometrial Cancer：Subjective Assessment versus Objective Techniques［J］. Biomed Res Int, 2017, 13（18）: 203.

［27］王玲玲, 郑秀兰, 娄阁, 等. 超声造影鉴别诊断子宫内膜良恶性病变［J］. 中国医学影像技术, 2013, 29（4）: 595-598.

［28］李珏颖, 杨顺实, 黄秀娟, 等. 经外周静脉超声造影在宫腔占位病变诊断中的初步应用［J］. 武汉大学学报（医学版）, 2016, 37（5）: 823-827.

［29］任美杰, 杨敬春, 杜岚, 等. 静脉声学造影与经阴道彩色多普勒超声诊断子宫内膜息肉价值的比较［J］. 首都医科大学学报, 2017, 38（4）: 620-625.

［30］周克松, 李明星. 子宫内膜癌超声造影与经阴道彩色多普勒超声表现比较［J］. 中国超声医学杂志, 2015, 31（1）: 50-52.

［31］毛永江, 张新玲, 郑荣琴, 等. 子宫内膜息肉的超声造影表现［J］. 中华医学超声杂志（电子版）, 2011, 8（11）, 2361-2365.

［32］郑荣琴. 妇科超声造影临床应用指南［J］. 中华医学超声杂志（电子版）, 2015, 12（2）: 94-98.

［33］周文蓉. 超声造影在剖宫产后子宫切口憩室诊断中的应用［J］. 第三军医大学学报, 2013, 35（22）: 2492-2493.

［34］苏翠红, 李笑天. 剖宫产子宫切口憩室的诊疗进展［J］. 实用妇产科杂志, 2013, 29（4）: 262-264.

［35］周毓青. 妇科疾病超声诊断策略［J］. 中华医学超声杂志（电子版）, 2016, 13（5）: 324-330.

［36］梁娜, 吴青青. 静脉超声造影在妇科的应用及研究进展［J］. 中国医刊, 2015, 50（7）: 22-26.

［37］马静丽, 李丽华, 王莎莎, 等. 超声造影和常规超声在诊断产后胎盘植入的对比研究［J］. 中国超声医学杂志, 2019, 35（3）: 263-265.

［38］苏萍, 许永华, 王伊, 等. 增强 MRI 和超声造影评估高强度聚焦超声治疗子宫肌瘤的比较研究［J］. 介入放射学杂志, 2019, 28（2）: 138-142.

［39］杨丽新, 徐士丞, 陈莹, 等. 超声造影评估子宫肌层肿瘤的形态学特征［J］. 解剖学研究, 2018, 40（6）: 514-516.

［40］毛慧, 洪蕾, 贾志莺, 等. 经阴道超声造影评价 I 期子宫内膜癌术前分型的诊断价值［J］. 肿瘤学杂志, 2019, 25（1）: 71-74.

［41］张伟, 徐琳, 马永红, 等. 超声造影诊断附件区肿块的 Meta 分析［J］. 中国医学影像学杂志, 2018, 26（1）: 51-55.

［42］张玥. 超声造影诊断原发性输卵管癌 1 例［J］. 中国医学影像技术, 2017, 33（1）: 16.

［43］吴珏. 超声造影在盆腔包块良恶性诊断中的应用研究［D］. 昆明: 昆明医科大学, 2016.

［44］徐青, 耿凤丽, 张师前. 子宫、盆腔动静脉畸形的临床特点及诊断治疗方法（附 12 例分析）［J］. 山东医药, 2015, 55（43）: 54-56.

［45］WANG SM, CAI HQ, DONG XQ, et al. Correlation between ovarian chocolate cyst and serum carbohydrate antigen 125 level and the effect of ultrasound-guided interventional sclerotherapy on serum carbohydrate antigen 125 level［J］. J Obstet Gynaecol Res, 2015, 41（1）: 92-98.

［46］WU XY, XU Y. Gestrinone combined with ultrasound-guided aspiration and ethane injection for treatment of chocolate cyst of ovary［J］. J Obstet Gynecol Res, 2015, 41（5）: 712-716.

［47］李海明, 强金伟, 赵书会, 等. 卵巢内膜样腺癌的 MRI 表现［J］. 放射学实践, 2015, 30（5）: 582-586.

［48］张建民. WHO 新的卵巢肿瘤组织学分类特点［J］. 中华病理学杂志, 2002, 31（2）: 175-178.

［49］LI HM, QIANG JW, XIA GL, et al. Primary ovarian endometrioid adenocarcinoma：magnetic resonance imaging findings including a preliminary observation on diffusion-weighted imaging［J］. J Comput Assist Tomogr, 2015, 39（3）: 401-405.

［50］郑雪萍, 马明平, 俞顺, 等. 卵巢子宫内膜样腺癌的 MRI 特点和临床病理分析［J］. 中国医学影像学杂志, 2015, 23（9）: 697-700, 706.

［51］HARIMA H, KAINO S, SHINODA S, et al. Differential diagnosis of benign and malignant branch duct intraductal papillary mucinous neoplasm using contrast-enhanced endoscopic ultrasonography［J］. World J Gastroenterol, 2015, 21（20）: 6252-6260.

［52］SHA-SHA H, LI H, JIE M, et al. DVP parametric imaging for characterizing ovarian masses in contrast-enhanced ultrasound［J］. Eur J Gynaecol Oncol, 2015, 36（5）: 574-578.

［53］曹云云, 牛建梅, 刘晓雯, 等. 卵巢卵泡膜-纤维瘤组肿瘤的超声表现及临床特点［J］. 中国超声医学杂志, 2015, 3（31）: 241-243.

［54］SZYMANSKI M, SOCHA MW, KOWALKOWSKA ME, et al. Differentiating between benign and malignant adnexal lesions with contrast-enhanced transvaginal ultrasonography［J］. Int J Gynaecol Obstet, 2015, 131（2）: 147-151.

［55］颜苹. 卵巢交界性囊腺瘤的超声诊断价值［J］. 临床超声医学杂志, 2017, 19（5）: 347-349.

［56］PIGNATA S, S CC, DU BOIS A, et al. Treatment of recurrent ovarian cancer［J］. Ann Oncol, 2017, 28（8）: 51-56.

［57］LYCKE M, KRISTJANSDOTTIR B, SUNDFELDT K. A multicenter clinical trial validating the performance of HE4, CA125, risk of ovarian malignancy algorithm and risk of malignancy index［J］. Gynecol Oncol, 2018, 151（1）: 159-165.

［58］MURONDA M, RUSSELL P. Combined ovarian serous cystadenoma and thecoma［J］. Pathology, 2018, 50（3）: 367-369.

［59］YANG S, WANG L, SUN K. Ovarian mucinous cystic tumor associated with sarcomatous mural nodule and benign Brenner tumor: A case report and literature review［J］. Medicine（Baltimore）, 2019, 98（3）: e14066.

［60］LIN S, WANG C, ZAREI S, et al. A data science approach for the classification of low-grade and high-grade ovarian serous carcinomas［J］. BMC Genomics, 2018, 19（1）: 841.

［61］OHISHI Y, IMAMURA H, AMAN M, et al. Is Invasive Micropapillary Serous Carcinoma a Low-grade Carcinoma?［J］. Int J Gynecol Pathol, 2016, 35（1）: 56-65.

［62］SHEN Y, LIANG Y, CHENG X, et al. Ovarian fibroma/fibrothecoma with elevated serum CA 125 level: A cohort of 66 cases［J］. Medicine（Baltimore）, 2018, 97（34）: e11926.

［63］RAI S, MAHESHWARI A. Management of Fallopian Tube Cancer［J］. Rev Recent Clin Trials, 2015, 10（4）: 276-281.

［64］MA X, ZHAO Y, ZHANG B, et al. Contrast-enhanced ultrasound for differential diagnosis of malignant and benign ovarian tumors: systematic review and meta-analysis［J］. Ultrasound Obstet Gynecol, 2015, 46（3）: 277-283.

［65］WU Y, PENG H, ZHAO X. Diagnostic performance of contrast-enhanced ultrasound for ovarian cancer: a meta-analysis［J］. Ultrasound Med Biol, 2015, 41（4）: 967-974.

［66］KAWAGUCHI Y, MIZUNO H, HORIKAWA M, et al. Virilism and Ectopic Expression of HSD17B5 in Mature Cystic Teratoma［J］. Tohoku J Exp Med, 2017, 241（2）: 125-129.

［67］MEINHOLD-HEERLEIN I, FOTOPOULOU C, HARTER P, et al. The new WHO classification of ovarian, fallopian tube, and primary peritoneal cancer and its clinical implications［J］. Arch Gynecol Obstet, 2016, 293（4）: 695-700.

［68］JURKIEWICZ E, KOTULSKA K, NOWAK K, et al. Severe central and peripheral paraneoplastic demyelination associated with tumours of the ovaries［J］. Childs Nerv Syst, 2015, 31（9）: 1601-1606.

［69］KIM HJ, LEE SY, SHIN YR, et al. The Value of Diffusion-Weighted Imaging in the Differential Diagnosis of Ovarian Lesions: A Meta-Analysis［J］. PLoS One, 2016, 11（2）: e0149465.

［70］DUBINSKI D, MITTELBRONN M, MARQUARDT G, et al. Immature teratoma of the tectum mesencephali with histopathological detection of rudimentary eye anlage in a 3-year-old boy: Report of a rare case［J］. Neuropathology, 2016, 36（6）: 556-560.

［71］GAO Y, HERNANDEZ C, YUAN HX, et al. Ultrasound molecular imaging of ovarian cancer with CA-125 targeted nanobubble contrast agents［J］. Nanomedicine, 2017, 13（7）: 2159-2168.

［72］SEICEAN A, MOSTEANU O, SEICEAN R. Maximizing the endosonography: The role of contrast harmonics, elastography and confocal endomicroscopy［J］. World J Gastroenterol, 2017, 23（1）: 25-41.

［73］KANEDA S, FUJII S, NOSAKA K, et al. MR imaging findings of mass-forming endosalpingiosis in both ovaries: a case report［J］. Abdom Imaging, 2015, 40（3）: 471-474.

［74］TIMOR-TRITSCH IE, D'ANTONIO F, CALÌ G, et al. Early first trimester transvaginal ultrasound is indicated in pregnancies after a previous cesarean delivery: should it be mandated?［J］. Ultrasound Obstet Gynecol, 2019, 54（2）: 156-163.

［75］CALÌ G, TIMOR-TRITSCH IE, PALACIOS-JARAQUEMADA J, et al. Outcome of Cesarean scar pregnancy managed expectantly: systematic review and meta-analysis［J］. Ultrasound Obstet Gynecol, 2018, 51（2）: 169-175.

［76］吕珊珊, 张慧英. 宫腔妊娠组织物残留的诊疗进展［J］. 国际生殖健康/计划生育杂志, 2018, 37（3）: 252-256.

［77］王贝. 子宫动静脉瘘的诊断与治疗探讨［J］. 国际生殖健康/计划生育杂志, 2017, 36（2）: 114-116.

［78］樊蓓, 韩超, 王雁, 等. 妊娠滋养细胞肿瘤子宫动静脉瘘的临床分析［J］. 北京医学, 2017, 39（11）: 1111-1113.

［79］廖建梅, 杨舒萍, 王霞丽, 等. 经阴道二维联合三维声学造影诊断产后胎盘植入［J］. 中国超声医学杂志, 2018, 34

（5）：442-445.

［80］王晓雨，向阳．妊娠合并滋养细胞疾病的诊治进展［J］．中国计划生育和妇产科，2019，11（2）：6-9.

［81］卢珍珍，李爱军，白晶．妊娠滋养细胞肿瘤的诊治及进展［J］．实用妇科内分泌杂志（电子版），2018，5（4）：8-9.

［82］郑宇觐，戴晴．妊娠滋养细胞疾病的超声诊断价值及进展［J］．中华医学超声杂志（电子版），2017，14（2）：88-90.

［83］吴莹，彭鸿灵，赵霞．CEUS 诊断卵巢恶性肿瘤的 Meta 分析［J］．中国医学影像技术，2015，31（10）：1568-1573.

［84］秦伟芳．卵巢癌靶向超声造影与血管生成拟态密度的相关性研究［D］．乌鲁木齐：新疆医科大学，2018.

［85］木尼拉·帕尔哈提，向红，胡蓉．二维及三维超声造影与常规超声诊断附件区囊性肿块的比较研究［J］．新疆医科大学学报，2018，41（2）：158-160.

［86］秦伟芳，刘慧，向红，等．靶向与非靶向超声造影对卵巢癌血管生成拟态的对比研究［J］．中国超声医学杂志，2017，33（12）：1123-1126.

［87］张海娟，张玉英．超声检查联合血清肿瘤标志物早期鉴别卵巢良恶性肿瘤的研究进展［J］．世界最新医学信息文摘，2017，17（97）：28-29.

［88］王晶，宫宁，文颖．超声造影在常见妇产科相关疾病中的应用探讨［J］．影像研究与医学应用，2018，2（3）：61-63.

［89］ARTHUIS CJ, NOVELL A, ESCOFFRE JM, et al. New insights into uteroplacental perfusion：quantitative analysis using Doppler and contrast-enhanced ultrasound imaging［J］. Placenta, 2013, 34（5）：424-431.

［90］CHAPIRO J, DURAN R, LIN M, et al. Three-Dimensional Quantitative Assessment of Uterine Fibroid Response after Uterine Artery Embolization Using Contrast-Enhanced MR Imaging［J］. J Vasc Interv Radiol, 2015, 26（5）：670-678. e2.

［91］CHENG CQ, ZHANG RT, XIONG Y, et al. Contrast-enhanced ultrasound for evaluation of high-intensity focused ultrasound treatment of benign uterine diseases：retrospective analysis of contrast safety［J］. Medicine（Baltimore）, 2015, 94（16）：e729.

［92］FASMER KE, BJØRNERUD A, YTRE-HAUGE S, et al. Preoperative quantitative dynamic contrast-enhanced MRI and diffusion-weighted imaging predict aggressive disease in endometrial cancer［J］. Acta Radiol, 2018, 59（8）：1010-1017.

［93］GAETKE-UDAGER K, MCLEAN K, SCIALLIS AP, et al. Diagnostic Accuracy of Ultrasound, Contrast-enhanced CT, and Conventional MRI for Differentiating Leiomyoma From Leiomyosarcoma［J］. Acad Radiol, 2016, 23（10）：1290-1297.

［94］HENRI M, FLORENCE E, AURORE B, et al. Contribution of contrast-enhanced ultrasound with Sonovue to describe the microvascularization of uterine fibroid tumors before and after uterine artery embolization［J］. Eur J ObstetGynecol Reprod Biol, 2014, 181：104-110.

［95］HUANG Q, ZHANG M, ZHAI RY, et al. Comparison of gadolinium-enhanced magnetic resonance imaging with ultrasound in evaluation of cesarean scar pregnancy［J］. The journal of obstetrics and gynaecology research, 2014, 40（7）：1890-1893.

［96］IMAI K, KOTANI K, TSUDA H, et al. A Novel Approach to Detecting Postpartum Hemorrhage Using Contrast-Enhanced Ultrasound［J］. Ultrasound in Medicine & Biology, 2017, 43（3）：615-620.

［97］LEE EY, HUI ES, CHAN KK, et al. Relationship between intravoxel incoherent motion diffusion-weighted MRI and dynamic contrast-enhanced MRI in tissue perfusion of cervical cancers［J］. J Magn Reson Imaging, 2015, 42（2）：454-459.

［98］LEE YJ, MOON MH, SUNG CK, et al. MR assessment of myometrial invasion in women with endometrial cancer：discrepancy between T2-weighted imaging and contrast-enhanced T1-weighted imaging［J］. Abdom Radiol, 2016, 41（1）：127-135.

［99］MAKINO S, HIRAI C, ITAKURA A, et al. Evaluation of uterine blood flow：a new method using contrast-enhanced ultrasound ［J］. Eur J Obstet Gynecol Reprod Biol, 2015, 191：143-144.

［100］PALSDOTTIR K, EPSTEIN E. A Pilot Study on Diagnostic Performance of Contrast-Enhanced Ultrasonography for Detection of Early Cervical Cancer［J］. Ultrasound Med Biol, 2018, 44（8）：1664-1671.

［101］PENG S, HU L, CHEN W, et al. Intraprocedure contrast enhanced ultrasound：the value in assessing the effect of ultrasound-guided high intensity focused ultrasound ablation for uterine fibroids［J］. Ultrasonics, 2015, 58：123-128.

［102］ROBERTS VHJ, MORGAN TK, BEDNAREK P, et al. Early first trimester uteroplacental flow and the progressive disintegration of spiral artery plugs：new insights from contrast-enhanced ultrasound and tissue histopathology［J］. Hum Reprod, 2017, 32（12）：2382-2393.

［103］SHAO XH, DONG XQ, KONG DJ, et al. Contrast-Enhanced Ultrasonography in Sclerotherapy for Ovarian Endometrial Cyst ［J］. Ultrasound Med Biol, 2018, 44（8）：1828-1835.

［104］STOELINGA B, DOOPER AMC, JUFFERMANS LJM, et al. Use of Contrast-Enhanced Ultrasound in the Assessment of Uterine Fibroids：A Feasibility Study［J］. Ultrasound Med Biol, 2018, 44（8）：1901-1909.

［105］SU Q, SUN Z, LV G. Contrast enhanced ultrasound in diagnosis of endometrial carcinoma and endometrial hyperplasia［J］.

Cell Mol Biol, 2018, 64 (11): 88-91.

[106] YAO M, WANG W, ZHOU J, et al. Cesarean section scar diverticulum evaluation by saline contrast-enhanced magnetic resonance imaging: The relationship between variable parameters and longer menstrual bleeding [J]. J Obstet Gynaecol Res, 2017, 43 (4): 696-704.

[107] ZHANG XL, ZHENG RQ, YANG YB, et al. The use of contrast-enhanced ultrasound in uterine leiomyomas [J]. Chin Med J, 2010, 123 (21): 3095-3099.

[108] Zhang Y, Zhang M, Fan X, et al. Contrast-enhanced ultrasound is better than magnetic resonance imaging in evaluating the short-term results of microwave ablation treatment of uterine fibroids [J]. Exp Ther Med, 2017, 14 (5): 5103-5108.

[109] ZHENG W, XIONG YH, HAN J, et al. Contrast-enhanced ultrasonography of cervical carcinoma: perfusion pattern and relationship with tumour angiogenesis [J]. Br J Radiol, 2016, 89 (1065): 20150887.

[110] ZHOU HL, XIANG H, DUAN L, et al. Application of Combined Two-Dimensional and Three-Dimensional Transvaginal Contrast Enhanced Ultrasound in the Diagnosis of Endometrial Carcinoma [J]. Biomed Res Int, 2015, 2015: 292743.

[111] FLEISCHER AC, LYSHCHIK A, JONES HW JR, et al. Contrast-enhanced transvaginal sonography of benign versus malignant ovarian masses: preliminary findings [J]. J Ultrasound Med, 2008, 27 (7): 1011-1018.

[112] KUMAZAWA S, UMEZU T, KANAYAMA Y, et al. Contrast-enhanced ultrasonography using Sonazoid (®) is useful for diagnosis of malignant ovarian tumors: comparison with Doppler ultrasound [J]. J Med Ultrason, 2001, 40 (1): 81-84.

[113] KUPESIC S, KURJAK A. Contrast-enhanced, three-dimensional power Doppler sonography for differentiation of adnexal masses [J]. Obstet Gynecol, 2000, 96 (3): 452-458.

[114] LIU H, XIANG H, MU R, et al. Value of Transvaginal Two-Dimensional Contrast-Enhanced Ultrasonography in Diagnosing Atypical Ovarian Corpus Luteum Hematoma [J]. Biomed Res Int, 2018, 2018: 3120579.

[115] SBOROS V, AVERKIOU M, LAMPASKIS M, et al. Imaging of the ovine corpus luteum microcirculation with contrast ultrasound [J]. Ultrasound Med Biol, 2011, 37 (1): 59-68.

[116] SHAO XH, ZHANG LW, WANG LL, et al. Contrast-Enhanced Sonographic Features Before and After Interventional Treatment of Ovarian Endometrial Cysts [J]. J Ultrasound Med, 2015, 34 (12): 2133-2139.

[117] WANG J, LV F, FEI X, et al. Study on the characteristics of contrast-enhanced ultrasound and its utility in assessing the microvessel density in ovarian tumors or tumor-like lesions [J]. Int J Biol Sci, 2011, 7 (5): 600-606.

[118] ZHANG W, WANG LY, XIN ZQ. Combination of serum CA19-9 and CA125 levels and contrast-enhanced ultrasound parametric data facilitates to differentiate ovarian serous carcinoma from ovarian malignant epithelial cancer [J]. Medicine (Baltimore), 2018, 97 (16): e0358.

登录中华临床影像库步骤

公众号登录 >>

扫描二维码
关注"临床影像库"公众号

点击"影像库"菜单
进入中华临床影像库首页

临床影像库
中华临床影像库内容涵盖国内近百家大型三甲医院临床影像诊断中所能见... ∨

7位朋友关注

__关注公众号__

__影像库__

网站登录 >>

输入网址 medbooks.ipmph.com/yx
进入中华临床影像库首页

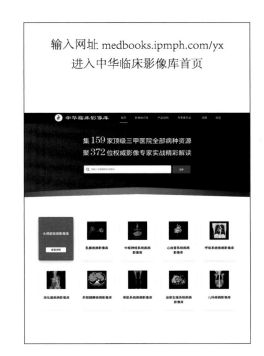

进入中华临床影像库首页

.... 注册或登录 ....

PC 端点击首页"兑换"按钮
移动端在首页菜单中选择"兑换"按钮

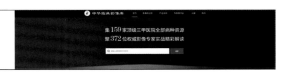

输入兑换码,点击"激活"按钮
开通中华临床影像库的使用权限

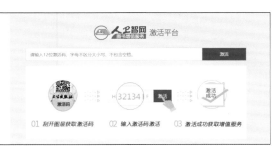

获取图书配套增值内容步骤说明

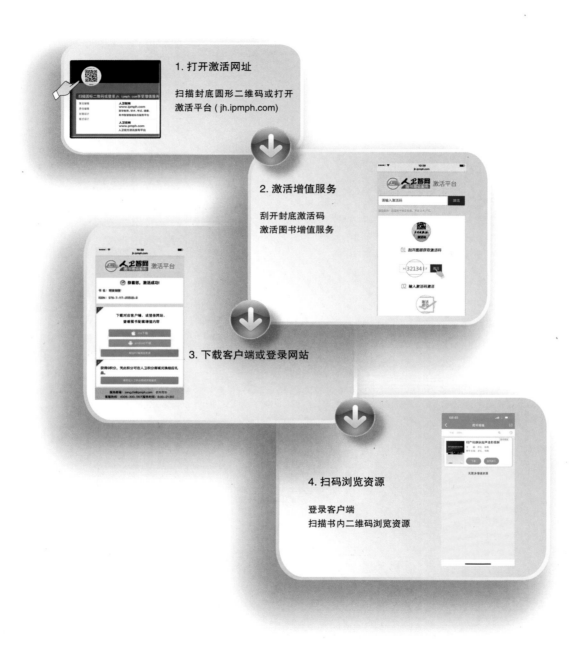

1. 打开激活网址

扫描封底圆形二维码或打开
激活平台 (jh.ipmph.com)

2. 激活增值服务

刮开封底激活码
激活图书增值服务

3. 下载客户端或登录网站

4. 扫码浏览资源

登录客户端
扫描书内二维码浏览资源

48检